中医养生宝典

名誉主编　曹洪欣
主　　编　鄢　良　荣瑞芬
副 主 编　叶平安　郝建军　马祖选　陈卫东
编写人员　高志平　程　华　曹丽娟　吴　凡
　　　　　李　林　张海鹏　张　蓓　刘　琳
　　　　　邱　婧　符永鍪　陈　旭　庄扬名

中医古籍出版社

图书在版编目（CIP）数据

中医养生宝典/鄢良等编．－北京：中医古籍出版社，2008.5
ISBN 978－7－80174－606－1

Ⅰ．中…　Ⅱ．鄢…　Ⅲ．养生（中医）－基本知识　Ⅳ．R212

中国版本图书馆 CIP 数据核字（2008）第 013085 号

中医养生宝典

名誉主编　曹洪欣
主　　编　鄢　良　荣瑞芬

责任编辑　刘从明　吴炳银
封面设计　邢　军
出版发行　中医古籍出版社
社　　址　北京东直门内南小街 16 号（100700）
印　　刷　廊坊市海涛印刷厂
开　　本　787mm×960mm
印　　张　18.25
字　　数　356 千字
印　　数　0001～12000 册
版　　次　2008 年 5 月第 1 版　2008 年 5 月第 1 次印刷
书　　号　ISBN 978－7－80174－606－1
定　　价：29.80 元

序

天地造化，奥妙神奇，人无疑是这万千神奇的集大成之作。对于每一个个体以及与他密切关联的群体来讲，我们的生命，我们的身体健康都是唯一的、极其珍贵的，但在广阔、深邃的自然和历史之中，却是渺小、短暂和脆弱的。唯有自身和亲人间的呵护，以及它的传递，才能变化出神奇的力量，使我们的生命和健康得以最有效的延续和发挥，或许这也是我们对自然厚爱最有意义的回报。

中医养生的理论和实践正是在这种认识的基础上形成和发展起来的。几千年来，中医学依托博大精深的中国传统文化内核，以自身特有的视角审视我们自身及与自然和谐相处的基础平台，无论是在健康还是疾病状态下，都追求一种“以平为期”的阴阳平衡态，认为只有当一个人身心达到最佳平衡点时，才是最健康的，也才是最值得我们去追求的。中医养生学作为中医学极其重要的组成部分，较为集中地反映了中医学“上工治未病”的预防为主、防变于先的思想，与中国文化的生命观、价值观一脉相承。

《道德经》说：“人法地，地法天，天法道，道法自然”。中国传统上也将“养生”称为“卫生”、“厚生”或“道生”，这些都反映出了要遵循自然界的规律和法度，善待和养护生命的思想。早在中医学经典著作《黄帝内经》的理论体系中，养生学说就占有了重要的地位。就《黄帝内经》总体而言，最为主要的内容有两个方面，一个方面是如何认识疾病与治疗疾病；另一个方面就是如何养生与防病。《黄帝内经》认为“人以天地之气生，四时之法成”，构成人体的物质基础是精、气、神，所以养生的要旨就是“顺四时而适寒暑，和喜怒而安居处，节阴阳而调刚柔”（《灵枢·本神》），并应遵循“春夏养阳，秋冬养阴”（《素问·四气调神大论》）及“因人、因地、因时制宜”的顺养原则，以达到“养精、益气、治神”、“形神一体”的目的和境界。

中医养生的内容极其丰富，既有养生之道，又不乏养生之术。在中医养生中，尤为强调形神共养、协调阴阳、顺应自然、饮食调养、谨慎起居、和调脏腑、通畅经络、节欲保精、益气调息、动静适宜等一系列养生原则，而协调平衡、均衡适度是其最为核心的思想。虽然中医养生有神养、气养、形养、食养、药养等诸多方法，但以养心最为重要。“一生淡泊养心机”是一个很高的精神境界，“恬淡虚无，真气从之，精神内守，病安从来”（《素问·上古天真论》），这也正是中国传统“仁者寿”思想的集中体现。同时，中医养生还特别强调将养生融入日常生活，贯穿于生命过程的所有细节之中，一起一卧，一食一饮，在古朴与自然中，体现对生命的关爱与养护。

生命是可贵的，但她也是需要生命的拥有者倍加呵护、悉心养护的，这种养护是本能的，同时也是极富智慧和技巧的；这种智慧和技巧大多是后天获得的，并在不断学习中丰富、完善和提高的。我们的先人在漫漫的历史长河中，用他们的生命践行着他们的思索、累积着他们的智慧，并且将这种智慧渐渐地融入到了他们，甚至是一个民族的意识和思维之中。所以，今天我们没有任何理由和借口将其埋没和遗忘，有必要、也有责任将其挖掘和传承。

延年益寿、长生不老是人类自古以来的梦想。中国是世界上研究长寿术历史最悠久的国家，从占卜求仙、炼丹拜佛、服石练功、补肾抗衰，层出不穷，有一些还曾使盲目的人们为之付出了健康乃至生命的代价。时下，越来越多的人开始关注健康，健身、食疗、减压、养生、保健，但众说纷纭、莫衷一是。因此，尊重科学、尊重文化，以中医学独特的养生视角诠释现代的养生观念，是我们这一代中医人义不容辞的责任和义务。这也正是本书编著的目的和出发点，也是它带给我们有益的思考。

本书“从揭开生命和健康的谜底”、“生命与健康的养护”、“探究疾病的本质”、“来自东方的思考”四个方面分门别类、深入细致地探讨了有关生命和健康，以及养生、调护，既有理论的诠释和解读，又有具体而独特的方法和技巧，非常适合于普通民众的中医养生需求，文字通俗生动、条理清晰、结构严谨、切合实际、易于理解，多数方法和技巧都具有一学就会、拿来就用的特点。

参加本书编写的有中国中医科学院及相关的医学专业人士，对许多养生知识都进行了全新角度的诠释和指导，给人们带来实用性极强的科学养生观和保健方法，具有专业和普及的桥梁作用，是令人欣慰和鼓舞的，值得倡导和鼓励。是以为序，希冀更多深入挖掘中国文化传统和中医精髓的新作，能更好地传达于民，造福于民，也使中医学深厚的民众基础更加深厚。

曹洪欣

中国中医科学院院长

教授、博士生导师

目录

第一部分　揭开生命和健康的谜底 …………………………………………（1）

一、人类心中一个永恒的结——关于生命和衰老的思考 ……………………（1）

·千古之谜——人类生命的自然规律和过程 ……………………………（1）

·天年——人类的寿命有极限吗 ……………………………………………（3）

·影响寿夭的因素 ……………………………………………………………（4）

·衰老是必然的，但并非完全自然的 ………………………………………（5）

·生命掌握在自己手中 ………………………………………………………（7）

·胜算有几分？抗衰老的游击战和持久战 …………………………………（8）

二、探究健康的本质 …………………………………………………………（10）

·健康的质与量 ………………………………………………………………（10）

·青春活力指数和健康指数——人的健康寿命是最重要的 ………………（11）

·中年人的健康标准 …………………………………………………………（12）

·老年人的健康标准 …………………………………………………………（14）

·做个先知先觉之人——健康体检和疾病预测警报的解读 ………………（15）

三、传承中的希望之光 ………………………………………………………（17）

·传承三千年——中国人的健康智慧 ………………………………………（17）

·光耀五大洲——中医的对外传播和影响 …………………………………（20）

·平凡创造奇迹——中医的潜力究竟有多大 ………………………………（21）

四、解读中医 …………………………………………………………………（23）

·阴阳五行——解读世界和生命的另类视角 ………………………………（24）

·气血精津与精气神——生命存在的基础 …………………………………（25）

·严密的组织机构——五脏六腑及其附属器官 ……………………………（29）

·网络无处不在——神奇的经络和输穴 ……………………………………（31）

·以规矩定方圆——中医眼中有序的生命世界 ……………………………（32）

第二部分　生命与健康的养护 ……………………………………………（34）

一、中国古人的养生智慧 ……………………………………………………（34）

·修身养性大德必寿——儒家养生观揭秘 …………………………………（34）

·道法自然无为而为——道家养生观揭秘 …………………………………（35）

·博爱为怀境由心生——佛家养生观揭秘 …………………………………（37）

·天人合一颐养延年——中医养生观揭秘 …………………… (39)
二、借助自然之力的养生之术 ………………………………… (41)
1. 时令养生 ……………………………………………………… (41)
·春天防风养肝木 ……………………………………………… (41)
·夏天防暑涵心火 ……………………………………………… (43)
·长夏防湿助脾土 ……………………………………………… (44)
·秋天防燥养肺金 ……………………………………………… (46)
·冬天防寒养肾水 ……………………………………………… (47)
2. 地域养生 ……………………………………………………… (49)
·北方寒冷地区的养生撮要 …………………………………… (49)
·南方湿热地区的养生撮要 …………………………………… (51)
3. 饮食养生 ……………………………………………………… (53)
·食药同源的药膳文化 ………………………………………… (53)
·必不可少的食物营养 ………………………………………… (59)
·秀色可餐的饕餮艺术 ………………………………………… (61)
·实用经典的药膳食谱 ………………………………………… (61)
·沁人心脾的饮茶品茗 ………………………………………… (69)
4. 药酒养生 ……………………………………………………… (71)
·妙用双刃剑——酒中仙与穿肠毒 …………………………… (71)
·载药之舟——独特的药酒文化 ……………………………… (72)
·药酒的典故与传说 …………………………………………… (74)
·用心酿得养生酒——药酒配方 ……………………………… (76)
5. 性别养生 ……………………………………………………… (82)
·男人的养护 …………………………………………………… (82)
·女人的调护 …………………………………………………… (84)
·房事养生益健康 ……………………………………………… (86)
6. 阶段养生规划 ………………………………………………… (88)
·一年之计在于春——年少时期的养生计划 ………………… (89)
·正是养精蓄锐时——青年时期的养生计划 ………………… (90)
·最多伤于超负荷——中年时期的养生计划 ………………… (91)
·益心健脑增免疫——老年时期的养生计划 ………………… (93)
·固真气而重颐养——暮年时期的养生计划 ………………… (93)
7. 起居养生 ……………………………………………………… (94)
·你的生物钟是“北京时间”吗——起居有常何为度 ……… (94)
·睡眠也要讲科学 ……………………………………………… (95)

·沐浴养生——为了卫生，也是为了健康 …………………………(97)
·足疗——健康始于足下 ……………………………………………(99)
·重在形成规律——好的习惯，终生受益……………………………(100)
8. 情志养生 ……………………………………………………………(101)
·修身养性是一门终身的必修课……………………………………(101)
·豁达是长寿的良方…………………………………………………(102)
·生气是慢性病最主要的根源之一…………………………………(103)
·抑郁为何越来越多见………………………………………………(104)
·颐养性情不拘一格…………………………………………………(104)
9. 运动养生 ……………………………………………………………(105)
·生命在于运动，而不是盲动——主动运动………………………(105)
·滋润中求涵养，却不可变废人——被动运动……………………(107)
·静养也是运动，心静不拘身静——节能养生……………………(107)
·利弊互参互补，最好量体裁衣——动静相宜……………………(107)
10. 技巧养生 …………………………………………………………(108)
·五官养护……………………………………………………………(108)
·四肢养护……………………………………………………………(109)
·心脑养护……………………………………………………………(110)
·言语养生……………………………………………………………(111)
·人体究竟有没有废物………………………………………………(112)
11. 气功、导引养生术………………………………………………(113)
·身心兼修的养气功法………………………………………………(113)
·富有东方特色的导引功法…………………………………………(116)
12. 状态养生 …………………………………………………………(123)
·防患于未然的健康养生……………………………………………(123)
·及早做好“亡羊补牢”的准备——亚健康状态的养生 …………(124)
·还我健康——疾病状况下的养生…………………………………(125)
13. 体质养生 …………………………………………………………(126)
·阳虚之人的养生……………………………………………………(126)
·阴虚之人的养生……………………………………………………(127)
·表虚之人的养生……………………………………………………(128)
·湿重之人的养生……………………………………………………(129)
·上盛下虚者的养生…………………………………………………(130)
14. 方药养生 …………………………………………………………(131)
·养生常用药味………………………………………………………(131)

· 养生常用方剂……………………………………………………………………（141）
15. 排毒养生………………………………………………………………………（149）
· 六腑以通为顺……………………………………………………………………（150）
· 皮肤是重要的排毒器官…………………………………………………………（150）
· 多管齐下的排毒要领……………………………………………………………（151）
16. 宫廷养生秘法管窥……………………………………………………………（153）
· 亦真亦幻的仙丹——皇家的长寿术……………………………………………（153）
· 把梦变成现实——后宫的驻颜术………………………………………………（153）
· 奢靡中见匠心——宫廷养生方药摘录…………………………………………（154）
三、榜样的力量是无穷的——长寿老人的养生经……………………………（163）
四、健康“老三篇”——养生箴言集萃……………………………………………（169）
第三部分　探究疾病的本质………………………………………………………（174）
一、中医的疾病观……………………………………………………………………（174）
· 疾病的本质是什么？……………………………………………………………（174）
· 疾病发生的根本和条件——内因和外因………………………………………（174）
· 疾病发生的重要条件——病因…………………………………………………（175）
· 中医对疾病发生机理的高度概括——病机……………………………………（178）
二、司外揣内、四诊八纲——中医独特的诊病方法……………………………（179）
· 司外揣内——中医看病的思维模式……………………………………………（179）
· 四诊八纲——中医独特的诊察分析方法………………………………………（180）
三、未病先防，既病防变，平衡为期——中医独特的治疗观…………………（182）
· 预防疾病…………………………………………………………………………（182）
· 中医治病的原则…………………………………………………………………（183）
四、值得警惕的危险地带——亚健康是病吗……………………………………（184）
· 什么是亚健康状态………………………………………………………………（184）
· 亚健康人群的中医保健…………………………………………………………（185）
五、现代社会隐忧多——中医如何面对现代病…………………………………（186）
· 纷繁复杂的现代病………………………………………………………………（186）
· 不健康的生活方式已成为“新杀手”…………………………………………（187）
· 养生——对付现代病的法宝……………………………………………………（187）
六、自己动手，赢得健康——做个家庭“准医生”……………………………（188）
· 按摩………………………………………………………………………………（188）
· 刮痧………………………………………………………………………………（189）
· 拔罐………………………………………………………………………………（190）
· 指压………………………………………………………………………………（191）

七、以和平方式战胜对手——慢性病对策……（191）
·高血压病……（191）
·冠心病……（196）
·脑血管病（中风）……（200）
·糖尿病……（204）
·颈椎病……（207）
·腰椎病……（210）
·骨质疏松……（212）
·痛风……（215）
·胃病……（218）
·肝病……（221）
·哮喘……（225）
·肾病尿毒症……（229）
·腹泻……（232）
·便秘……（233）
·更年期综合征……（236）
·前列腺疾病……（238）
·失眠症……（241）
·抑郁症……（243）
·帕金森病……（246）
·早老性痴呆……（249）
·性功能减退……（251）
·神经性耳聋、耳鸣……（255）
·白内障……（256）
·青光眼……（258）
·皮炎和瘙痒……（260）
·肿瘤……（262）
第四部分　来自东方的思考……（268）
·中国人的养生研究历史……（268）
·权威的研究机构介绍——中国中医科学院……（276）

第一部分　揭开生命和健康的谜底

一、人类心中一个永恒的结

——关于生命和衰老的思考

人类从诞生伊始，便无可避免地融入了生、长、壮、老、已的不断演变中，在自觉与不自觉间，开始了对生命和衰老的思考。

对于每一个人来说，生命只有一次。虽然生命可以有几十年，但相对于时间长河来说，实在是太短暂了，不过是弹指一挥间，转眼即逝。即使活至天年长寿，也只是历史的一瞬。也许是因为生命的短暂，也许是因为生命与衰老的问题太过于深奥，到目前为止，人类对生命和衰老的认识仍很有限。

正因为生命的短暂，人类对健康长寿的渴望便愈加强烈。从古到今，不论是东方人，还是西方人，不论是白种人还是黄种人，都为了实现这个目标，在进行着不懈的努力。正是由于这种对生命的执着和对健康长寿的渴望，关于生命和衰老的思考便成为人类心中一个永恒的结。

随着社会的进步，生产力的发展，人们的生活水平逐步提高，精神文化生活日益丰富，人类愈发认识到健康长寿的重要。为了更加全面地理解和探索有关养生保健的问题，我们就必须弄清有关生命规律、寿命极限以及衰老等一些基本概念。

（一）千古之谜——人类生命的自然规律和过程

从精子与卵子相结合那一刻开始，一个新的生命便诞生了。此后，生命要经历一个有阶段性的连续过程。在这一过程中有量的变化，也有质的变化，从而形成了不同的阶段，各阶段都有其一定的特点。

在青春期之前，人的生长、发育各阶段界限相对明显。就身体生理因素考虑，成人后年龄界限较前变得模糊，影响因素显著增加。

大约在20～25岁时，人体的发育基本完成，此后便逐渐进入衰老或衰退的过程，经历中年、老年，直至生命的结束，这是一个无声无息、不易觉察的演变过程。那么拨动生命之钟的隐形之手又在哪里呢？

阶段	时间	特征
胚胎发育期	从受精到受精后 8 周	受精卵开始进行细胞分裂
胎儿期	从妊娠 8 周到出生	组织器官迅速生长，功能渐趋成熟
新生儿期	从出生到出生后 28 天	新生命适应了新的环境，经历了解剖生理学的巨大变化。全身各系统的功能从不成熟转到初建和巩固
婴儿期	出生后 1 年之内	新生命生长发育很快，体重、身长均增长极快
幼儿前期	1～3 岁	生长速度逐渐变缓，语言、行动与表达能力明显发育。前囟闭合、乳牙出齐，能控制大小便
幼儿期	4 岁～6、7 岁前	生长发育变慢，动作及语言能力逐步提高，能跳跃、登楼梯、唱歌、画图，开始识字认字。往往好奇、多问
童年期	6～12 岁	脑的形态结构基本完成，智能发育进展较快，能较好地综合分析、认识自己
青春期	10～18 岁（女性 10～18 岁，男性 13～20 岁）	体格发育加速，继而生殖系统发育成熟。思维活跃，智能发展，开始锻炼独立生活，参与比较复杂的社会活动

早在两千多年前的中医经典《黄帝内经》中有这样一段记载："女子七岁，肾气盛，齿更发长；二七而天癸至，任脉通，太冲脉盛，月事以时下，故有子；三七，肾气平均，故真牙生而长极；四七，筋骨坚，发长极，身体盛壮；五七，阳明脉衰，面始焦，发始堕；六七，三阳脉衰于上，面皆焦，发始白；七七，任脉虚，太冲脉衰少，天癸竭，地道不通，故形坏而无子也。丈夫八岁，肾气实，发长齿更；二八，肾气盛，天癸至，精气溢泻，阴阳和，故能有子；三八，肾气平均，筋骨劲强，故真牙生而长极；四八，筋骨隆盛，肌肉满壮；五八，肾气衰，发堕齿槁；六八，阳气衰竭于上，面焦，发鬓斑白；七八，肝气衰，筋不能动，天癸竭，精少，肾脏衰，形体皆极；八八，则齿发去。肾者主水，受五脏六府之精而藏之，故五脏盛，乃能泻。今五脏皆衰，筋骨解堕，天癸尽矣。故发鬓白，身体重，行步不正，而无子耳。"从这段记载中可以看到，古人详细记载了人在生、长、壮、老、已的过程中每一阶段的表现，还指出了左右这一过程的力量是由肾气所化生的天癸。

在生与死中，人们渴望着生，而对人构成威胁的死亡，以及向死亡终点站发出的不归列车——衰老，都有着一种与生俱来的恐惧感。

其实，衰老的过程非常漫长，会持续相当长时间，在我们生长发育完成之后就已经开始了。"衰"，即形体衰退；"老"，即老化。"衰老"是指随着年龄的增长而产生的一系列生理功能、形态方面和心理的老化征象，导致人体对内外环境的适应能力逐渐减退，也就是机体各器官功能普遍地、逐渐地降低的过程。

衰老分为生理性衰老和病理性衰老。生理性衰老是指随着年龄的增长所出现的生理性退化，也就是人体在体质方面随年龄而发生变化，这是一切生物的普遍规律。病理性衰老，是因内在的或外在的原因使人体发生病理性变化，使衰老现象提前发生，这种衰老又称为早衰。

另外，还有一种衰老现象，称为心理性衰老。而人的心理功能和生理功能的衰老不是同步进行的，“未老先衰”心理状态的出现往往要早于生理性衰老。

（二）天年——人类的寿命有极限吗

生命的自然过程究竟可以持续多长时间呢？也就是说人类的寿命有没有极限？如果有，那么人类的自然寿命——天年应该是多少呢？

《素问·上古天真论》记载“尽终其天年，度百岁乃去”。《灵枢·天年》三次提到了人的天年为百岁，还提到了“人之寿百岁而死”。《尚书·洪范》则以百二十岁为寿。长沙马王堆汉墓竹简《十问》说：“行年百岁，贤于往者。”老子则说得更简明：“人生大期以百二十年为限。”另外，古籍《周礼》、《左传》、《养身论》和《庄子》等都谈到人的寿命应在百岁以上。由此可见，中国古人认为人的自然寿命应当在100~120岁之间。

那么古人的这种认识有没有依据呢？让我们来看看生物学家是如何说的。目前生物学家对人类的自然寿命也持有不同的观点，其中比较有影响的有以下几种：

1. 哺乳动物的自然寿命与其自身的生长期有关，一般相当于其生长期的5~7倍。也就是说生长期越短，寿限越短；生长期越长，寿命也就越长。据此推测，作为哺乳动物的人类同样也遵循这一规律，人的生长期若以最后一颗牙（也就是智齿）长出来的时间为标准的话，应当是20~25年，那么，人的最短寿命是100岁，而最长寿命则175岁。

2. 哺乳动物的寿命与其自身的性成熟期有关，一般相当于其性成熟期的8~10倍。人的性成熟期在13~15岁，由此推测，人的自然寿命应为100~150岁。

3. 与其细胞分裂的次数有关。动物胚胎细胞的分裂是有规律的，分裂到一定次数后就会出现衰老或死亡。人体细胞每次分裂的周期为三年，一般可以分裂50次，由此推测，人的自然寿命应在110~150岁。

4. 与大脑的发育有关。哺乳动物的头盖骨系数愈大，则寿命愈长。如鹿的头盖骨系数为0.35，寿命15年；兔系数为0.06，寿命则为8年，小鼠系数为0.045，寿命只有2~3年。人类的头盖骨系数为0.7，寿命应为150岁左右。

5. 根据巴甫洛夫神经学说，推测人的自然寿命应为100~150岁。

尽管中国古人与生物学家认识的角度有所不同，对人类自然寿命的极限的认识也不尽一致，但人类可以活到100~120岁却是一个基本的共识，这点是肯定的。

这样的预期寿命是否可以达到呢？在喜马拉雅山麓有个叫宏撒的地方，常住居民3万多人，他们的平均寿命是120岁，而且那里的“老年人”身体状况非常好，很难见到糖尿病、心脏病、高血压、癌症等所谓的“老年病”。

对于我们多数人来讲，本应活到120岁，却往往只有70~80岁，整整少活40~50年。本应70、80、90岁还很健康，但好多人40多岁就已经不健康了，50多岁冠心病已经非常普遍。得病提前，中年早夭已成为当今社会的普遍现象，也就是说，大多数人并没能够达到“尽终其天年，度百岁乃去”。

（三）影响寿夭的因素

比较而言，同为哺乳动物的牛、马及其它动物多可活到大自然赋予的自然寿命，而能活到自然寿命的人却很少，这又是什么原因呢？作为万物之灵的人类，具有其它动物无以比拟的大脑，这可以说是大自然的一种恩赐，但为什么在寿命上，大自然就不能多给人类一点时间呢？其实在这点上，大自然还是公平的。

对每一个具体的人来说，他的寿命是受很多因素影响的。这些因素有遗传、性别、体重、精神、疾病、生活方式、饮食、婚姻家庭、环境、职业、体力劳动与运动锻炼、意外因素等。

遗传因素：遗传对寿命的影响在长寿者身上体现得较为突出。一般来说，父母高寿的，其子女寿命也长。一些资料表明，在年龄越高的人群中，其家族的长寿率越高，如在80~84岁的老年人群中，其家族长寿率为52%；而在105岁的人群中，其家族长寿率为71%。德国科学家用15年的时间，调查了576名百岁老人，结果发现他们父母死亡时的平均年龄比一般人多9~10岁。

性别因素：寿命的长短与性别有着密切关系。普遍来说，女性的寿命要比男性长。至于是什么原因，现在尚无定论。一般认为可能与女性代谢率低于男性及男女内分泌不同有关。即主要是由男女的生物学特性决定的。

体重因素：寿命的长短与体重也有着密切关系。预期寿命的显著缩短及早期死亡率的增加与成年期肥胖和超重密切相关，其危害程度与吸烟相似，而且成年期肥胖症多成为老年期死亡的高危因素。较为理想的是在青春期和青年期的体重应略低于标准体重，中年和老年期体重应保持在理想体重范围，而且维持体重的稳定也是非常重要的。

精神因素：人的心理健康与长寿有着密切的关系。常处于紧张状态下的人很容易患病。相反，乐观、豁达和坚毅无畏的精神，则有助于增强人体的抗病能力。

疾病因素：疾病是影响寿命诸因素中最重要的。各类疾病对寿命的影响程度，随着时代的进步、科技的发展而不断变化。在20世纪初，主要是传染病、肺炎、结核病等。现在，对生命威胁最大的则是心脑血管疾病、肿瘤、意外伤害等，免疫系统缺陷性疾病、艾滋病等对生命也构成了很大的威胁。

生活方式因素：由于不健康的生活方式而导致的疾病是人类最大的死亡原因。在发达国家，70%~80%的人死于心脏病、高血压和肿瘤等。这些所谓的“生活方式病”，至今已占人类死亡率的50%以上。不健康的生活方式，主要是吃得太油、太咸、太甜，缺少运动，以及饮烈性酒、大量抽烟、夜生活过度，甚至赌博、吸毒等。

饮食因素：通过对长寿老人的研究发现，这些老人的饮食大多为低热量、低脂肪、低动物蛋白、多蔬菜。比如我国新疆地区的长寿老人的饮食虽以奶类、奶制品及羊、牛肉、蛋白质为主，但他们常吃粗粮；四川百岁寿星超过千人，多数老人也有吃素的习惯。

婚姻家庭因素：人一生中大部分时间在家庭中度过。家庭环境的优劣，特别是夫妻感情的和谐与否，直接关系到人的心理和生理健康，进而影响寿命。从医学上来说，夫妻双方争吵、斗气往往会引起体内激素水平升高而导致疾病。

环境因素：优美的自然环境不仅有益于身体健康，而且可以陶冶心灵，舒适、安静的居住环境是健康、长寿的摇篮。从长寿老人的城乡分布来看，农村多于城市，山区高于平原，这都与自然环境有关。

职业因素：寿命还与从事的职业有关。从事危险性职业的人死亡率高，寿命短，如飞机驾驶员、从事放射性研究工作的人。从事高工作压力和复杂脑力劳动的人的寿命也会相对短一些。

体力劳动和运动锻炼因素：寿命的长短与劳动强度和运动锻炼也有明显的关系。实践证明：一般体力劳动者要比高负荷体力劳动者和不劳动的人寿命长；持之以恒进行身体锻炼的人也具有较好的身体素质。

意外因素：意外事故是影响人类寿命的另一个重要因素。除了难以对付的疾病、不可抗拒的自然灾害之外，交通事故、工伤、中毒、火灾、战争等天灾人祸也都对人类生命构成很大的威胁。

（四）衰老是必然的，但并非完全自然的

众所周知，当过了自身的生长发育期之后，我们的身体就开始进入一个逐渐衰老的阶段，身体的各项机能随着年龄的增长而逐渐下降。

有生必有死，有生必有灭，生命的衰老是一种自然现象，就像水往低处流一样，是一种自然规律，是不可避免的，是每个人都必须面对的。但衰老又并非都是自然的。因为大多数的人并不是因时间的流逝而衰老，而是因为种种人为原因而衰老的。

为什么这么说呢？《黄帝内经》早就对这个问题作了明确解释：“余闻上古之人，春秋皆度百岁，而动作不衰；今时之人，年半百而动作皆衰者，时世异

耶？人将失之耶？岐伯对曰：上古之人，其知道者，法于阴阳，和于术数，食饮有节，起居有常，不妄作劳，故能形与神俱，而尽终其天年，度百岁乃去。今时之人不然也，以酒为浆，以妄为常，醉以入房，以欲竭其精，以耗散其真，不知持满，不时御神，务快其心，逆于生乐，起居无节，故半百而衰也。”这段文字中所说的“食饮有节，起居有常，不妄作劳”，“以酒为浆，以妄为常，醉以入房，以欲竭其精，以耗散其真”是两种不同的生活方式。这两种不同的生活方式最后导致的是：前者能形与神俱，而尽终其天年；后者则不时御神，半百而衰。相比之下，前者可以说是自然的衰老，而后者的衰老显然是人为的结果，而非自然的结果。

我们再来看看两千年后的认识，世界卫生组织曾这样讲过：每个人的健康与寿命，60%取决于生活方式，10%取决于遗传，15%取决于社会因素，8%取决于医疗条件，7%取决于气候因素（如酷暑或严寒）。在这些因素中，属于自然因素的有遗传因素和气候因素，这两个因素加起来仅占17%，其余几个则属于非自然因素，加起来要占83%。相比之下，非自然因素对人的寿命的影响远大于自然因素。而在自然因素中，社会因素、医疗条件加起来为23%，这两个因素对于我们来说，只能选择而不能左右。占比例最大的是生活方式，可到60%。

由此可见，对我们的寿命起决定作用的是我们的生活方式，而生活方式并不属于自然因素，而是非自然因素，这就决定了大多数人的衰老是非自然的衰老。那为什么我们的生活方式会对寿命产生这么大的影响呢？

生活方式，其实就是对待生活的一种态度。人是一种具有社会属性的动物，是有思想的动物，所以一个人对生活的态度在很大程度上取决于这个人的思想。中医在两千多年前便已经观察到生活方式对人类寿命的巨大影响，并注意到了生活方式背后的决定因素，我们的思想，我们的神，并由此突出强调了精神因素对人寿命的影响。

为什么“神”会对我们的寿命产生这么大的影响呢？其实答案很简单，这是大自然的赋予。听到这个答案，可能很多人会很惊讶，怎么可能？怎么会是大自然的原因呢？前文提到了，与牛、马等其他哺乳动物相比，人类远没有活到相应的自然寿命，而牛、马等则可以。原因就在这，因为大自然赋予了人类有动物无法比拟的大脑，让人类有了强大的精神力量，但正如一句老话所说“有利必有害”，人类由于有了强大的精神力量，从而创造了灿烂的文明，但如果把这强大的精神力量用错了地方，也会给人类带来巨大的灾难。所以，相比之下，“神”对人类的影响远比动物要大的多。这也就是为什么中医十分强调神对人寿命的影响了。但反过来说，“败于斯，亦成于斯”，人类如果能很好的利用自己的精神力量，也就是能很好的养神，那么人的寿命也将大大延长。

（五）生命掌握在自己手中

现在问大家一个问题，我们的生命是掌握在谁手里，是我们自己说了算？还是老天爷说了算呢？我们真的能够人定胜天吗？

在古代，人们由于对自然的无知，对自然有一种敬畏，于是人们就认为所有的一切都是由上天决定的，包括人的生老病死在内。于是，当人生病时，人们不是去主动寻找治疗的办法，更多的则是去祈求上苍的保佑。

只要我们看一看甲骨文中关于疾病的记载就可以清楚地认识到这一点。因为在当时，无论是对自然的认识程度，还是人们的物质手段和精神力量，人们对自然的利用程度，都很不足，因此在大自然面前，人类就显得很无助，于是人们就认为一切都是老天说了算。

随着人类对大自然认知的不断加深，人类的观念也在逐渐发生变化。于是老子就提出了“我命在我不在天”，意思就是说，你的生命完全掌握在你自己的手中。印度名医特里古纳也曾指出：“你的生命由你自己决定。你的大脑就是控制你生命的枢纽，是健康的生活还是得病，全由你自己选择。”这时候，人们就提出了“人定胜天”。

其实，这两种讲法都有其片面性。因为影响寿命的因素有很多，虽然与古人相比，我们的能力变强大了，可以控制更多的因素，但其中有些因素永远是不可控的，比如说严重的自然灾害。但在一定程度上，“人定胜天”的提法又有其合理性的一面，我们在前面已经说过，影响寿命的最大因素是生活方式，而选择什么样的生活方式，是“食饮有节，起居有常”还是“以酒为浆，以妄为常”，却是可以由我们自己来决定的。

著名健康教育专家万承奎教授说：“我和我爱人是研究健康学的，这是宏观上运用了二十几门科学知识来研究健康规律的一门科学。又叫生命自我管理科学，一个人什么都管，但最为重要的是要管好自己的健康，管好自己的生命。健康和生命紧密相连，要把健康和生命掌握在自己手中。”1999年，万教授去青藏兵站翻越海拔5300米缺氧50%的唐古拉山时，在格尔木打篮球时，在拉萨踢足球时，他的高原反应都很小，而随行人员的反应却比他要重，结果一检测，发现60多岁的万教授血氧饱和度却很高，心脏不缺氧，心跳有力量，其血氧饱和度比一些不锻炼的中年人要高一倍还多。

大多数人并没做到，又是为什么呢？最主要的还是观念问题，只要有了正确的认识，我们完全可以善待生命、管好生命的。

然而，有些人明明知道不良生活方式的危害，但为了享受，为了金钱，为了权力而不顾健康。正如老子说的“五色令人目盲，驰骋畋猎令人心发狂”，为了满足内心的贪婪，可以不顾一切，不惜失去健康。如果仔细想一想，如果你得到了你所追求的东西，但同时你却失去了健康，这就意味着，在你得到想要的东西的时候，却付出了极其惨重的代价，因为健康是1，其余都是1后面的0，没有了1后面的0立刻就失去了所有的意义。

还有的人不是死于疾病，而是死于无知。在缺少正确健康知识的人群中，癌症、心脏病、脑血管病的致死率很高。一旦我们掌握了必要的健康知识，这些病并没什么可怕。我们完全可以通过自己的努力，少得、晚得，甚至不得，这就是早学早健康，早学早受益的道理所在。

养成一种良好的生活方式，并进而形成习惯很难；但改变一种不良的生活方式，即坏习惯则更难；而培养一种良好的生活方式的同时，放弃另一种不良的生活方式，则有更大的难度。即便如此，因为这是我们自己的事，是要影响我们一生的事，也是有可能是我们受用终身的事，我们又有什么理由可以不去身体力行呢？

情绪对健康的影响程度往往也是难以估量的。愉快喜悦的心情，会给人以正面的刺激，有益于健康；而苦恼消极的情绪会给人以负面影响，诱发各种疾病，或使已有的病加重、恶化。良好的情绪可使机体生理机能处于最佳状态，使免疫抗病系统发挥最大效率，能抗拒心理和生理性疾病的袭击保持良好的健康状态，从而起到抗病健身的作用。许多医学家认为，躯体本身就是疾病的良医，85%的疾病是可以自我控制的；只要神经松弛、精神愉快，余下的15%也不全靠医生，病人自己的作用同样不可忽视。因此，有心理学家把情绪称为“生命的指挥棒”、“健康的寒暑表”。马克思曾说：“一种美好的心情，比千副良药更能解除生理上的疲惫和痛楚。”法国的乔治桑也说：“心情愉快是肉体和精神上的最佳卫生法。”

有人曾这样总结：“你要是心情愉快，健康就会常在；你要是心境开朗，眼前就是一片明亮；你要是经常知足，就会感到幸福；你要是不计较名利，就会感到一切如意。”语言虽简，意义却很是深刻。

如果我们能有一个好的心情，提高适应环境的能力，保持乐观向上的精神状态，使自己进入洒脱豁达的境界，那就掌握了生命的主动权，也就意味着会健康长寿。从这个意义上讲，人的健康长寿的命运完全掌握在自己手里。

（六）胜算有几分？抗衰老的游击战和持久战

健康长寿是人类的愿望，每个人都希望自己能青春永驻，人类总是想尽各种办法来对抗衰老，想尽办法来托缓时间车轮的转动。这就像一场旷日持久的战争，既然是一场战争，一场对抗自然、对抗自我的战争，我们对这场战争就要有足够的认识，还要有一定的战略，要讲究战术。

战略战术总的来说，分为两类，一种是游击战，一种是持久战。抗衰老的战役既需要持久战，也需要游击战。

两千年前的老子曾说过“合抱之木，生于毫末；九层之台，起于累土；千里之行，始于足下。”这句话告诉我们，任何一件事都要从细节做起，同时还需要持之以恒，是不可一蹴而就的。抗衰老也不例外，也是要持之以恒的。前任联合国秘书长科菲·安南在1998年国际老年人节启动仪式上曾这样说：生命已不再像是短暂的冲刺，而更像是马拉松，这就要求我们要有耐心、信心、恒心、毅力、坚忍，要把养生保健像吃饭、睡觉一样，用一生的时间用心去做。

前文已经提到，对健康长寿影响最大的是我们自己的生活方式，因而抗衰老首先就要从此着手，准确地说就是要培养一个良好的生活方式。而适合自己的、良好的生活方式的养成，并不是一天两天的事，是需要相当长时间，甚至可以说是一生的事。

我们的观念并非一成不变的，从我们出生时的没有观念，到我们被动的接受一些观念，再到我们从生活和学习的体验中去检验这些观念，再到我们对这些观念的修正，这是一个不断变化的过程，是一个很漫长的过程。而在观念指导下养成的生活方式也必然是一个长期的不断调整的过程，并且会随着观念的调整而调整。而且一旦形成，其惯性会很大，有时会很难放弃或改变；即使放弃或改变，也会是一个漫长、痛苦的过程。

从出生那一刻起，人就处在生、长、壮、老、已的过程中。由于时间的作用以及其他诸多因素的影响，人无时无刻不在衰老这个连续的、从未间断过的过程中挣扎和对抗。因此，与之相对应的抗衰老也必然会是一个连续的，不间断的过程，就像一个完整的链条，任何一个环节断掉了，都可能会影响到整个一生。换句话说，就是在人生的每一个阶段，都要养生，都要抗衰老，而并非只关老年人的事，年轻人就不用养生。其实，很多老年时的问题，都是在年轻时埋下的隐患，只是当初被我们忽视了，并未引起我们的重视。

抗衰老不仅仅需要“持久战”，也需要“游击战”。游击战的最大特点就是灵活机动性强，针对性强。人生是一个漫长的过程，有很多偶然因素引发的突发事件，针对这些突发事件，就要采取游击战的策略。也就是说，对于一个身体相对健康的人来说，突然生病了，现在针对其所患的疾病来说，原有的养生方法及原则就已不适用了，就必须针对现在的具体情况，制定一个更有针对性的原则和方法。在这种情况下，我们要采取的是灵活机动的“游击战”，而不是旷日持久的“持久战”。

此外，在人的不同时期，人的生理特点也不一样，相比较而言，中老年人的身体状况、心理状态等相对稳定，而青少年则处于一个身体发育很快、心理极剧变化的状态。对于青少年来说，就要不断的调整方法和原则，以适应青少年的身心发展变化的规律。

从以上这些论述中，我们可以得出一个结论，我们在抗衰老的过程中，既要有恒心，要注意养生的持久性，同时又要有一定的灵活性和机动性，真正做到“常中有守，守中有变，变中求守，守中求恒”，才能胜算在握。

二、探究健康的本质

“寿命”作为一个评价尺度，可以衡量一个人在世上到底能活多少年。但健康更大的意义在于它的质量，没有健康的“活着”，其意义与价值将大打折扣，甚至可以趋向于零。

（一）健康的质与量

如果有人问什么是健康？许多人都会不假思索地回答：没病就是健康。果真如此吗？在不同时期，一个概念虽有不尽相同的提法，但其内涵却有着某种相似性。“健康”也不例外，现在就让我们看看在现代社会里，“健康”是什么意思吧。

中医经典《黄帝内经》称“形与神俱，尽终其天年”，意思就是说，必须作到“形与神俱”（即精神和肉体两方面都健康）才能够健康长寿。世界卫生组织也曾明确指出：“健康不仅仅是指没有疾病，不体弱，而是一种躯体、心理和社会功能均臻良好的状态。”也就是说，健康不仅要身体健康，而且要有良好的心理状态和社会适应能力。健康的人不仅身体健康，还能享受健康生活所带来的乐趣，能够很好地适应环境，在社会中与他人交往时具有适当而且积极的行为。所以要想获得健康，就要生理保健和心理保健同时并重，二者缺一不可。这一概念突出强调了人的精神健康和社会属性。

世界卫生组织的资料显示，依照世界卫生组织的健康标准，全球真正健康的人不到15%。警钟已经敲响，精神类疾病的发病率呈现急剧上升的趋势，精神抑郁症已跃居世界十大常见疾病中的第4位，且在不远的将来极有可能升到前2位。

既然完全的身心健康，对于大多数人来说，是不现实的，那就涉及到健康的“质”和“量”，也就是说，健康的“质”比健康的“量”更重要，更需要我们去重视、去把握。

人是一种具有社会属性的动物，不仅要活着，而且还要生活。就是说人不能象动物一样，糊里糊涂的只求温饱；而应该享受快乐，追求成功，要最大限度地实现自己的人生价值。尤其是在现代社会，由于时代的发展，社会的进步，人的社会属性越来越明显，而动物属性则相对减弱，也就是说，对于现代人来说，更重要的是生活，而不是活着。所以相对于物质而言，人们对精神的需求就越来越大。因此，健康已不仅仅局限于身体的健康，还要同时具有心理健康。比如一个人，身体很壮，但一碰到挫折，就怨天尤人，无病呻吟，自怨自艾，不能感受到健康的快乐；或是由于工作紧张，人际关系复杂，心理压力过大，经常精神萎靡，情绪低落，陷入不知所措之中而不能自拔，以至于影响饮食和睡眠，这都不能称之为健康。

我国部分地区中年人健康状况的抽样调查显示，66%的被调查者有多梦、失眠、不易入睡等现象；经常腰酸背痛者为62%；记忆力明显衰退的占57%；脾气暴躁、焦虑的比例也不低。还有调查结果表明，慢性疲劳综合症在城市新兴行业人群中的发病率为10%~20%，在某些行业中可高达50%，如科技、新闻、广告、公务人员、演艺人员、出租车司机等。对于这些处在“亚健康”状态的人来说，活着绝对不是一个问题，但这些人的生活质量不高，不能充分地享受生活和工作所带来的乐趣，他们感受最多的是生活和工作带给他们身心俱疲的感觉。对于这些人来说，最迫切的不是完全的身心健康，而是最大限度的提高生活质量，使他们能够享受到应有的生活乐趣。

此外，人是形神的统一体，既存在物质的一面，又存在精神的一面。物质一面，一旦定形之后，便很难更改，比如说我们每个人的身体多少都存在一些缺陷，而这些缺陷给我们带来的困扰是无法避免的。而精神一面，则不然，它是可以改变的。所以，一旦某一精神因素给我们带来了困扰，我们完全可以通过多种方式去改变它。举个例子，一个先天残疾的人，其生理功能缺失给其带来的困扰是无法消除的，但只要这个人心理健康，那么他完全可以过得很开心，生活得很好。因此，对于他来说，健康的质比量就要重要得多。

（二）青春活力指数和健康指数——人的健康寿命是最重要的

如果我们找一把能够“量化”地衡量人健康的“尺子”的话，那就是健康指数了。

所谓的健康指数，就是一些非常有用的、可以反映身体健康状况的方法，最常用的有体重指数、克托莱指数及劳雷尔指数。

体重指数（简称BMI）：是通过计算人体身高与体重之间的比值大小来判断身体肥胖度的一种方法。测量人体体重指数的方法有许多种，但经多方使用比较后发现，使用不同测量方法所得到的结果大同小异。目前临床上使用比较多的体重指数测量法是QUETELET指数法，亦称体重质量指数，简称体重指数（body mass index，简称BMI），它可以很好地人体的充实度和营养状况。

BMI适用于体格发育基本稳定以后（18岁以上）的成年人。计算公式如下：体重指数（BMI）=体重（千克）÷身高（米）^{2}。

体重指数 $<18.5kg/m^2$ 为过瘦；$18.5\sim20kg/m^2$ 时为稍瘦；$20\sim25kg/m^2$ 时为

正常；>25kg/m² 为肥胖症。1997 年在日内瓦召开的世界卫生组织专家会议上通过体重过重和肥胖的国际标准是：>25kg/m² 属体重过（超）重；25～29.9kg/m² 为预胖（临界）型肥胖；>30kg/m² 为肥胖。肥胖又分为三级：BMI 在 30～34.9kg/m² 为Ⅰ级肥胖；35～39kg/m² 为Ⅱ级肥胖；>40kg/m² 为Ⅲ级肥胖。

克托莱指数："体重——身高指数"或"肥胖指数"是由克托莱于 17 世纪提出的，至今仍被广泛应用。该指数以相对重量来反映人体形态发育中人体的围度、宽度、厚度，以及组织密度等匀称度。

计算公式：[体重（kg）/身高（cm）]×1000

评价：国外青年男女的标准为 350～450。<350 过轻，>450 则过重。我国 20～25 岁的城市青年标准，男子 296～403（平均 344），女子 271～387（平均 323）。

劳雷尔指数：1908 年由劳雷尔提出。他认为人体是一个立方体，身高是这个立方体的一个边，所以用身高立方去除以体重可显示出每立方厘米身体的重量。该指数主要反映了肌肉、骨骼、内脏器官及组织的发育状况，也是判断人体充实程度和营养状况的指数，一直被广为应用。

计算方法：[体重（kg）/身高（cm）^{3}]×107

评价：我国 20～25 岁男女青年标准，男子 101.0～139.6（平均 118.5）；女子 106.1～154.4（平均 127.5）。

（三）中年人的健康标准

中年是人生中最重要的阶段。经过青少年时期的求学成长之后，随着家庭的建立，子女的成长，事业的磨练，中年人没有了年轻人的锐利与张扬，却多了几分成熟与稳健。然而中年人又处在上有老下有小，内有家庭外有工作的处境中，生活的负担，工作的操劳，再加上巨大竞争所带来的心理压力，使得很多中年人的健康出现了问题，也为以后的疾病埋下了隐患。

我们首先谈谈中年人心理健康的标准吧。

心理健康是指有明显的人生奋斗目标，精神乐观，有较大的心理容量，能经得起各种困难、挫折、打击和不幸，能自我控制、自我调节，生活轻松自如，幸福愉快，它的标准如下：

1. 感觉尚好。人认识事物都是从感觉、知觉开始的。视、听、嗅、触均应正常，判断事物不发生错觉。

2. 记忆良好。能记住重要的事情，无需被人经常提醒。但不会什么都能记住，遗忘也是正常现象，是保护记忆力的必需。

3. 思维健全敏捷。思维能力和表达能力较强，说话不颠三倒四。考虑问题和回答问题时，条理清晰明确。

4. 有比较丰富的想象力。善于联想和类比，可以为自己设计一个奋斗目标，并鼓励自己为之奋斗，但不是胡思乱想。

5. 情感反应有度。情感反应要有分寸，不冲动，不忧郁。能常乐、制怒，经得起欢乐，也经得起悲痛。遇到突发事件时处理恰当，情绪稳定。

6. 人际关系和谐。对人宽，对己严，乐于助人，尊重别人，能很好地处理各种人际关系，心情愉悦。

7. 学习能力不衰。关心各方面的信息，善于学习并坚持学习新知识、新技能。培养或掌握多项正当的兴趣和爱好，并经常为之而忙碌。

8. 有自知之明。能客观、正确地认识自己，能自觉地用理智控制自己，这是心理成熟的最高标志。

接下来，我们再说说中年人身体健康的标准。

1. 眼有神：目光炯炯有神，无呆滞的感觉，说明精气旺盛、脏器功能良好，思想活跃，情感丰富。

2. 声息和：说话声音宏亮，呼吸从容不迫，心平气和（呼吸 16~20 次/分钟），反映出肺功能良好，抵抗力强。

3. 前门松：小便通畅。

4. 后门紧：大便每日一次，无腹痛、腹泻之虑，消化功能健旺。

5. 形不丰：保持体形匀称，不宜过胖。

6. 牙齿坚：注意口腔卫生，基本上没有龋齿和其他口腔疾病。

7. 腰腿灵：每周有 3 次以上的运动，每次不少于半小时；肌肉、骨骼和四肢灵活。

8. 脉有力：指脉搏有力，心跳次数保持在正常范围（60~80 次/分钟），说明心脏和循环功能良好。

9. 饮食均：定时定量，不挑食和偏食，不暴食、酗酒，无烟酒嗜好，注意营养科学合理。

10. 起居准：按时起床、入睡，睡眠质量好。

除了以上所说的心理与身体健康的标准之外，还有一个问题值得大家注意，就是人到中年之后，往往开始出现肥胖，而且肥胖现在已经成为一个全球化的问题，因此，我们有必要来谈谈中年人的形体健美的标准。

调查统计显示，15 岁以前发胖的占 11.5%，15~19 岁开始发胖的占 1.4%，20~29 岁开始发胖的占 18%，30~39 岁开始发胖的占 33.8%，40~49 岁开始发胖的占 28.1%，50~59 岁开始发胖的占 6.5%，60~69 岁开始发胖的占 0.7%。由此可以看出，30~49 岁之间的肥胖发生率最高。

由于年龄的不同，中年人的体形要比年轻人丰腴一些，这是一种自然现象。丰腴虽然有成熟之美，但如过于丰腴，则显得臃肿而失去美感。那么丰腴和肥胖之间有没有明确的界限呢？由于遗传、人种、性别、年龄、体格大小等的原故，不同人的体重各有差异。一般而言，中年人的标准体重应该是：身高（厘米）－105＋2（校正值）［注：年轻人的标准体重为身高（厘米）－105］。如果实际体重低于标准体重20%为消瘦，超过标准体重10%为偏胖，超过标准体重20%以上为肥胖症，其中超过标准体重的20%～30%为轻度肥胖，超过30%～40%为中度肥胖，超过50%以上为重度肥胖。

肥胖固然不美，那么消瘦呢？中国人自古以来讲究中庸，所以形体美也在于适中。不论是大腹便便、体态臃肿还是平胸削肩、皮包骨头，都不符合形体美的标准。因为，过于瘦削、脂肪不足、肌肉欠发达、甚至萎缩，给人以身体孱弱之感，自然无“美”可言了。而且，对于中年人来说，尤其是中年女性，身材瘦削者比身材丰满者更易衰老。因为脂肪，尤其是皮下脂肪可以对皮肤起到支撑衬垫的作用，如果脂肪不足，则皮肤和肌肉失去支撑，其弹性消失快，皱纹会加速出现，更显得衰老。而对于丰满的中年女性则相反，由于皮下脂肪对皮肤起了支撑衬垫作用，使得皮肤柔软、嫩滑，看起来更显年轻。从这一点上看，丰盈的中年女性比瘦削的中年女性更符合形体美的要求。

总之，中年人对于形体要有正确的认识，既不能过于肥胖，也不能过瘦，如“豆芽菜”一般。

（四）老年人的健康标准

随着经济发展，生活和医疗水平的提高，人的寿命也在延长，许多城市已进入老龄化社会。身体健康、安度晚年是老年人、子女和全社会的希望。那么，老年人健康的标准是什么呢？

1995年中华医学会老年医学分会公布了我国健康老年人标准的补充修定稿，主要内容如下：

1. 躯干无明显畸形，无明显驼背等不良体型，骨关节活动基本正常；

2. 神经系统无病变，如偏瘫、老年痴呆及其他神经系统疾病，系统检查基本正常；

3. 心脏基本正常，无高血压、冠心病（心绞痛，冠状动脉供血不足，陈旧性心肌梗死等）及其他器质性心脏病；

4. 无明显肺部疾病，无明显肺功能不全；

5. 无肝、肾疾病，无内分泌代谢疾病、恶性肿瘤及影响生活功能的严重器质性疾病；

6. 有一定的视听功能；

7. 无精神障碍，性格健全，情绪稳定；

8. 能恰当地对待家庭和社会人际关系；

9. 能适应环境，具有一定的社会交往能力；

10. 具有一定的学习、记忆能力。

由于以上标准相对笼统，不能全面反映老年人的生理、心理健康状况。因而有学者又提出了对老年人健康状况应进行“多维评价”的观点，建议应包括如下方面：

1. 身体健康。对于老年人的身体健康，古人曾有过这样一段描述：“形不庸淤，齿坚不择美食；气不吁嘘动不喘，双目有神；四肢灵动，无现笨拙；前紧后松，安然入睡。”就是说老年人形体不能过于肥胖，否则就会壅淤；牙齿好则有助于消化，不会加重肠胃的负担，且不能偏食；适量活动，以保持良好的心肺功能；“眼睛是心灵的窗户”，两眼有神则说明老年人思维敏捷；四肢活动自如则表明其肌肉骨骼系统尚无大恙，且身体的协调性良好；前紧后松则表明老年人二便功能正常，没有出现小便淋漓、遗尿、大便秘结等状况；安然入睡者睡眠质量高、神经调节功能正常，体力、精力的恢复都比较快。以上诸项可以综合地反映老年人的内脏功能。

2. 心理健康。良好的心理素质对于各年龄段的人，都是非常重要的，而对于老年人更是如此。以下 10 条心理健康的标准可作为老年人的参考。

①充分的安全感。②充分了解自己。③生活目标切合实际。④与外界环境保持接触。⑤保持个性的完整与和谐。⑥具有一定的学习能力。⑦保持良好的人际关系。⑧能适度地表达与控制自己的情绪。⑨有限度地发挥自己的才能与兴趣爱好。⑩不违背社会道德规范的个人需求能够得到满足。

3. 独立生活能力。包括日常生活的基本内容如洗澡、穿衣、进食等等。由于社会结构的变化，越来越多的老人不与子女同住，所以老人能否不完全依赖别人而独立生活，就显得很重要了。

4. 融入社会。它可以反映出老年人的人际关系和社会参与程度。当今社会“空巢老人”已成为一个突出的社会现象。在这种情况下，能否走出“空巢”，以保证身心健康，是很重要的。

（五）做个先知先觉之人——健康体检和疾病预测警报的解读

冰冻三尺非一日之寒，疾病的形成也是一个渐进的过程。多数疾病在其未完全形成或是发病之初，人体就会发出一些预警信号。在医学上，这种信号叫病征。这些病征既可能表现为人们可以感觉到的身体不适，也可能仅仅是某些检验指标的异常，而并没有明显的自觉症状。如果这些病征未引起我们重视的话，往往会错失最佳治疗时机。我们身边许多“悔之晚矣”的教训是非常令人痛心，并值得我们警醒的。

机器要定期检修，并不一定要等到它出现故障的时候，这其中的道理非常浅显，我们都知道。而人体这样精密的、一刻也不能停歇的“高级机器”，无论是“整机”，还是“零配件”，都更需要精心的呵护、定期的检修。健康体检就是早期发现一些潜在危害最为有效的手段之一。

健康体检大多是在没有明显不适症状或没有被明确诊断患有某种疾病时进行的。其目的除了早发现、早诊断、早治疗一些可能对人体造成各种危害的疾病因素之外，还能够通过积累动态的、连续的身体状况资料，加深对自身身体机能状况的了解，改变不良的生活习惯等潜在危险因素，把握健康趋势，以便我们自己和医生进行相应的健康管理和健康指导，达到消除各种健康隐患于萌芽状态，创建适合于自己的、健康的生活方式，保全健康、延年益寿的目的。

随着人类疾病谱的变化，一些曾严重危害人类健康的烈性传染病，诸如霍乱、鼠疫、痢疾、疟疾等的发病率已显著下降，而一些慢性非感染性的“文明病”，如高血压、冠心病、糖尿病、中风、癌症等的发病率却“节节攀升”、“一路飘红”。这些疾病的共同特点就是：其病因不是单纯的，而是多因素的，现在对其本质性的认识还是很有限的；其发病是潜在的、渐进的，有一定过程的，而通过一定的诊查方式是可以早期发现的；其治疗是越早越好，早期治疗的效果非常好，而晚期治疗则乏良术；这些疾病是可以通过规范的健康管理并有效地控制其发生、发展和趋向走势的。

根据国家卫生部2007年的统计资料显示，我国城市居民死因前10位排序是：恶性肿瘤、脑血管病、心脏病、呼吸系统疾病、损伤和中毒、内分泌营养和代谢免疫疾病、消化系统疾病、泌尿生殖系统疾病、精神病、神经病。这十大死因合计占总死亡人数的92%。仔细分析一下上述十大死亡原因，我们发现大部分是可以通过早期检查、早期发现和早期治疗进行控制和治疗的。如恶性肿瘤，其实我们并不缺乏非常有效的、理想的治疗手段和方法，只是这些方法仅仅适用于早早期和早期的患者而已，而对于大量的中晚期患者，则显得“力不从心”、“回天乏术”了。

健康体检包含了疾病检查，但并不等同于疾病筛查。群体性健康体检的检查项目多是从一些基础项目入手，普遍适用性是其特点，而在特异性上则相对较差，但可以提供进一步检查的线索。个体针对性的健康检查则最好在医生或专职健康管理师指导下进行，主要根据个人健康档案管理的需要，在完善基础性健康资料的同时，有选择地进行针对性地、连续的深入检测，并可据此进行与之相配套的健康管理和规划。

在健康体检中发现的问题，要及时与医生和健康管理师联系，以便确定其参考价值，并进而分类管理，以确定其是否属于需立即采取积极对策的疾病预警？是否属于需密切观察、监测的健康走势？还是需要进一步复核的可疑为“假阳性”结果？

健康就是平衡，当这种平衡一旦被打破，人体首先就会靠自身的力量去纠正这种偏差，这时往往会反映出一些自我不适的症状，比如：容易疲乏、头晕、头痛、思维能力下降、失眠多梦、睡眠质量下降且不能有效缓解疲劳、食欲不振、局部肌肉紧张麻木、腰酸、颈部难受、易发脾气等等，都是需要引起我们足够重视，并及时找出原因并做相应调整，切不可掉以轻心，对于中老年人更是如此。

防患于未然，才能够未雨绸缪；行有方略，方能够胜券在握。

健康从有远见的规划和行动中起步，长寿在点滴间的关心和细心中实现。

三、传承中的希望之光

（一）传承三千年——中国人的健康智慧

生命既充满了活力，又蕴含着无限的奥秘，健康是人类共同追求的永恒目标之一。根植于传统文化土壤的中医，始终将人与自然的均衡、和谐作为自已的目标。

经过几千年不断发展完善的中国医学，一直荫庇着中华民族的休养生息。沿着历史的脉络，从黄帝、神农，到扁鹊、华佗；从医圣张仲景，到药王孙思邈；从金元四大家，再到明、清温病学派的代表医家，以及王清任、张锡纯……，一代代医药大家创造出了刮骨疗毒、释缚脱险、起死回生、杏林春暖的传奇。而在这一个个传奇的背后，藏着的却是中国古人的人生智慧、生命见解、健康领悟，以及精妙的医理和医术。

古人对医药的认识，由来已久，这从远古时期的神话传说中就可以看到一些痕迹。比如“神农……尝百草之滋味，水泉之甘苦，令民知所避就。当此之时，一日而遇七十毒”，“伏羲氏……乃尝味百药而制九针，以拯知枉焉”。此外，从一些出土文物中更是从“物证”的角度加以证实，比如在河南省新郑县郑韩故城遗址发现的砭石，便是一种早期的“医疗器械”。

在已被破解的甲骨文中发现有二十多种疾病的名称，如龋齿便是其中之一。此外还可以找到许多关于个人卫生和环境卫生的文字记录。

到了西周时期，古人对生命和健康的认识进一步提高。在《诗经》、《尚书》、《周易》等书中关于病名的记载已更丰富，如浮肿、顺产、逆产、不孕等。尤以《山海经》的记载详细，其记载的一些病名，如瘿、痔、痈等，一直沿用到现在。这时，人们已经认识到了季节、气候的变化及其些地区特殊的自然条件与人体健康和疾病之间的关系。如《周礼》载：“春时有痟首疾（头痛），夏时有痒疥疾，秋时有疟寒疾，冬时有嗽上气疾。”《礼记》载：“孟春行秋令，则民大疫”，“季春行夏令，则民多疾疫”。

此时，人们还开始重视酒的医疗作用，这从组成繁体字“醫”结构一部分的“酉”便可看出。

战国至秦汉时期，“诸子蜂起，百家争鸣”。他们在哲学思想上展开了争鸣，提出了很多观点，有些观点对医学产生了重大影响。其中以儒家、阴阳家、道家的影响最大。

荀子认为“强本而节用，则天不能贫，养备而动时，则天不能病”。意思是说疾病和贫困并非上天之所降，而是人们自己能控制的。他还提出了“制天合命而用之”的人定胜天的思想。正是在这种思想的影响下，人们开始积极主动的去探索生命和健康以及疾病的本质，而不是坐以待毙，听从于老天爷的安排。

战国时的邹衍将阴阳和五行两种学说相结合，并用于解释各种自然和社会现象。其后，阴阳五行被引入医学领域，并成为中医学的哲学思维。在阴阳学说的指导下，中医认为健康的人是“平人”，平人就要“阴平阳秘，精神乃治”。就是阴阳调和、阴阳和谐之义。反之，如果阴阳失和、“过犹不及”，或“阳盛阴虚”，或“阴盛阳虚”，或“阴阳俱虚”，就成为一种病态。因此，中医的治疗原则就是“虚则实之，实则虚之”，“寒则热之，热则寒之”，“返之于平”，也就是要“致中和”。而“和”正是传统文化的精髓。儒家讲“中庸”之道，老子也讲“冲气以为和”。

道家对生命和精、气、神提出了精彩的论述。中医在道家精、气、神理论的影响下，认为人是形神一体的。因此在分析病因时要从形神两个方面去考虑。就是说除了注意外邪的侵袭和形体上的原因外，还特别强调人的精神和社会因素。比如《素问·阴阳应象大论》就指出喜怒惊忧恐等情志变化皆可损伤人体。《素问·疏五过论》也指出“诊有三常，必问贵贱，封君败伤，及欲侯王。故贵脱势，虽不中邪，精神内伤，身必败亡”。意思是说，社会地位的变化，势必引起情志的变化，最终影响人的健康。先贵后贱，先荣后枯，先喜后忧，先甜后苦，必然在心理上受到打击，因而造成精神内伤，甚至夭折寿命。

中医认为“夫人生于地，悬命于天，天地合气，命之曰人。人能应四时者，天地为之父母”，“此人之所以参天地而应阴阳也，不可不察”。意思就是说，人和天地自然息息相关。四时气候的变化，地理环境的优劣，都会影响到人体的健康。正是在这些认识的基础上，中医提出了“人与天地相应”的观点。

中医还认为人体的各个部分不是孤立的，而是相互联系的。这种联系体现在生理、病理、脏腑和经络等各个方面。如《素问·灵兰秘典论》就认为五脏六腑等十二官是一个统一的整体，不得相失。并且认为“心者，君主之官，神明出焉”，通过与现实社会中君主的重要性相类比，提出了心在人体中的重要性。之所以强调心是因为“心主神明”，而神明是人体所有生命活动的主宰。

隋朝的《诸病源候论》一书，对大部分疾病的病机和症候作了详细的描述，其中包括糖尿病、脚气、麻风等。还记载了“漆疮”等对油漆过敏的过敏性疾病，并且认识到了过敏与人的体质禀赋有关。还记载了“瘟病”，并且认识到“瘟病”不同于普通的伤风感冒，是由另外一种“乖戾之气”导致的，而且具有传染性。

到了宋元明清时期，出现了“宋明理学”，讲究“格物致知”，认为万事万物均有其理。如王安石认为天地万物皆由五行的变化而生成，而变化的原因在于事物内部有“耦”、有“对”。叶适认为万物都是“一气之所役，阴阳之所分”，“飘风骤雨，非天地之意也”，而是“起于二气之争”。这些理论的提出，对中医学产生了很大的影响，促使医学界对人体健康和疾病的机理进行研究，从而提出了很多新的理论和见解。如：刘完素的六气皆从火化；李杲的内伤脾胃，百病由生；朱丹溪的相火内动；张元素的药物归经理论以及明清时期的“命门”学说。

到了汉朝，张仲景作《伤寒杂病论》，对外感病的治疗进行了总结。这些原则和方法至今仍指导着中医的临床工作。如上世纪五十年代的流行性乙脑，正是以《伤寒杂病论》为指导，采用白虎汤和白虎汤加苍术汤治疗，取得了很好的成绩。到了宋元时期，刘完素等针对外感病提出为火热论的观点。到了明清，疫病连年流行，明清医家通过大量的实践，在前人的基础上形成了温病学派。认为疫病由疫气引起，疫气具有物质性，具有传染性，可通过口鼻侵犯人体。此外还提出了“卫气营血”的理论，这是对伤寒学说的重大补充。比如 2003 年，中医在温病学说的指导下对 SARS 进行治疗，取得了很好的疗效。

在《黄帝内经》和《难经》中就讲到了脉学，这一中医独特的诊断方法，尤其是《难经》的脉法已形成完整的理论。晋·王叔和将前人研究成果汇编成《脉经》，对 28 种脉象作了准确而精细的描述，明确了寸口脉法。其后历代有所增删。明·李时珍所作《濒湖脉诀》一直为后人沿用。

中药学也有着非常悠久的历史。在《山海经》、《诗经》中便有关于药物的记载。到了汉代出现了《神农本草经》。《神农本草经》共记载了 365 种药物，分为上、中、下三品：上品养命，中品养性，下品治病。这是世界上最早的药物分类方法。梁·陶弘景著《神农本草经集注》，载药 730 种，增加了 365 种。至唐高宗年间，李治命李勣重修，增药 120 种，编撰成《新修本草》，这是第一部由政府颁布的国家药典，也是全世界最早的国家药典。这时期还出现了《食疗本草》，搜集了多种食物药。宋代的唐慎微将仁宗时的《嘉祐补著本草》及苏颂的《图经本草》合为《经史政类备急本草》，共收药 1518 种。至明代李时珍著《本草纲目》增药 374 种，共收药 1892 种。《本草纲目》按照从无机到有机，从低等到高等原则，把药物分为水、火、土、金石、草、谷、菜、果、木、器服、虫、鳞、介、禽、兽、人等 16 部。是当时最为先进的分类方法。此外，其在植物学、动物学、矿物学、物理学、以及天文、气象等方面都有着广泛的论述。

针灸是中医独有的一种治疗方法。它是由砭石发展而来的。晋·皇甫谧编撰了《针灸甲乙经》，对古代针灸方面的文献作了整理汇总。到了唐朝，甄权、孙思邈和王焘对针灸，尤其是腧穴进行分类整理，增加有效穴位，并且绘制彩图。到了宋朝，王惟一制作了针灸铜人。铜人外有肢体关窍，内有五脏六腑等内脏器官，其结构巧妙，堪称一绝。王惟一还撰写了《新铸铜人腧穴针灸图经》一书，记载了腧穴657个。

在《内经》、《难经》中就有关于人体解剖的记载。汉代王莽曾组织太医解剖尸体进行研究，唐代《千金方》也有大体相同的记载。到了宋代，不但积累了更多的尸体解剖的经验，而且据实物描图，其一是《欧希范五脏图》，其二是杨介的《存真图》。清·王清任，在前人的基础上作《医林改错》，纠正了前人的很多错误观点。

（二）光耀五大洲——中医的对外传播和影响

早在公元6世纪时，中医便传向日本和朝鲜等国，在17世纪时被引进西方世界。上世纪70年代初，在世界范围内出现了中医热。随着时间的流逝，30多年已过去了，中医热的势头始终不减，且有愈演愈烈之势。尤其是近年来，随着世界范围内的科学技术文化的交流，中医药在世界范围内的影响越来越大，越来越多的洋人来中国学习中医，学习中国的传统文化，越来越多的黄发蓝眼，黑肤白齿的人出现在中国的高等中医院校里。为什么会出现这个现象呢？

其实原因很简单，因为世界需要中医。首先、随着社会的发展，医学的进步，人类疾病谱也在发生变化。感染性疾病在很大程度上得到了控制，但由于社会环境的变化，生活水平的提高，竞争压力大所导致的“富贵病”、“心身疾病”、“现代文明病”，尤其是亚健康等疾病多了起来。这些病的病因涉及到自然环境、社会环境、精神及身体多方面因素，尤其是精神因素和社会因素，治疗也变得异常复杂，而西医对于这些病，疗效不著。相反，中医药的整体观念、辨证施治，则显出了很大的优势。

其次，随着全球对化学药品的毒副作用的认识日益清楚，一个“回归自然”、“重视天然药物”的热潮兴盛起来。天然药物的使用和研究以及替代疗法的兴起，已经成为一种国际趋势。中医药正好具备这些特点，很好地适应了这种需要。中药来自于大自然，属于天然药物，与西药相比，毒副作用小，对人体的损伤小。再加上中医处方的配伍，中药相互之间可以配合得很和谐，从而对人体整体进行调节，这与西药的单方面调节也有所不同。此外，中医的针灸、推拿等疗法，对人体的损伤更小。

第三、现在世界上很多国家都进入了老龄社会，老年人的养生保健成为突出问题。中医养生有着几千年的传统，强调预防重于治疗，有一整套养生理论和方法，对老年保健、防治老年病、改变“亚健康”状态，医治新的疑难病症，都有独特作用。

所以，世界各国青睐中医药是很自然的。现在全球120多个国家和地区设立了中医药机构，全球采用中医药、针灸、推拿、气功治疗疾病的人数已占世界人口的三分之一以上，其疗效也得到和各国政府及人民的信任和不同程度的支持。

在美国，几乎所有的州都以各种形式为针灸开绿灯，针灸立法、教育及考试制度相继完善。加拿大已为中医立法，规定行医人资格，承认中医理论体系。在加拿大，中医也可以叫“doctor”，这在过去是不可能的。

但是，中医药在国外的发展也不是一帆风顺的，由于文化背景的差异，思维方式的不同，语言文字的区别，国外人在理解中医时有很大的困难。现在，中医药在很多国家还未得到法律上的承认，中医针灸师没有法定的医师地位，多为商业注册，尚未进入正规医学范畴，学术地位较低，在大多数国家医学教育体制中尚未包含中医教育或是虽有中医教育但数量及质量均不高，甚至有些地方还出了排斥中医的局面。因此，中医药在国外发展还有很长的路要走。

（三）平凡创造奇迹——中医的潜力究竟有多大

曾经有这么一种讲法，中医是慢郎中，是急不了的。随着社会的发展，科技的进步，人们的生活节奏越来越快，面对这种快节奏，中医这个所谓的慢郎中能不能适应现代社会的要求呢？中医还有多大的潜力可挖呢？

首先，我们来看一下，目前社会中的疾病分布情况吧。

在过去，由于医疗水平不高，感染性疾病在整个患病人群中占有绝对优势。在第一次世界大战时，由于不能有效的控制伤口感染，大批的伤病员没有死在战场上，而是死在了病床上。到第二次世界大战时，由于抗生素的发现，伤病员死于伤口感染的几率大大下降。在此后的几十年里，抗生素飞速发展，到目前为止，感染性疾病在患病人群中所占的比例越来越小。

而相比之下，其他疾病在患病人群中的比例极剧升高。随着经济的发展，物质生活水平的提高，人的寿命也在逐渐延长，老年人的数量明显增加，许多城市已进入老龄化社会。老年人由于身体弱，抵抗力差，再加上多年的劳累，本来就是容易患病的人群。再加上进入老龄社会，老年人在社会人群中所占的比例增大，这必然导致老年病、慢性病在整个患病人群中占的比例就越来越高。

另外，由于生活节奏的加快，人们的生活压力越来越大，越来越多的人感的到身体不适，但去医院就诊时，却往往查不出什么原因。有关学者将这种情况称作亚健康。

卫生部对10个城市的上班族健康状况调查显示，处于亚健康状态的员工占

48%，尤以经济发达地区为甚，其中北京人是75.3%。上海是73.4%。广东是73.41%；世界卫生组织研究表明，目前约70%的人不同程度生活在亚健康状态中，或有着亚健康的体验；一项在上海、无锡、深圳等地对1197位中年人健康状况的调查结果显示：66%的人有睡眠障碍，62%的人经常腰腿痛，58%的人易疲劳，57%的人记忆力明显减退，48%的人存在皮肤干燥、面色灰暗、情绪极不稳定；广西日前结束的一项调查显示：67.3%的城市人群属于亚健康，其中男性占62%，女性占38%；沈阳市民健康抽样体验显示：95%处于亚健康状态；《中国企业家》杂志日前对国内企业家进行的"企业家工作、健康与快乐状况调查"结果显示，有肠胃消化系统疾病者占30.77%，高血糖、高血压以及高血脂者占23.08%，吸烟和饮酒过量占21.15%，90.6%的企业家处于"过劳"状态，28.3%的企业家记忆力下降，26.4%的企业家"失眠"。

相关的调查数据还可以列出很多，也就是亚健康对于今天的都市人来说，已经不是什么新鲜词儿了。而亚健康带来的直接后果，就是人们的工作效率降低、所创造价值减少；进而诱发和加重各类疾病，更是大大加重了医疗负担。对于个人来说，损失了健康，对于社会来说，损失的是人才和财富。

从以上这些情况可以看出，在目前的患病人群中，占较大比例的还是亚健康群体和老年病人群。

接下来，我们来看看西医对于这些病的治疗情况吧。对于老年病而言，不论是近期疗效还是远期疗效，西医的效果均不佳。老年人由于机体的衰老，各脏器功能整体下降，而且多数病人都是多脏器同时病变。西医是一种分析还原的医学体系，在整体调控上是其弱项，故而在治疗时往往顾此失彼。对于亚健康来说，由于找不出明确病因，而西医是针对病因治疗的，故而西医对于亚健康也没有什么针对性的办法，只能建议患者调换工作类型或是改善生活、工作环境，加强运动，注意营养均衡，以期达到缓解症状的目的。但是由于针对性不强，而且所需要的时间比较长，很多患者很难长期坚持而最终放弃。再者，亚健康多数与工作压力大，精神紧张有关，也就是说其成病的原因与人的精神因素有很大的关系。西医是一种生物医学模式，虽然在上世纪末期认识到医学应该是生物－心理－社会模式，但这一模式的提出时日尚短，而且对其研究也不足，所以西医在治疗由于精神因素所致的疾病时就显得力不从心。

那么中医对于这些疾病有什么办法吗？能不能在平凡中创造奇迹呢？

先谈老年病吧。前文已经提到老年病最大的特点是由于机体衰老引起的多脏器功能的下降。中医依据阴阳五行学说及脏象学说，从人体脏腑之间的相互关系入手，对人全身的各个脏腑进行诊查，最后从整体、全局的角度对病人作出一个诊断，进而制定一个治疗方案。从整体全局的角度来看，中医在治疗老年病上大有可为。

再来说说亚健康吧。首先，中医在两千多年前便认识到人是形神的统一体，提出了七情致病说。经过几千年的发展和积累，其在治疗因精神因素所致疾病上有很强的优势。亚健康的一个主要发病原因就是工作生活压力大，精神紧张，而这些正好是中医的长处。从近几年来，越来越多的上班族找中医调理身体，也可见一斑。其次，中医学对亚健康状态的认识较西医学早得多。亚健康属于中医所说的治未病的范畴。在《黄帝内经》中有这样一段话“夫病已成而后药之，乱已成而后治之，譬犹渴而穿井，斗而铸椎，不亦晚乎！”，意思就是说，对于疾病要未雨绸缪，防微杜渐，明确提出了治未病的思想。所以唐代医家王冰在注解《黄帝内经素问》时在其序言中写到“消患于未兆”、“济羸劣以获安”。这里所说的“未兆”，是指疾病没有出现明显症状的时候；而“羸劣”，是指身体比较虚弱，不是很强壮，但不一定有病。古人所说的这些就是我们今天所说的亚健康。自《黄帝内经》中明确提出“治未病”的原则后，历代医家在其基础上代有发挥。《难经》提出了治未病之脏腑，对《黄帝内经》作了进一步的发挥。东汉张仲景在《伤寒杂病论》中提出的“由表及里，表证未解，不可攻里”以及“食复”等理论，是对治未病思想的进一步充实和发挥。唐朝的孙思邈进一步将疾病细分为未病、欲病、已病三个层次，并提出了一整套养生延年的方法和措施。清代医家叶天士在《温热论》中提出的“卫气营血传变”及“先安未受邪之地”也都是治未病的思想。可见，历代医家对未病理论均有论述并用于实践，而这里所讲的“未病”也既是现在所讲的亚健康状态。第三、西医查不出病因，并不代表没有病因。中医传统的诊查手段是司外揣内，就是由患者外在的表现来推知其内在的脏腑功能。这种特殊的手段使中医对外界的诊查手段依赖较少，只根据患者表现就可诊断，进而治疗。亚健康患者的情况刚好属于有临床表现，而用外界手段无法查出病因，这种情况正好是中医的长处。

现在，我们可以可出说，中医在治疗老年病及亚健康方面有明显的优势，有很大的潜力可以挖掘，完全可以在21世纪，为人类的健康做出突出贡献。

四、解读中医

读完上部分内容之后，我们相信大家对中华民族传承数千年的中医养生学有所了解了，也明白了中医养生对于我们的健康长寿的重要性了。但大家对于中医的一些基本概念，如阴阳、五行、脏腑、经络等还不太明白，在这部分里，我们将为大家解读中医，带领大家走进中医的大门，看看中医是如何来认识世界，如何认识生命的。

中醫養生宝典

（一）阴阳五行——解读世界和生命的另类视角

阴阳，其最初的涵义是指山坡的向阳与背阴，就是说向着太阳的一面为阳，而背着太阳的一面为阴。古人通过观察对比，发现向阳与背阴各自代表了一定的属性，并引申到了生活中具有相类似两面属性的一切事物上，用以解释事物内部既关联又矛盾，既相生又对立的两面属性。

古人认为万事万物变化发展的原因都是事物内部阴阳两方面相互作用的结果，正所谓“天地氤氲、万物化醇，男女构精，万物化生”。于是《易传》明确提出“一阴一阳之谓道”。之后，阴阳就成为对自然界相互关联的事物和现象对立双方的概括，就具有了对立统一的内涵。人们在理解阴阳时最容易犯的一个错误就是认为阴阳两方面是对立的，其实这并不全面，实际上它们是对立统一，相互包含的。这种理解在太极图中的阴阳鱼中反映得非常形象，非常有助于我们对阴阳的理解。太极图中的阳鱼中有阴，阴鱼中有阳，正是为了恰当地表现两者相互依存、对立统一的关系。

我们接下来谈谈五行。五行的概念源于五材，最早是指金、木、水、火、土这五种可以构建我们生活万物的、最基本的物质元素，也是对我们这个物质世界的物质属性所进行的最为朴素的分类。人们在日常生活中，发现如果将这些物质材料相互混杂，相互组和，就可以制造出很多东西来，正如《国语·郑语》中所说的“先王以土与金、木、水、火相杂，以成百物”。古人就是这样在日常生活的使用中，发现了这五种物质具有各自不同的属性，而且相互之间具有一定的关系。后来，古人又发现自然界的许多事物也可以根据各自的属性特点，最终分为木、火、土、金、水五大类，而且这五大类事物之间有着内在的联系。这时，五行已不是五材，而具有了哲学内涵。

随着时间的流逝，古人对五行的认识日渐完善，逐渐超越了五材本身的属性。在《尚书·洪范》中有这样一段话“水曰润下，火曰炎上，木曰曲直，金曰从革，土爰稼穑”，就是说具有生长、升发、条达舒畅等作用或性质的事物，均归属于木；具有温热、升腾作用或性质的事物，均归属于火；具有承载、生化、受纳作用的事物，均归属于土；具有清洁、肃降、收敛等作用的事物，均归属于金；具有寒凉、滋润、向下运行的事物，均归属于水。

从此，五行就成为古人认识世界、分析世界、解释世界的工具。人们开始用五行对万事万物进行分类，并用五生之间的生克乘侮来探索、阐释复杂事物内部各部分之间的相互联系，以及事物外部体现出的完整性、统一性。五行学说认为任何事物都不是孤立、静止的，而是在不断的相生、相克的运动中维持协调平衡的。

五行的相生，就是说一事物对另一事物具有促进、助长和资生的作用，其相生的规律和次序是：木生火、火生土、土生金、金生水、水复生木。五行的相克，则是说一事物对另一事物的抑制、约束等消极作用，其相克的规律和次序是：木克土、土克水、水克火、火克金、金克木。五行之间的相生和相克在正常情况下五行之间的关系，反映了事物之间的相互帮助又相互制约的关系，正是这种关系使事物保持一种动态的平衡。除了相生相克之外，五行之间还有相乘和相侮的关系。相乘相侮都是指五行之间不正常的相克。相乘是按五行相克次序的克制太过，相侮则是与相克次序相反方面的克制异常。比如木行过于强盛可以克土太过，导致土行的不足；或木行过于强盛，木当受金所克，此时金非但无力克木反而为木所侮即为反克。发生相乘时，有时可以出现相侮，发生相侮时，有时又可伴随相乘。

阴阳五行学说是古人用来认识世间万物的方法论，后来，这种学说被引入了医学领域，人们开始用这种方法来研究认识人体。从此阴阳五行学就成为中医认识人体物质构成，生理病理，辨证论治和养生防病的基本法则。在阴阳五行学说的指导下，中医对世界和生命从另一角度进行了演绎，形成了自己独特的认识。

我们在前面谈到了中医认为人是形神统一的，形有形，属于阴，神无形，属于阳，就是说，人体是阴阳的统一体，是由形神两个相互联系又相互对立的部分组成的。同时，人的生命活动也是形神这两部分相互作用的外在表现。

其次，中医曾提出一个“平人”的概念，“平人”就是“阴阳匀平，以充其形，九候若一，命曰平人”。就是说，只有保持阴阳平衡，人才能健康，如果阴阳之间的平衡被打破了，人就要生病。人的这种阴阳平衡的状态，不是静止不变的，而是一个动态平衡，是人体阴阳两方面相互作用，此消彼长的一个动态过程。

再次，所有的疾病都是阴阳失衡所致，只要能保持阴平阳秘，就能健康，于是中医学就将协调阴阳作为养生保健的最基本的原则，也是最高准则。正是在这一原则的指导下，中医学逐步形成了一整套协调阴阳的具体方法。这些我们在后文会具体阐述。

（二）气血津液与精气神——生命存在的基础

在前文，我们谈到了中医从阴阳五行的角度对生命形成了独特的认识。在这节里，我们将要谈一下生命存在的基础——气血津液和精气神。

在中医养生理论中，精、气、神的地位是很重要的。古人有这样一个比喻“天有三宝：日、月、星；地有三宝：风、火、水；人有三宝：精、气、神”。如果没有了日、月、星、风、水、火，则天地就不成其为天地。由这个比喻就可以看出精、气、神在人体生命活动中的特殊作用及其重要性。

像阴阳、五行一样，精、气、神的出现也与传统哲学有着密切的关系。古人最初认为天下的万事万物都是由气构成的，所谓“聚则成形，散则为气”。其后，在此基础上逐渐提出了精、气、神的理论。当精、气、神的概念进入医学领域后，被逐渐赋予了独特的内涵。

精是构成人体和维持生命活动的精微物质。根据来源、功能和作用的不同，精又可分为先天之精和后天之精。先天之精，又叫元精，是人体生长发育的基础，主要来源于父母的精、血。《黄帝内经》说：“人始生，先成精。”这里的精就是先天之精；后天之精又称脏腑之精，主要来源于五谷。先天之精和后天之精是相辅相成，互为依存的。先天之精要依靠后天之精来补充，后天之精则必须依赖先天之精的活力，而且它们共同储存于肾，形成所谓肾精。肾精作为人体生命活动的重要物质要素之一，它主要发挥以下三种生理功能：肾精能推动人体生长发育。如果肾脏精气充盈，生长发育就正常；反之则会出现发育迟缓或未老先衰等异常现象。肾精还参与人体的生殖繁衍。无论是男女性特征的发育、还是性机能的成熟、或者是生殖能力的获得，都与肾精的盛衰盈亏密切相关。肾精还能濡养人体脏腑组织器官。人体的肾精在充盈有余的情况下，既可通过正常的生理渠道排泄体外，形成男性的泄精和女性的月经，也可以在必要时转化为其他形式，如气血津液等等，输送到脏腑器官去发挥濡养作用。

气是一种极微小而且处在活动状态的精微物质，它构成并维持人体生命活动的全过程。中医认为一切生命现象都是气活动的结果。

气的生成主要与肾、脾胃、肺等脏腑器官密切相关。其中肾藏来自父母的先天精气；脾胃从饮食营养物质中汲取水谷精微之气；肺从自然界呼吸空气。气具有以下五方面的生理功能：推动作用，气具有推动脏腑组织活动和促进血脉运行的作用；温煦作用，气具有维持人体正常温度，保持身体与外界环境协调平衡的功能；防御作用，气具有护卫肌表、防御外邪入侵的能力；固摄作用，气具有控制人体血、汗、尿、精不外泄的功能；气化作用，气具有维持脏腑功能正常活动和精、血、津液新陈代谢过程顺利进行的作用。

它与精一样，也是人体生命活动赖以进行的重要物质基础。所谓“人含气而生，精尽而死”，正强调了气和精同属构成生命活动的物质要素。正是着眼于此，所以中医养生理论十分重视养气。

神是指人体的生命活动现象，包括大脑的精神、意识、思维活动，以及脏腑、经络、营卫、气血、津液等全部机体活动功能和外在表现。神的生成主要以先天之精为基础，以后天的精气为补养培育而成。所以神的盛衰与精、气的盈亏密不可分。只有作为生命物质要素的精气充足，作为生命活动功能外在表现的神才可能旺盛。神的生理功能主要体现在它是人体生命活动的主宰上。整个机体，从大脑到内脏，从五官七窍到经络、气血、精、津液，以至肢体的活动，都无一不是依赖神作为维持其正常动转的内在活力。正因为神在人体生命活动中占有如此重要的地位，所以《黄帝内经》明确地得出了“得神者昌，失神者死”的重要论断。中医养生理论也正是基于此，才逐步形成了“形神兼养、养神为先”的特点。

从以上分析中可以看出，精、气、神在传统养生理论中是作为人体生命活动的三个基本要素出现的。其中精、气是生命活动的物质基础，而神则被视为生命活动的外在表现。三者之间具有互相资生的内在联系：精充气足则神全，神躁不安则伤精耗气；精气不足，神也易浮躁不宁；只有精、气、神充盈，机体的生命活动才可能在健康状态中运行。

谈完了精气神，接下来看看血和津液。

血，是构成人体和维持人体生命活动的基本物质之一。主要由营气和津液所组成，而营气和津液都来源于脾胃化生的水谷精微，所以说脾胃是气血生化之源。饮食物经胃的腐熟和脾的运化后，转化为水谷精微，水谷精微经脾的运化上输于肺，与肺吸入之清气相合，通过心肺的气化作用，注之于脉，化而为血。

血，具有营养和滋润的功能。血在脉中循行，内可至五脏六腑，外可达皮肉筋骨，对全身脏腑组织器官起着营养和滋润作用。正如《难经·二十二难》所说的“血主濡之”。对于血的这一功能，《素问·五脏生成篇》有这样一段描述“肝受血而能视，足受血而能步，掌受血而能握，指受血而能摄”，意思就是说人体的看、行、握、摄等生理功能无一不是靠血的濡养。

血又是神的主要物质基础，就是说血和神是一种体用的关系。如果血气充盛，血脉和利，则精神充沛，神志清晰，思维敏捷，活动自如；如果血虚、血热或血运失常，则可见精神衰退、健忘、失眠、多梦、烦躁，甚至神志恍惚、惊悸不安，谵狂、昏迷等。

血在脉管中循环运行。如《灵枢·营卫生会》说：“营在脉中，卫在脉外，营周不休，五十而复大会，阴阳相贯，如环无端”。血必须在脉中正常运行，才能发挥其生理功能，如果血在脉中运行受阻，或逸出脉外成为“离经之血”，则不仅丧失了生理功能，而且可成为致病因素。

心气是推动血液运行的主要动力。血液的正常运行，决定于气推动作用和固摄作用的协调平衡。其次与某些脏器生理功能的协调平衡也密切相关，如肺主宗气和朝会百脉，肝主疏泄等，是推动和促进血液运行的重要因素；脾主统血，肝藏血等，是固摄和调节血液运行的重要因素。此外，脉道是否通利，血的或寒或热等，也能直接影响血液运行的或迟或速。若推动因素增加，或固摄因素不足，则血的运行加速，甚则逸出脉外，而导致出血；反之，则血的运行变慢，可出现血瘀等病理变化。

津液，是人体内一切正常水液的总称，包括了脏腑组织器官内的体液及其正常的分泌物，象胆汁、胃液、肠液、涕、泪等都属于津液。津和液根据性状、部位与功能等的不同而有所区分，一般来说，质地清稀，流动性大，主要布散于体表皮肤、肌肉和孔窍，并能渗注于血脉，起滋润作用的，称为津；质地较稠厚，流动性小，灌注于骨节、脏腑、脑、髓等组织，起濡养作用的，称为液。由于津和液，同属于水液，都来源于饮食水谷，有赖于脾胃而生成，而且两者之间可以相互转化，故常津液并称。

津液的生成、输布和排泄，是一个复杂的生理过程。如《素问·经脉别论》说："饮入于胃，游溢精气，上输于脾，脾气散精，上归于肺，通调水道，下输膀胱，水精四布，五经并行"。这是对津液生成、输布和排泄过程的简明概括。

津液的生成，主要是通过胃对饮食水谷的"游溢精气"。小肠的"分清别浊"，大肠吸收部分水液，其清者经脾运化，即为津液，散精于肺而布散全身。

津液的输布，主要是通过脾的运化，肺的通调水道和肾的蒸腾气化而实现。此外，与肝的疏泄，调畅气机；三焦的决渎，通利水道亦有关。

津液的排泄，主要是通过肺将宣发至体表的津液化为汗液，肺在呼气时带走部分水分，肾将水液蒸腾气化后的废物形成尿液，粪便经大肠排出时带走一些残余的水分。

可见，津液的代谢，依赖于诸多脏腑组织器官，以肺、脾、肾尤为重要。各有关脏腑特别是肺脾肾的功能失调，均可影响津液的生成、输布和排泄，破坏津液代谢的平衡，从而形成伤津、脱液等津液不足的病变，或形成内生水湿、水肿、腹水、痰饮等津液环流障碍，水液停滞积聚的病变。

津液有滋润和濡养的生理功能。津以滋润作用为主，液以濡养作用为主。如：能润泽皮毛、肌肤，滋润和濡养各脏腑组织器官，润滑和保护眼、鼻、口等孔窍，充养骨髓、脊髓、脑髓，滑利关节等。

津液是血液的重要组成部分，同时有滋养和滑利血脉的作用。其次津液在其机体代谢过程中，通过汗液和尿液的排出，能将人体各处的代谢废物，不断地排出体外。

明白了气、血、津液，那么三者之间是什么关系呢？《黄帝内经》中有这么一段话"血之与气，异名同类"，说明这三者是同类，因为它们的来源是一样的，但三者的具体作用不同，故而名字不同。

气和血之间的关系可以用气为血帅和血为气母来概括。气为血帅指的是气能生血、气能行血及气能统血。气能生血：血的化生过程离不开气化。无论是饮食物转化成水谷精微、水谷精微转化成营气和津液、营气和津液转化成血液的过程，还是精转化成血的过程，均需要依靠气的作用。气盛，则生血充足；气虚，则影响血的化生，甚而出现血虚。气能行血，血液在脉中的循行有赖于气的推动，即所谓"气行则血行，气滞则血瘀"。心气的推动、肺气的宣发布散、肝气的疏泄条达均与血液的运行密切相关，无论哪个环节功能失调，均可导致血行不畅。气能统血：气对血液具有统摄作用，使之循行于脉中，而不致外溢。气的统摄作用主要是由脾气来实现的。如脾气虚，不能统血，临床上就会出现各种出血病证，被称为“气不摄血”。血为气母指的是血是气的载体，同时也是气的营养来源。因此，气不可能在没有血的情况下独自存在。临床上血虚会使气的营养无源，导致气亦虚；血脱则使气无所依附，从而气也随之而脱。

血和津液都是由水谷精气所化生而来的，全身组织中的津液渗于脉中即成为血液的组成部分，而血液如渗出脉外，则成为津液，所以说津血同源。血和津液同为液体，均以营养、滋润为主要功能，故二者同属于阴。病理上，血液和津液相互影响。例如失血过多，津液便渗入脉中补充血液之不足，由此也会造成津液的不足，出现口渴、尿少、皮肤干燥等症状。而津液大量损耗时，也会导致血脉空虚，或血液粘稠。在临床治疗时，对失血者不宜用汗法，对大汗伤津者则不宜用破血、逐血药，就是考虑到津血同源的关系。

至于气和津液之间的关系，因为津血同源，都属于阴，所以气和津液之间的关系与气血之间的关系相似。

精和血之间存在着相互资生和转化的关系，所以说精血同源。肾精充盈，则肝有所养，肝血充盛；而另一方面，只有肝血充盛，精有所资，肾精才能充盈。

（三）严密的组织机构——五脏六腑及其附属器官

我们在前文提到了中医在五行学说的指导下，对人体形成了独特的认识。在这节，我们将和大家具体谈谈这种独特的认识——中医的藏（音脏）象学说。

藏，是藏于体内的脏器，是不可见的。象指表现于外的生理、病理现象，是可见的。所以藏象学说就是通过观察人体外在的，可见的生理、病理现象，从而研究内在的，不可见的脏腑的生理功能、病理变化及其相互关系的学说。

藏象学说以脏腑为基础。脏腑按照生理功能不同，分为五脏、六腑和奇恒之腑。五脏，即心、肝、脾、肺、肾，其共同特点是“藏精气而不泻”，就是说能贮藏人体生命活动所必需的各种精微物质，如精、气、血、津液等；六腑，即胆、胃、小肠、大肠、膀胱、三焦，其共同生理特点是“传化物而不藏”，意思是主管饮食物的受纳、传导、变化和排泄糟粕；奇恒之腑，即脑、髓、骨、脉、胆、女子胞（子宫），其特点是同为一类形态上与腑相似，却不与水谷直接接触，即似腑非腑；又具有类似于五脏贮藏精气的作用，即似脏非脏，故名为奇恒之腑。其中脏为阴，腑为阳，以五脏为中心，一脏一腑，一阴一阳为表里，由经络相互络属。

藏象学说的形成与以下几方面有关：第一、古代的解剖知识。在《灵枢·经水》中记载：“夫八尺之士……其死，可解剖而视之。其脏之坚脆，腑之大小，谷之多少，脉之长短，血之清浊……皆有大数。”二是长期对表现于外的，可见的人体生理、病理现象的观察。如因皮肤受凉而感冒，会出现鼻塞、流涕、咳嗽等症状，因而认识到皮毛、鼻窍和肺之间存在着密切联系。三是长期医疗经验的总结。比如应用补肾药可加速骨折愈合，从而认识到肾和骨之间的关系。但这几方面只是为藏象学说的形成提供了必要的素材而已，其形成主要是基于“有诸内，必形诸外”的观察研究方法以及阴阳五行学说的指导。就是说，如果阴阳五行学说没有被引入医学领域，就不会有藏象学说。由于其独特的观察研究方法和思维方式，其观察、分析的结果，必然大大超过了人体解剖学的脏腑范围，从而形成了独特的理论体系。因此，藏象学说中的脏腑名称虽与现代人体解剖学的脏器名称相同，但在生理、病理的含义中，却不完全相同。

藏象学说中的一个脏腑的生理功能，可能包含着现代解剖学中几个脏器的生理功能；而现代解剖学中的一个脏器的生理功能可能分散在藏象学说的某几个脏腑的生理功能之中。与现代医学相比，藏象学说最主要的是概括了人体某一系统的生理和病理学概念。

我们在前文中谈到了五生学说中，木、火、土、金、水这五者相互制约，相互依存，相互为用。那么在五生学说指导下建立的藏象学说中的各个脏器之间必然也是相互制约，相互依存，相互为用。脏与脏，脏与腑，腑与腑之间密切联系，不仅在生理功能上相互制约，相互依存，相互为用，而且以经络为联系通道，相互传递各种信息，在气血津液环周于全身的情况下，形成一个非常协调和统一的整体。

现在大家应该明白中医藏象学说是怎么回事了吧。那么，接下来，我们就来说说藏象学说的一些具体内容。

1. 五脏

（1）心：心为神之居、血之主、脉之宗。在五行属火；生理功能①主血脉；②主神志；心开窍于舌，在体合脉，其华在面，在志为喜，在液为汗。心与小肠为表里。

（2）肺：肺为魄之处、气之主，在五行属金；生理功能：①主气，司呼吸；②主宣发肃降；③通调水道；④朝百脉主治节；辅心调节气血运行；肺上通喉咙，在体合皮、其华在毛，开窍于鼻，在志为忧，在液为涕，肺与大肠相表里。

（3）脾：脾为气血生化之源、后天之本，藏意，在五行属土。生理功能：①主运化；②主升清；③主统血；开窍于口，在体合肉，主四肢其华在唇，在志为思，在液为涎；与胃相表里。

（4）肝：肝为魂之处，血之藏，筋之宗。在五行属木，主升主动。生理功能：①主疏泄；②主藏血，开窍于目，在体合筋，其华在爪，在志为怒，在液为泪，肝与胆相表里。

（5）肾为先天之本，藏志，腰为肾之腑，在五行属水；生理功能：①藏精、主生长发育与生殖；②主水；③主纳气；在体为骨，主骨生髓，其华在发、开窍于耳及二阴，在志为恐，在液为唾，肾与膀胱相表里。

2. 六腑

（1）胆：生理功能：贮存和排泄胆汁，胆主决断。

（2）胃：生理功能：受纳腐熟水谷，胃以降为和。

（3）小肠；生理功能：主受盛和化物，泌别清浊。

（4）大肠：生理功能：传化糟粕，大肠主津。

（5）膀跳：生理功能；依赖肾的气化以贮尿和排尿。

（6）三焦：生理功能：通行元气，总司气机和气化，为水液运行的道路。

（四）网络无处不在——神奇的经络和输穴

谈起中医，就必然要涉及到经络，大家可能觉得经络很神秘，其实经络并不神秘。现在就让我们来看看中医的经络是怎么回事吧。

我们在前文谈到了气血，气血在人体是流行不息的，其流行的轨道或是途径就是经络，就象地球围绕太阳运转时在空中留下的轨迹一样，也就是说如果没有地球围绕太阳运转，那么这个轨迹就不存在了，同样，如果气血不在人体内流行了，经络也就消失了，就是说经络只存在于活的人体之内，而不存于死亡的机体中。所以，中医所说的经络和西医所说的血管、神经等是有本质区别的。

我们平时所说的经络是一个总称，经的意思是路径，络的意思是网络。经脉贯通上下，沟通内外，比较大，是经络系统的主干。络脉是经脉别出的分支，较经脉细小，纵横交错，遍布全身。这样，经脉与络脉相结合就形成了一个无处不在的网络。其实经络系统除了经脉和络脉之外，还有经筋、皮部及奇经八脉。这几部分共同组成了一个网络，一个气血运行的网络。这个网络在内与脏腑相连，在外与皮肤、肢体、关节等相接。这样，就将内在的脏腑和外在的皮肤、肌肉、骨骼等连接在一起，成为一个整体。同时，人体的各个脏腑组织及气血阴阳通过经络得以保持协调和相对平衡，因为大家知道，平衡是动态的，就需要沟通，而经络正是机体各部分之间沟通的一个桥梁。

明白了经络的含义，我们再来看看平时所说的十二经脉、奇经八脉都是哪些。其中十二经脉是手太阴肺经、手阳明大肠经、足阳明胃经、足太阳脾经、手少阴心经、手太阳小肠经、足太阳膀胱经、足少阴肾经、手厥阳心包经、手少阳三焦经、足少阳胆经、足厥阴肝经。奇经八脉即冲脉、任脉、督脉、阴维脉、阳维脉、带脉、阴跷、阳跷。

接下来我们来谈谈经络的作用吧。经络最主要的作用就是行气血，和阴阳。因为人体的气血在体内运行不息，流畅不滞，不断将气血输送到全身，在内可以濡养五脏，在外可以濡养肌肤毛窍，使机体所有的器官、组织得到气血的营养。

同时，经络还使人体内外、上下、左右、前后、脏腑、表里之间保持相对的平衡，气血盛衰和机体功能也保持正常的节律。

谈完了经络，下面该说说输穴了。我们在前面已经谈到了，经络就是气血在人体运行的轨道。大家也知道，气血在人体的运行，不可能一成不变的，而是有盛有衰的，那些气血相对旺盛的地方就是我们所说的输穴。打个比方，就象一条河流一样，河流的水不是一成不变，在有的地方会流得很急，在有的地方会流得相对缓一些，而在有些地方则会形成大的湖泊，这些个大的湖泊就可以看成是这条河的输穴。其实也可以这样说，经络就是由无数个点组成的，而那些相对大一些、气血旺盛的点就是我们所说的输穴。

输穴的作用主要是诊断疾病和防治疾病。为什么输穴可以诊断和防治疾病呢？先来看看疾病是如何产生的。疾病是各致病因素作用于人体后，人体的气血运行发生了改变，于是就出现了疾病。在气血旺盛的地方，其病症反应必然要早，要明显，而输穴是经络上气血相对旺盛的点，所以当机体发生病变时，往往最先在这些点上出现反应。正因为输穴这个点上的气血相对比较旺盛，所以它对经络和机体就有很强的调节作用，所以可以起到治疗和预防的作用。我们刚才以河流和湖泊的关系来比喻经络和输穴的关系，现在，我们还以这个比喻来说明输穴的作用。大家都知道，湖泊可以对河流产生很强的调节作用，发洪水时，湖泊可以增加蓄水量，从而减少河道中的水流量；当枯水时，湖泊中的水会相应减少，从而保证河道中的水流，使河流不致断流。输穴对经络和人体的调节作用就与湖泊对河流的调节作用相类似。

当人体发生病变时，就会出现经络的气血不和。这些症状可以是局部的，也可以是整体的。如果局部气血运行不畅，就可见红、肿、热、痛等；如果是气血运行无力，就会出现麻木不仁、肌肤萎软、功能减退等。这时候，我们都可以利用经络和输穴对机体的调节作用，通过针刺、艾灸、推拿、按摩等方法，刺激人体的经络和输穴，从而达到治疗和保健的作用。

（五）以规矩定方圆——中医眼中有序的生命世界

从前面几部分内容，我们可以看出，中医对于生命有着独特的认识，这种认识最大的特点就是有序，有着一种和谐的美。下面，就让我们来领略一下这种和谐有序的美吧。

1. 人以天地之气生，四时之法成。

所谓人“以天地之气生”，就是说人是天地阴阳二气和合之后产生的。所谓“四时之法成”，就是说，天地之间存在着生、长、化、收、藏的四时变化的规律，这是天地阴阳二气相互消长的结果。天地生人之后，人处于天地这个环境之中，正是在天地四时变化的作用下，人才能不断发育成长直至衰老。如果没有了天地四时的变化更潜，人是无法生存的。天地阴阳二气的流变是一种动态有序的平衡，则人的生命也必然是一种动态有序的平衡。

2. 阴阳五行的有序平衡。

阴阳既相互制约，此消彼长，又相互资助，形成了一种分而无间，合而不融的、动态的有序平衡态。木、火、土、金、水五者之间，相生相克，即相互促进，又相互制约，形成了一种生生不息的动态平衡。中医对生命的认识是在阴阳五行的指导下建立起来的，则中医对生命的认识也必然遵循这种规律。阴阳二气之维系，五脏为中心之稳定，再参以经络血脉之沟通，只要内在的阴阳二气平衡，经络通畅，五脏就安和就稳定就健康，人体必然就是有序平衡的。

3. 精、气、神的生命核心。

中医认为人是由精、气、神构成的。精，即形，是有形的；神，是无形；而气则是精与神沟通的桥梁。老子有句话叫作“有无相生”，就是说，天下万事万物，有中有无，无中有有，有无两个方面是相互依存的。所以精和神也是相互依存，是一种体用的关系。二者相互影响，如无精，则神无以附，如无神，则精为一团死精，没有任何活力。只有两者紧密结合，互相依存，相互为用，生命才可能存在。气，作为一个中介，可以沟通两者，气可化精，又可养神。如此，精、气、神三者形成了一个从无到有的、连续的、和谐有序的动态关系。那么，自然而然，以精、气、神为核心的人体也必然是和谐有序的动态平衡。

第二部分　生命与健康的养护

一、中国古人的养生智慧

（一）修身养性大德必寿——儒家养生观揭秘

儒家文化作为中华民族的宝贵遗产，其价值观已经成为中华民族精神的重要组成。在儒家文化巨大的宝库中，关注生命、重视修养、崇尚健康的养生思想，在今天我们这个科技日益发达，物质日益丰富的时代，仍具启发意义与借鉴价值。

两千多年的儒家思想已经浸透了中华民族文化的各个角落，在养生方面也创立了具有鲜明儒家特色的养生保健体系，从道德养生、心理养生、饮食养生、起居劳逸养生等方面诠释着其对养生的独特理解。就思想而言，儒家将养生之道概括成两点：修身养性、大德必寿。儒家经典著作《论语》中就有不少这方面的论述。儒家代表人物孔子就坚持以德修身，养生保健，最后活到七十二岁而寿终正寝。据史料记载比当时鲁国人的平均寿命高出许多。儒家养生理论的核心是要达到“中和”，特点是“身心并修”，精髓则是“仁者寿”。它已经成为中国古代养生文化的重要组成部分。

1. 修身养性

儒家特别强调怡养情志，养性修身。孔子提出著名的“君子三戒”（少年戒色，壮年戒斗，老年戒贪），非常明确地指出了不同年龄段的人性弱点，指出如果不警惕，既会失品德、又会伤身体，提醒人们警觉力戒，以善自身。

在整个儒家思想体系中，“中和”、“中庸”、“有节”始终占据着主导地位。儒家倡导生活行动都要适度而有节制，要掌握一定的分寸。《孔子家语》中说：“若夫智士仁人，将身有节，动静以义，喜怒以时，无害其性，虽得寿焉，不亦宜乎！”意思是说，人的生活应当有一定的规律，作息时间不要日夜颠倒；饮食应当有节制，不要暴饮暴食。要劳逸适度，不要过度劳累，也不可过于安逸闲适。还要善于控制自己的感情，不要随意狂欢，不要动辄暴怒，切忌得意忘形，否则就会引起身体上的很多不适。“无害其性”意思就是要根据自己的生活规律安排好自己的生活，不压抑，不放纵，不怠惰。

在饮食上，孔子的饮食原则是：“食无求饱”（《论语·乡党》），但要求“食不厌精，脍不厌细”，“斋必变食”；并有饭后吃姜，帮助消化的习惯，同时他还提出了“八个不吃”：霉粮馊饭，烂鱼败肉不食；颜色坏的不食；发臭的不食；没有煮熟的饭或其他烹调不当的不食；调料不当的不食；不合时令的不食；胡乱砍割的不食；在闹市上买的酒或熟肉不食。

除了具体的养生方法和注意事项外，儒家养生思想的核心是要通过自身修养的不断完善，靠自身的力量来进行自我调控。通过修身以养性，通过养性来修身，互参互补，协同完善。

2. 大德必寿

儒家养生之道，修德为先。孔子明确提出了道德修养与寿命的关系，认为“己所不欲，勿施于人”。“仁者，爱人”，并力求“老者安之，少者怀之。”人人重德，社会和平，生活在畅心如意的气氛之中，才能延年益寿。大德必寿高，这在历史上是有实践依据的。据王充《论衡》记载：文王 90 岁，武王 93 岁，尧帝 118 岁，舜帝 110 岁，这些都是“仁者寿”的实例。孔子高寿，也与其大德密切相关。有德之人，注重德性的修养和自我人格的完善，心地光明坦荡，以仁待人，性格开朗，有益于健康长寿。小人则相反，由于其心术不正，损人利己，牵巧势利，心惕易惊，必然有损其健康，因此孔子说：“君子坦荡荡，小人常戚戚”。

儒家思想体系的核心是“仁”。仁分两层含义，即忠和恕。忠是自己好，也要帮助别人好，也就是孔子所说的“己欲立而立人，己欲达而达人”；恕是设身处地的谅解别人，以忠恕之道来处理人际关系，自然恰当而且气氛和谐，自然会有一个好心情。

此外，良好的文化修养，如精通诗书礼乐、琴棋书画，也是儒家养生的有效方法。

（二）道法自然无为而为——道家养生观揭秘

我国古代名著《西游记》中这样一件事：大闹天宫的齐天大圣孙悟空惹恼了玉皇大帝，而被投入“太上老君”的八卦炉里“严惩”。传说中的这位擅长炼制“仙丹”的太上老君就是道家创始人老子的化身。

现实中的老子（公元前约 571～471 年），本名李耳，是我国古代著名的哲学家、思想家，其著作《道德经》。他一生崇尚养身之道，提出道家修炼成仙的核心是“无为、清静、守一”。其摄生有术的思想对后世影响极其深远。

继老子之后，身处战国纷争、战乱频发时期，却能隐居不仕，终老天年的庄子，靠其身体力行和“令人深悟痛彻”的著作《庄子》（又被称为《南华经》）而与老子一道成为道家的领军人物。因而，道家哲学也被称为“老庄哲学”。

以老庄哲学为代表的道家思想，以其“无为而治”著称于中国古代哲学思想体系中。在物质文明高度发达而人们的心灵也日益无据无依的今天，道家为我们构筑了一个质朴温馨、纯真自然、安闲恬适的社会生活画面，对我们的生活乃至整个社会的发展都有着与时俱进的现实意义。

道家经典《庄子》最初所涉及的“养生”一词，并不是保养身体、促进健康长寿的意思。在《庄子》一书中，对于与肉体寿限有关之事，多叫做“养形”，而《庄子》中“养生”的“生”字，主要是指人类的社会秩序，并不是就生命（形体）本身而言。但“养生”的指导思想深深地影响了道家的“养形”，形成了后来的道家养生思想体系。

道家养生推崇人的思想精神的健康，主张人们要清心无为、致虚守静、少私寡欲，也就是倡导人们不要为物质所累的自然的人性思想，强调人的心灵的内在超越。道家把人的生命价值放在首要位置，提倡内部修养和外部修炼的结合、静功和动功的结合的养生之道。道家特别关注人与自然的关系与发展，将人的命运轨迹与自然的无形变化联系起来，体现了人学的基本精神。认为养生能达到的最理想状态是“复归于婴儿”的高度纯洁的精神境界，以完成心灵的内在超越。

1. 道法自然

先秦道家思想所强调的“道”主要是对自然规律的理解，认为自然规律是不可违背的，比如老子的养生思想之核心就是顺应自然，清静恬淡。老子说“人法地，地法天，天法道，道法自然（《老子》二十五章），这是说“道”是效法于自然、天、地，而人直接或间接地效法于“道”。所以，天，地，人，也都效法于“自然”。“道”是老子思想体系的核心，其作用是无穷无尽的，具有产生万物、不可控制的作用。“道可道，非常道；名可名，非常名。”人与自然界息息相关，顺应自然，适应其千变万化，就不会产生邪气，健康长寿。

2. 无为而为

“无为”的本意是要人们顺应大自然，不要做违反大自然的事。生活在地球上的人类及其他一切生物，都是大自然的组成部分，所以不论是人的生命，还是人类的社会秩序也都要顺应自然，这就是“无为而为”的深刻内涵。对于延年益寿，老子也提出要“无为”，“无事”，“无欲”。老子认为维持生命的长久，维护国家的统治都离不开“无为”。对于外界的声色、口味及物质利益绝不能贪之过多，否则就会给自己招致灾祸，奉劝人们应该清心寡欲。“至虚极，守静笃”，就是说要保持清净不乱的心态，保持旺盛的生命活力。他还强调要去掉极端的、奢侈的、过分的东西，认为过分地追求生存反而会导致死亡。但是“无为”并非不做任何事，而只是不妄自胡作非为，不干预任何按自然规律发生的事情。人的生命秉受于“道”，体现着“道”的本性。道的本性在于无为、自然、无欲，其内核是“朴”、“真”。

在养生方法上，老庄认为欲望太多太过可以招致疾病，损害寿命，主张清静养神，就是我们平常所讲的静养。老子在《道德经》中指出：“淡然无为，神气自满，以此将为不死药。”意思是说人们的思想要安静，清闲，不要有过多的欲望，这样做就能够使得神志健全、精神内守、益寿延年。庄子在《无道篇》里说到：“静则无为……无为则俞俞，俞俞则忧患不能处，年寿长矣。由此可见，他们都极力提倡“清静无为”“无欲”的道家养生观，认为恬静、愉悦、乐观可以免除忧患，可以保养精神，防止外邪侵袭；避免过多的欲望和过度的劳累；并告戒人们应看轻名利，戒除色欲，调养情志，修善行止，这样可以使心胸平静正直，精神清虚，延年益寿。

提到静养，老庄主张“神不外驰”的思想境界。道家对神不外驰的看法与中医的看法一致，都认为属精神性的“神”，应该内守身体。用现代意思说就是“精神内守”，民间俗话说的“闭目养神”也是此意。除了正面的论证，老子还用反说法，告诫人们应该注意神不外驰。如老子曰：“五色令人目盲；五音令人耳聋；五味令人口爽；驰骋畋猎令人心发狂；难得之货令人行妨。是以圣人为腹不为目。故去彼取此。”神藏于心。五色令人目盲，就是心神外驰之后，再不能准确清醒地分析自己看到的东西。精神不能内守，久而久之人就会神疲形衰。除了人的“神”之外，人的眼、耳、鼻、舌、身、意均不可神意外驰。五官六意达到相通，成为一个系统的综合体，强调每一官能都要求做到内守，才是老庄思想要表达的意思。这样，养生的目的才可达到，身体及心灵的养生保健才可成功。

在现今社会，人的心理健康是现代文明建设的一个重要课题。道家的人与自然协调发展，力求人性的“返璞归真”，追求保持人的清净自然的本性，也正是现代人极其需要的生活态度和内在修养。道家思想可以指导我们合理地调适现代化社会中人与自然的关系，使之保持协调和谐地发展。还可以指导现代人实现自我心理的调整以促进现代人心理健康的发展。

值得一提的是，为达到强身健体延长寿命的目的，道家发展出了种种养生方法。把内养和外炼结合起来，把静功和动功结合起来的养生之道，如炼丹、气功、导引等，均具有独到的效果。

（三）博爱为怀境由心生——佛家养生观揭秘

在这个物欲横流的世界里，面对不停歇的尔虞我诈，我们的眼睛总是向周围观望去，看那滚滚红尘、大千世界，人们总是忙忙碌碌，为名为利、为生计、为他人、为自己一直忙个不停。当你发现自身的生存状态并不是那么美妙的时候，你会不会放下手中的钞票，拿起馒头饲喂路边的小狗；当你为了生活得更加优越而疲于奔命的时候，你会不会放下公文包，拿起手边的水壶，浇一浇窗台上即将枯萎的花朵。你的心从来没有休息过，永远在不停的忙碌，你的心灵没有片刻的宁静，直到有一天，这一切最终让你心力交瘁，过早的衰老。你有没有想过，尽管你的事业如日中天，生活十分美满，前程无限美好，但因为没有珍惜宝贵的生命，这些会与你失之交臂！闭上双目，回首往事，才觉得人生是那么匆忙，时光是那么短暂，似乎还有许多事情没有完成。这时，你才意识到健康是何等的重要，生命是如此的宝贵。朋友们，静下心来，享受你们美好的生活吧。

让我们平时多把目光转回来多看看，多关心一下自己身体的状况，就象随时检查机器一样，多做一些必要的维修保养。您的生命长青树将会永远旺盛、生机勃勃。但是，人们总是在暮年感概年轻时的鲁莽和冲动，人们总是在身患重病时，才悔及健康时的懒散。时间好比海绵里的水，只要愿意挤，总还是有的。只要我们平时多抽出一点儿时间，挑选一处僻静之所静坐一会儿，那么生命的时钟就会走得慢一些，生命线就会长一些。

作为三大世界性宗教之一，佛教在我国有着悠久的历史。佛教文化是中国传统文化中一个不可分割的部分。与中国传统儒教、道教一样，佛教在各个领域均有自己独特的指导思想，在佛教的养生之道中，融入了佛教思想中极为重要的两点内容：

1. 博爱为怀　慈悲之心

要具有一颗博爱的心。人类社会总会存在一些不平等和不美好的事物和现象。就个人而言，一个人总摆脱不了生老病死的纠缠。佛教倡导慈悲之心，认为以众生之苦为苦，修无量功德，度化众生，这样的人生才是最有价值的人生。释家认为宅心仁厚、宽于待人的人一定会得到福缘。而长寿的人一定是对一切众生（所有生命）充满仁慈之心的人。对人，要济贫救苦，即布施；对动物，要戒杀放生。

2. 静而生慧　境由心生

“静而生慧”，佛家注重的是个人内心世界的修炼，所以佛家有“一花一世界，一木一菩提”之说，相信每个人的内心世界都是一个完整的宇宙，它所做的就是修炼并升华这个宇宙，以使之永恒。佛家倡导如果能进入无欲无念的状态，自己的心性就会与事物相通；如果生活中做到“无相”，意思是说心不会为境所转，自性可以达到清净灵明，“寂然不动”；如果能达到“无住”心态，也就是对事物和现象没有偏见，一切精神枷锁都会得到解脱。

佛教禅定及戒律作为调节心绪的一种手段，可以清静调神，强调心灵为一切身心现象的主宰，使各种意念归于静止。静坐不仅能使精、气、神得到强化，也是对心理和生理的一种锻炼。静坐能使大脑皮层的活动趋于镇静正常，摆脱一切不良的刺激，促进全身各部位的工作运行正常、协调。静坐也是对精神和毅力的锻炼，精神集中，排除杂念，坚定信念，将不好的念头一点一点清除，正确的念头得到提炼集中。阳和之气悠然而生，阴霾之气悄然而去。不但可以达到祛病疗疾的作用，而且可以提高抗病能力。因此，我们不妨在生活中寻找静的机会，只要每天坚持那么一会儿，让生命之树不断获得新的能源。那么，我们的生活将会充满无尽的快乐。

静并不等于不活动，它是相对于动而言的。当我们劳累了一天，回到家静静地躺一会，或闭目静坐片刻，什么都不要去想。把一切喧嚣、烦恼统统抛在一边。让我们的精神松弛一下，让负荷运行的机器有一个加油检修的机会，调整一下生活的脚步。不要总是忙忙碌碌，到老空有“老骥伏枥，志在千里”的豪情壮志。之后，就会感觉到是那么的惬意，悠适，一切疲劳、精神压力和烦心的事都会消失的干干净净，重新恢复旺盛的精力，这实际上就是教我们如何去寻找静的机会，在静中获得片刻的安宁，在静中获得安慰。人的生命经常与活动相对的便是休息，便是静。诸如睡眠。在自然界中，任何有生命的或无生命的物体都是从“静”态中衍生、并充沛它的功能的。人类的知识积累、智慧也都与静有很大的关联。佛家主张静能生慧，指的就是在静中获得灵感。所谓的灵感就是从静中的灵光一现而得。佛家的禅定就是以静虑为中心内容并最后获得“般若智慧”的。

静坐不但可以使我们极度紧张的身心得到缓解和安慰，也可使我们的生理功能恢复健康。从而使散乱的精神状态得到统一和集中。心定则气和，气和则血顺。不但可以祛病强身，而且还可以去掉主观上的迷茫。以自然的法则去寻求静的效果，所以说静坐是最基本的修养方式。它即能培育元气，积蓄元气，达到增强体制，抗病免疫，延年益寿。

中国养生之道源远流长，且学派甚多，各具特色，而佛家关于节食断食、戒肉食素、饮茶禁酒的养生方法，有其独特之处，对今人端正生活方式，合理饮食，保持身心健康不无借鉴作用。

（四）天人合一颐养延年——中医养生观揭秘

中医养生学以“天人相应”、“形神合一”的整体观为基本出发点，把人体看成一个以脏腑为核心，以经络相联系的整体。认为人与自然界的一切事物都是阴阳对立的统一的运动整体，讲究人与自然的协调，心理与生理的协调一致，提倡预防为主、未病先治。中医养生学是几千年来诸多医家融合中国古代哲学思想之精华，形成的一个内容丰富并具有独特理论的体系。它从医学角度探讨养生规律，认为人类自身具有与自然界变化规律基本上相适应的能力，如果人们能掌握大自然的规律，主动地采取各种养生措施适应其变化，就能避邪防病，保健延年。中医养生学堪称一棵生机勃勃并具有浓厚东方神秘色彩的智慧树。

中医认为，人与自然是一个统一的整体，“天人相应”、“天人合一”。人类要想健康长寿就应该遵循自然界的客观规律。“天人相应”具体说来就是人们生于天地之间、宇宙之中，人类的一切生命活动与大自然息息相关，这就是“天人相应”的思想。它强调的是人与自然的协调统一。这就好比鱼在水中，水就是鱼的全部，水的变化一定会影响到鱼，同样的，天地的所有变化都会影响到人。人类依自然而生存，人的生命活动无时无刻离不开自然，人类不仅要从自然界摄取营养以满足机体的需要，而且也在自然界的影响下生活、工作和学习。其实，在我们的日常生活中，已经自觉或不自觉地按照自然界的法则来安排自己的生活，古人所说的“日出而作，日落而息”，就是人类在自然环境下形成的作息规律。

“天人相应”的观点在人体的生理功能上有明显的表现，如妇女在阴阳学说中属于阴，应以血液为根本，成年妇女的月经周期与天空中的月亮圆缺与地面海水潮汐有着密切的关系，所以称为月水、月信或月经。有现代医学通过对2万名妇女的月经周期调查研究证实，正常状态下的妇女月经周期平均为29.5日，而一个朔望月的周期也是29.53日，也就是说，天上的月相与妇女的月经周期极为相近。

“天人相应”的观点在疾病的变化规律上也有明显的表现。《黄帝内经》中：“夫百病者，多以旦慧昼安，夕加夜甚。”意思是说患有疾病的人，在一天当中常常会出现早晨的病情减轻，中午病情稳定，傍晚开始加重，深夜病情最重的周期性变化。而现代医学在临床上也观察到，一些危重患者往往会在夜间病情加重甚至死亡，而天明后会逐渐好转的现象。

《黄帝内经》中的整体观思想直接影响到中医养生学的形成。因此，中医养生学主张“上知天文，下知地理，中知人事，可以长久”。明确把人的养生同天文、地理、人事统一起来，这就是人、社会、自然“三位一体”的整体模式。本着“天人相应”的原则，中医养生学倡导人类必须根据自然运动变化的规律和人体内阴阳运动变化的状况来保养，才能达到健康长寿的效果。因此，中医养生强调，养生要因时、因地、因人而异，如果时令、地域、人的身体状况发生了变化，养生的方法也要随之发生变化。因时制宜：《黄帝内经》中有关于“人与天地相参，与日月相应”的记载，意思是说人的生活规律应该与自然界天地日月的变化相适应。并提出了具体的养生方法：“四时阴阳者，万物之根本也，所以圣人春夏养阳，秋冬养阴”，也就是说春夏秋冬的四季变化规律是一切生物生长的基本法则，人们也要根据四季变化的特点采取春夏季保养阳气、秋冬季保养阴精的养生方法。因地制宜：我国幅员辽阔，东、南、西、北、中，不同的地区，地理气候各有差异，《素问·五常正大论》中：“地有高下，气有温凉，高者为寒，低者为热”，正是对我国地形与气候特点的描述。不同的地区、不同的民族各有不同的起居饮食、运动锻炼等生活习惯，加上长期生活在一定的水土环境中，练就不同的体质和适应环境的能力。因此，养生也要根据地理气候特点采取相应的措施。因人制宜：在不同的年龄阶段，人的生理、心理特点各不相同，所以必须根据不同的年龄、性别、体质等采取不同的摄生方法，才能有益于机体生长发育和健康长寿。

另外，中医养生学在认识人的个体时，也坚持了联系的、整体的观点。它没有把人的每一部分割裂开来，而是把人看作成一个有机的统一体。所以，中医养生方法也不是单一的、孤立的，养生要从各个方面做起，互相配合。如人们常把药养和食养联系起来，并根据病人体质的差异，选择不同的方式进行调养。人们一般能接受的都是以食养为先，然后根据体质偏颇，进行中药调理。

还需要提到一点，在中医养生思想中，对立统一的观点也尤其重要，即在养生过程中，要注意度的问题，任何事情都不是绝对的，比如反对过分安逸，强调四肢要适当运动。量变引起质变，不把握住这个度，矛盾的双方就会发生转化。在养生问题上，如果不把握好这个度，很有可能影响身体健康。

在这些理论的指导下，后世医家发明的五禽戏、太极拳、八段锦等等，均是中医养生学在运动养生方面的有效方法。

二、借助自然之力的养生之术

时令养生

（一）春天防风养肝木

俗话说："一年之际在于春"。春天，万物复苏，大自然生机勃发，一派欣欣向荣。在一年四季当中，春天的气候变化最为反复无常，天气的剧烈变化，会使人产生种种不适，此时如调养不当，很容易患上种种疾病，从而影响生活和工作。因此，应特别注意春季的养生与防病。

春在五行中属木，与肝相应，中医认为肝主疏泄、在志为怒，喜通达、恶抑郁。因此，春季养生要做到心胸开阔，乐观愉快，要力戒暴怒，也不要情绪忧郁。人体应顺应春天阳气升发、万物始生的自然规律。

1. 精神调养

怎样才能精神愉快呢？首先，要培养开朗的性格，丰富自己的业余生活，培养一些兴趣爱好，同时要有"知足常乐"的思想，不过分追求名利和享受，这是一个长期的过程，老年朋友们一定要坚持下去。其次，要学会用意识控制，即当你怒从心头起，将要和人吵架的时候，就要赶快提醒自己，吵架只会给双方带来更多的烦恼，不能解决任何问题，实在不值得。这样，用理智的力量来控制自己的怒气，也就不会使用粗鲁的语言，更不会采取粗暴的行动。当然了，事情过后要会运用疏泄法，即把积聚、抑郁在心中的不良情绪，通过适当的方式宣达、发泄出去，以尽快恢复心理平衡。最后是要协调好周围的人际关系，如果人际关系处理得好，就会引起愉快的情绪反应，产生安全感、舒适感和满意感，心情自然恬静舒畅；如果人际关系紧张，则会引起不愉快的情绪反应，使人不安、不适、不满、心情就必然抑郁烦躁。

2. 起居养生

春天人们应当晚睡，早起，这样可以适应自然界的生发之气。起床后最好披散着头发、舒展着形体，在院子里或宽敞的地方信步漫行，这样能达到使思想意识、灵感生发不息。

在衣着方面，由于春天气候变化较大，多出现乍暖乍寒的情况，加之人体的皮肤腠理已经开始变得疏松，故穿着总的要求是：一方面要宽松舒展，另一方面又要柔软保暖，并且还要做到衣服不可顿减。

春天梳头是强身的一项重要措施，能通达阳气，疏利气血，要全头梳，不论头中间还是两侧都应该从额头的发际一直梳到颈后的发根处，每个部位起码应梳50次以上方有功效，上限以自己感觉舒服为准。时间以早晨最佳，因为早上是人的阳气升发之时。梳子则以牛角梳、玉梳、木梳为好。

家庭居室绿化是春季养生的一个重要方面，绿化有益于人的健康长寿，净化室内空气，使室内空气污染程度大大降低。

3. 运动养生

春季应该多外出散步旅游。躲过寒冷的冬季，身体被厚厚的棉衣捂了好几个月，体温调节中枢和内脏器官的功能亦有不同程度下降，肌肉和韧带长时间不活动，更是萎缩不展，收缩无力，极需外出踏青赏景，既锻炼了身体，又陶冶了情操。所以自古以来，人们最喜踏青春游，可以增强免疫力与抗病能力，还可以解决人们常常遇到的“春困”问题。

晨起以后提倡伸懒腰。经过一夜熟睡后，人体四肢松软懈怠，气血周流缓慢，因此醒来以后，总觉懒散而无力，此时若四肢舒展，伸腰展腹，全身肌肉用力，并配以深吸深呼，则有吐故纳新、行气活血、通畅经络关节、振奋精神的作用，可以解乏、醒神、增气力、活肢节。

4. 药食调养

春季食补宜吃温补阳气的食物。菠菜舒肝养血，大枣性平味甘，还有荠菜、莴笋等蔬菜。除保肝外，还要注意补充微量元素硒，多吃富含硒的食物，如鹌鹑蛋、芝麻、杏仁、枸杞子、豇豆、黄花菜等，以提高人体的免疫功能，有利于保健养生。

春季饮食调养宜多食甘，少食酸。春为肝气当令，肝的功能偏亢，根据中医五行理论，肝属木、脾属土，木土相克，即肝旺可伤及脾，影响脾的消化吸收功能。中医又认为，五味入五脏，如酸味入肝，甘味入脾等。若多吃酸味食品，能加强肝的功能，使本来就偏亢的肝气更旺，这样就会大大伤害脾胃之气，所以人们要少吃些酸味的食物，以防肝气旺；而甘味的食品入脾，能补益脾气，如粳米、牛肉、锅巴、山药等。

5. 其他

春天，气候转暖，温热毒邪开始活动，此时，肝病的发病率较高，因此要注意环境、饮食和个人卫生。此外，要注意腮腺炎、红眼病的传播。

（二）夏天防暑涵心火

夏季是万物繁密茂盛的季节；在这个季节里，人体也充满生机。这里所说的“夏”，并不是我们一般概念上的夏季，在传统中医思想中，有盛夏和长夏之分。

盛夏属火，与心相应，赤日炎炎的夏季，要重视心神的调养，注意调摄精神，调息静心，保持心静自然凉。暑为夏季的主气，为火热之气所化，独发于夏季，容易耗气伤津。出现身倦乏力、短气懒言等一系列表现，故夏季防暑非常必要。

1. 精神调摄

随着夏季的到来，气温会越来越高，炎热使得人们容易烦躁，脾气也会变得稍稍暴躁一些，这样对心脏非常不利，人们要注意保持精神上的安静，贵在“以静养心”，这也是夏季心脏养生的最佳方法，努力保持愉快的心情。俗话说：“心静自然凉。”炎夏时间，如果心地平和，达观愉快，便能产生一个清凉的心理世界。同时可以保持一种良好的心态来应对工作中出现的问题。

2. 起居养生

起居要保持一定的节奏，活动要有规律。晚上可推迟入睡，但不能熬夜；早上适当多睡一些时间；中午延长午休时间；做事情时，适当增加间歇休息时间等等。但是，大体上每天要保持一致，不要造成生活规律的紊乱。

其次要谨防冷气病，室温过低会损伤人体阳气。故需做到室内外的温差不宜太大，以不超过5摄氏度为好，室内温度不少于25摄氏度。入睡时，最好关上冷气机；冷气房里不要长期关闭，有条件时要常使室内空气与外界空气流通。当在室内感觉有凉意时，一定要站起来适当活动四肢和躯体，以加速血液循环。若患有冠心病、高血压、动脉硬化等慢性病患者，尤其是老年人，不要长期呆在冷气环境里，患有关节痛的人亦不要老在冷气环境里生活。

夏季着装要求应有良好的透气性、吸湿性和散湿性。

家居要求：首先要将多余的或暂时不用的家俱搬掉，使居室拥有较宽敞的空间。有条件的家庭可将沙发、座椅等家俱换成藤、竹质的，这样要凉快得多。每天，将南北两向的门窗打开，呼吸对流而生的自然风，可使居室满屋生凉透爽。在向阳的外窗户上方装上凉篷，可将烈日直射带来的热量阻之窗外；同时尽量使居室有个静谧安逸的环境，是求凉生爽的一个诀窍。

3. 运动养生

夏季，应该适度的体育运动和饮食减肥，还可以增强冠状动脉的血流量，对心脏大有益处。

提倡消夏避暑：夏季旅游最好去海滨休息10天左右。当您选择去山地旅游时，一般以海拔高度在500～2000米左右的区域为宜。此外，游泳是人们在夏季里比较中意的一项运动，游泳能提高人的呼吸系统、心血管系统的功能，还能使大脑皮层的兴奋性增高，指挥功能增强。游泳应在饭后一小时进行，但女性在月经期以及患有某些皮肤病和其他传染性疾患的特殊人群不能进行。

此外，还可以适时选择健身球、钓鱼等项目。

4. 药食养生

夏季应多食酸味、咸味，少食苦味食品。

夏季人体出汗多，腠理发泄，饮食宜多食酸味，如赤小豆、桃、李、犬肉等，又如绿豆汤、乌梅汁、酸梅汤均为消暑解渴之品，还可用菊花、金银花、山楂片加水配制成凉茶。酸味起到收敛作用，防出汗过多，以固肌表；同时夏季饮食多食些咸味，补充出汗多丢失的盐分，以防汗多损伤心气。补充足够的蛋白质、维生素、新鲜蔬菜及夏熟水果，如西红柿、黄瓜、莴苣、扁豆、芹菜、西瓜、杨梅、甜瓜、桃、李、动物肝脏、瘦肉、蛋类。用苦瓜做成凉茶，夏季饮用、清火消暑；益气生津食药：鸽肉、黑豆、木耳、松子、五味子、玉竹、酸枣仁。

每天保证至少饮用2000毫升的开水，可以维持身体电解质的平衡。大汗之时不要过量饮用冷饮，因为冷饮饮用大多，不仅不能尽快地补充体内盐分和水分，调节体液代谢，反而引起胃炎、肠炎、痢疾等疾病，尤其是对某些慢性病患者，吃冷饮更要有所选择和节制，例如，冠心病患者、哮喘、慢性支气管炎，不宜多吃冰冻的食品。

5. 其他

这时候，你在冬季常发的慢性病和一些因为阳虚阴盛而患的疾病，往往可以通过伏夏的调养，使病情得以好转。其中，以老年慢性支气管炎的治疗效果最显著。

注意生吃瓜果的消毒，适当多吃些大蒜。

注意食品的保鲜：买来活鱼后，在鱼嘴里灌少许白酒，然后放入清水盆里，盖上可以透气的盖子，并把盆子放在阴凉避光的地方，这样即使是在夏天，鱼也能活好几天；在鲜蛋的蛋壳外面均匀地涂沫一层食用油，便可防止蛋壳内的碳酸气和水分蒸发，阻止外部细菌侵入蛋内，这是一种最简便的鲜蛋保鲜法。

（三）长夏防湿助脾土

从阴历七月开始，就进入了“长夏”的时节。所谓长夏，特指夏与秋之间，即夏末秋初的过渡时期。指从立秋到秋分的时段，俗称为“秋老虎”。在我国许多地方尤其是南方，此时最大的气候特点是湿热多雨。

“湿”为长夏主气，与人体中的脾相对应。长夏季节，湿气盛行，容易损伤脾脏。闷热的天气里，常常会有人感到乏力困倦，四肢沉重，昏昏欲睡，或肠胃不适，食欲不振，腹痛腹泻，或皮肤瘙痒难愈。若遇到梅雨季节，连续多日阴雨不断，老年人则比较容易出现全身或部分关节酸痛麻木，或活动不利，此时有风湿、类风湿疾病的人症状也会进一步加重。

1. 精神调摄

这一时期天气闷热潮湿，易造成人们心情压抑，则"郁而伤脾"，所以大家，尤其是老年朋友们更应该保持心情舒畅，做一些自己喜欢做的事情，培养一下自己的兴趣爱好，这样，可以转移自己的注意力，有助于保健养生。

2. 起居养生

夏末起居提倡劳逸结合，最重要的是保持充足的睡眠。最好能够坚持早起早睡的习惯。

夏季人体出汗较多，毛孔常常处于开放的状态，容易受风寒之气侵袭。因此人们在睡觉的时候应该用薄棉毯或毛巾盖住胸、腹，以防止受凉。更不能让电风扇、空调冷风直接吹，也不要用凉水冲洗头、脚。如果大量出汗后突然遭受冷刺激，往往会使皮肤毛孔骤然收缩，散热功能突然减少，出现头痛、发烧、腹痛、腹泻等症状，老人或身体虚弱的人则容易发生心脑血管疾病。

居住环境忌潮湿。湿邪的形成往往和地上的湿气上蒸有关，故湿气伤人多从下部开始，如常见的脚气、下肢溃疡、妇女带下等。因此，在长夏居室一定要保证防潮、隔热，坚持每天上下午开窗通风。并避免露天席地在外乘凉过夜；更不能在有穿堂风处歇息停坐，从而导致风寒阴湿之邪乘虚而入。

秋分的时候，白天温差比较大，中午热而早晚凉，暑湿隐藏在人们的身体里。早上着凉之后就产生伏暑，伏暑的症状表现为发热、腹泻。越是邻近秋分温差大的时候，越要小心预防着凉。因此应该早晚备件秋装。白天阳光依旧肆虐，要注意少晒太阳，尽量在阴凉处工作活动。

3. 运动养生

长夏天气湿热，但仍需要适度运动，其目的是增强体质，坚持每天清晨或傍晚天气凉爽时，在空气新鲜的公园、河边、庭院散步、慢跑，或打打太极拳、练练气功皆是简便有效的锻炼方法。

向大家推荐一种健脾法：老年人宜用摩腹功，即仰面躺于床上，以肚脐为中心，按顺时针方向用手掌旋转按摩 20 次。此种方法简便易行，但应坚持才可以有效果。

4. 药食养生

首先应重视保护脾胃功能，补益脾阳。假如人体自身阳气充足，湿邪自然难以侵犯。因此饮食应以清热祛湿、健脾和中为主。糯米、莲子肉、山药、太子参、茯苓等，都是适合长夏的清补健脾之品。在日常生活中，除食用冬瓜、绿豆芽、小白菜、苦瓜之类的清热食物外，还要吃些薏苡仁、芡实、赤小豆。

夏季下午人们常常会嗜睡，并自觉乏力，这时可以在饮食中加入莲子肉、山药、大枣，同时辅以黄芪10克，白术6克，茯苓10克，煮水服用。并注意平时多吃一些能够清热、利湿、解毒的食物，如西瓜、苦瓜、鲜桃、乌梅、草莓、西红柿、绿豆、黄瓜等。而且长夏季节，不妨经常食点辣椒。夏食辣椒既可以促进人体排汗，又可帮助消化、增加食欲、增加体内发热量。

当然，淡补的同时要避免暴饮暴食，伤及脾胃，避免饮食中有过量油腻及大量肉类，如出现脾胃不适，腹痛腹泻，可以在家中备些参苓白术丸。

以下介绍几种保护脾胃简单易行的方法：

健脾开胃法：生蒜泥8克，糖醋少许，饭前拌食，有醒脾健胃之功，而且可预防肠道疾病。也可用山楂条15克，生姜末4克拌食，有消食开胃之功。还可用香菜110克，海蜇丝40克，食盐糖醋少许拌食，有芳香开胃健脾之功。

保护脾胃法：选用各种药粥可以护脾益胃，如莲子、白扁豆、薏米各60克煮食，或银耳、绿豆各20克，百合10克，糯米100克煮粥食用，或山药、茯苓等各50克，粳米250克炒焦煮粥食。

温脾保胃法：可用较厚的纱布袋，内装炒热的食盐100克，置于脐上三横指处，有温中散寒止痛之功。

（四）秋天防燥养肺金

秋风习习，天气由热转凉。冷暖空气时常交替入侵，温差在一天中相差很大。因此秋天被医学家称为“多事之秋”。

秋季属金，主气是“燥”，肺在人体内属燥金，其气应秋。秋季空气清新，正是肺气旺盛之时，有利于肺主气，调节呼吸的功能。此时空气中缺乏水分的濡养而比较干燥，燥气过盛与风形成“风燥”之邪，首先侵袭皮肤毛孔和鼻窍呼吸道，比较容易伤肺耗津。当人体的津液不足时，就会觉得口干鼻燥，容易发生鼻衄、咽炎、气管炎等呼吸道疾病；液亏损则会大便秘结，皮肤毛发也因缺乏濡养而干燥。因此秋季宜护阴、养收、防燥，养生适宜采取“养阴、清润、防燥”原则。

1. 精神调养

精神要保持神志安宁，培养乐观情绪，又要注意收敛神气，适应阴气生长，像秋季万物一样平定充实。

2. 起居养生

秋季要早睡早起，才可以顺应阳气的收敛，使得肺气得以舒展。曾有报道指出，脑血栓等缺血性疾病在秋季发病率较高，发病时间多在长时间睡眠的后期，而秋季适当早起，可减少或缩短血栓形成的机会，这对于预防脑血栓发病有一定作用。

初秋时节，暑热还没有消散殆尽，而凉风有时又会出现，天气变化无常，做到酌情增减衣服，不可以一下子穿衣太多，这时阳气尚未潜入于内，人体适应外界气候变化的能力较强，不可骤增衣服，正如人们常说的："秋冻"。

多洗漱、洗澡、游泳等，以滋润皮肤；选择适当护肤用品补充皮肤的需要。

3. 运动养生

遇到秋高气爽的好天气，约几个好友去爬山郊游，不失为一种既锻炼身体，又陶冶情操的好方式。

4. 药食养生

秋季，燥气过盛，肺脏娇嫩易受燥邪侵害，因此秋天的饮食原则为"滋阴润肺"。

酸味收敛补肺，辛味发散泻肺。秋天宜收不宜散，所以，要尽可能少食葱、姜等辛味之品，适当多食一些酸味甘润的果蔬。秋燥津液易伤，引起咽、鼻、唇干燥及干咳、声嘶、皮肤干裂、大便燥结等燥症，因此秋季在饮食上宜多选甘寒滋润之品，如百合、银耳、山药、秋梨、藕、鸭肉、柿子、芝麻等，以润肺生津、养阴清燥。秋季饮食除了以酸、润为主之外，还须注意的是，夏季过后，暑气消退，人们食欲普遍增加，这时候秋收食物品种比较丰盛，切记不能过多进补，以免"饮食自倍，肠胃乃伤"。

润肠通便：进餐前注意喝汤水，早餐适宜喝粥。饮食适宜选择润肠通便食物：银耳、蜂蜜、核桃仁、芝麻、松子仁、甘蔗等。

滋润鼻咽：多选养阴润燥食物。如百合、连藕、山药、葡萄、枸杞、梨、藕、瓜等水果蔬菜。

滋润皮肤：选择猪皮、豆类、奶类、肉、蛋类等高蛋白的食物，防止皮肤老化。

在秋季一般应当少吃多餐，多食熟软开胃易消化之物，勿进油腻食物，不宜过食寒凉之品，或生冷、不洁瓜果，否则会引起湿毒留滞肠中，致使腹痛、泄泻，故有"秋瓜坏肚"的民谚。

5. 其他

这个季节容易使人患伤风感冒、扁桃腺炎、气管炎、肺炎，所以秋天要特别注重保养肺脏。

（五）冬天防寒养肾水

冬季的严寒与冬雪，是一年中气候最寒冷的时候，寒风凛冽，阳气潜藏，阴气盛极，此时，养生要顺应自然界万物收藏、闭藏而保养、养护人体的阴气、阴精，突出"藏"的特性。

冬主水而通于肾气，冬主闭藏，肾主藏五脏六腑之精，冬季要顺应自然界阴气闭藏而注重养护肾气，使肾精充足。饮食上要多食苦味及辛味食品。冬季阳气较弱，皮肤毛孔闭塞，很少出汗，多食用一些辛味，如谷类、鸡肉、葱、椒等，达到开通气机，化生津液，润燥益肾，使肾闭藏阴精。

1. 精神调摄

精神上保持安静稳定，控制自己的情志活动，让自己对各种事物都很满足，没有过多奢求，不轻意向他人宣泄，不受外界各种因素的干扰，这样才能保持精神内守。

冬季精神调养非常重要，除了重视保持精神上的安静外，当处于紧张、激动、焦虑、抑郁等状态时，应尽快恢复心理平静。同时，在冬季还要防止一些人发生情绪抑郁、懒散嗜睡、昏昏沉沉等现象，并且年复一年地出现。这种现象多见于青年，尤其是女性。预防的方法是多晒太阳以延长光照时间，这是调养情绪的天然疗法。

2. 起居养生

冬季严寒，生活起居要早睡晚起，日出而作，保持充足的休息睡眠时间，情绪安定，以利阳气潜藏，阴精的积蓄闭藏。夜晚早睡，可以避免过触深夜甚寒之气，从而护养人体阳气；早晨晚起，待日出而作，可避严寒，不致过多耗损体内潜伏的阳气。

冬季不要过多的出汗、劳动作业，更不可房劳过度而伤精，冬季不注意养护阴精，春天就会发生温热病。此外，还应多晒太阳，阳光不仅能驱散寒意，还能使人体阳气畅达，气血流通，周身和畅。

在衣着上，应以温暖舒适为佳，但也不宜过于厚重，否则容易体表开泄而寒邪侵入。并要注意双脚的保暖。由于脚离心脏最远，血液供应少而慢，因此脚的皮肤温度最低。中医认为，足部受寒，势必影响内脏，可引起腹泻、月经不调、阳痿、腰腿痛等病症。

最后不要忽视保持室内温暖。

3. 运动养生

冬季要求适度运动，在冬季进行运动有利于人体健康，既能舒张筋骨，畅通血脉，又能增热抗寒。但冬季运动应适度，不宜太剧烈以致大汗出，因为出汗则导致阳气发泄，屡屡被寒气迫夺则导致寒气入侵而致病；过汗还可致精随液出，阴精耗散。

4. 药食养生

冬季饮食养生应以储藏热量为主，因此，冬季宜多食用的食物有羊肉、狗肉、鸭肉、萝卜、核桃、栗子、白薯等。冬季为肾经旺盛之时，肾为水脏，喜润而恶燥，故宜食辛味之物以润之，如黄黍、鸡肉、桃、葱等，辛性发散，可以滋养肾水。同时，还要遵循“少食盐，多食苦”的原则。肾主咸，心主苦，当咸味吃多了，就会使本来就偏亢的肾水更亢，从而使心阳的力量减弱。所以，应多食些苦味的食物，以助心阳。

俗话说“药补不如食补”，告诉您冬至日进补，比较容易积蓄并发挥进补的功效，是体虚病人补益调养的最好时机。对于年老体弱的人，冬季进补应遵循保阴潜阳，可以选择食用羊肉、狗肉和鸡肉。羊、狗肉其性温热，具有温补壮阳的功效；鸡肉其性偏甘温，能温中益气，补精填髓。对于偏于阴血不足的老人，食补最好以鸭肉、鹅肉为主。用鹅肉炖萝卜还可顺肺气，止咳化痰平喘。实践证明，常食鹅肉并饮其汤，对老年糖尿病人有控制病情发展和补充营养的双重功效。鸭肉与海带一同炖食，可以软化血管，降低血压；鸭肉与竹笋一块炖食，可治老年人痔疮；用一整只鸭与当归25克炖服，有益气补血、润肠通便的功效。

5. 其他

寒冷的冬天来临了，这时候冠心病、脑血管病、哮喘等不少疾病都进入高发季节。在冬季，尤其是老年人，做好冬季养生保健，保持身体健康，平安过冬对全家人来说都是一个大的任务。患有心血管病的人，应注意防寒。一天中的清晨四五点钟是阴阳相交的时候，也是疾病发作的危险时间，应格外注意。

地域养生

“天人相应，顺应自然”的养生方法，是中华民族养生学的一大特色。我国幅员辽阔，南北跨度大，气候、自然环境有着很大的差异，因此南北的养生调摄也就有了不同的依据及方法。

（一）北方寒冷地区的养生撮要

《素问·异法方宜论》云：“……北方者，天地所闭藏之域也，其地高陵居，风寒冰冽民乐……”《内经》中的这几句话，恰当地概括了北方地区的气候和环境特点。我国北方天气寒冷、空气干燥，人们多居住在山陵之地，经常处在风寒冰冽的环境中，饱受冷风的侵袭，人体会感觉到全身疼痛，四肢发冷。从立冬至立春前，包括立冬、小雪、大雪、冬至、小寒、大寒六个节气，是在北方地区生活中最值得注意养生的季节。

1. 精神调养

北方地区冬季严寒，人体的精气与此时的闭藏之象相呼应，阴阳消长趋于缓慢进行，人体的生理机能代谢也处于相对缓慢的水平。因此，为了顺应冬季万物静默的特性和人体阳气伏藏的正常生理状态，应避免大喜大悲的情志干扰，精神安静是根本大法。这就是说能够较好的控制情绪，尽量收敛不必要的情绪发泄，保持平和心态。可以打个比喻，就如同帮他人保守秘密时秘而不宣，又像获得了珍宝一样感到心满意足，不张不扬，内敛含蓄。当然，保持良好的心态，是养生的基本大法，在寒冷地带，更是如此。

2. 起居调养

在北方寒冷的冬季里，起居作息以不扰动阳气，不破坏阳气伏藏的平衡状态为原则。因此，应遵循早睡晚起的作息规律，以保证充足的睡眠时间，从而有利于阳气的潜藏和阴精的积蓄。

防寒保暖，是北方严寒季节里的重要措施。穿得过于单薄，住的房子温度过低，会耗伤阳气，易感冒；反之，穿的过多过厚，屋子里温度过高，则容易出汗，毛孔舒开，阳气不得潜藏，反而更容易被风寒侵袭得病。因此，穿着、室温要合适，以舒适、不冷不热为准，既不要因衣着或室温使身体感到过于寒冷而打颤，又不能捂出汗而脱衣。大雪节气后，天气会越来越凉，此时是出现大幅度降温降雪天气的开始。这时候最需要有效的保暖措施，可是有的人即使穿了很多棉衣仍然感到很冷，甚至受寒感冒，这是因为我们忽略了一个很关键的部位——脚的保暖。俗话说“寒从脚下起”，脚是人体中距离心脏最远的部位，血液循环因此相对较差，在低温下最先感到寒冷的侵袭，最先的冻疮也多发生在脚趾部，因此，就有了“双脚暖一身皆暖”的道理，风雪严寒时脚部的保暖很是重要。还有些中老年人因为天冷怕寒，冬天时喜欢穿许多的衣服就寝，其实这样做并不是个好主意，反而对健康有害。因为人在睡眠时大脑和身体都进入了休息状态，中枢神经系统活动减慢，心脏跳动次数减少，此时脱衣或少衣而眠，可以减轻身体上的束缚感，很快消除疲劳，使身体的各器官都能得到很好的休息。如果穿着厚衣服睡觉，则会妨碍皮肤的正常“呼吸”和汗液的蒸发，衣服对肌肉的压迫和摩擦还会影响血液循环，造成体表热量减少，即使盖上较厚的被子，也会感到寒冷。

此外，北方大多数家庭都有暖气或是取暖的炉灶，室内外的温差有时较大，进屋应脱掉外衣，出门时先在楼道或是与外面相通的厅里逐渐适应温度后再出去，可以防止突然的冷热变化造成的感冒、头痛、不适等。在室内安装加湿装置，或是经常洒水、角落里摆碗清水，以防止过于干燥的空气。

3. 饮食调养

由于气候寒凉，北方地区的人适宜进补适当的温热之品以保护阳气，如牛、羊、狗肉等。肉类饮食热量较高，有助于抵御寒冷的侵袭，但是同时也可能产生燥热偏盛的证候，必须助以滋阴润燥之品。例如，可以搭配食用一些冬季时令蔬菜、水果、木耳、鳖、谷类等食品，以保阴潜阳。

4. 运动调养

熊、虎等猛兽多居于北方地区，其凶猛好斗，动作粗重有力，因此古时，北方人就从这些好斗动物的动作中，寻找出运动健身的规律，如“五禽戏”，并且从中总结出了“生命在于运动”的道理，这也是北方人锻炼以动功为主的原因。我们可以根据自己的情况选择爬山、游泳、太极等有益的体育运动。其实无论何种锻炼方式，只要方法得当，活动适宜，加上持之以恒，都能起到强身健体的作用。当然运动时要避开大风、大寒、大雪、雾露的天气，因为此时空气质量差，不利于人体的呼吸，有害健康。另外，运动后要及时添加外衣，以防止运动后汗出导致卫阳不足，风寒之邪乘虚而入而感冒。

5. 防病保健

北方气候寒凉，易伤阳气，故在北方生活的人，阳虚体质和呈寒象者居多。张景岳关于人的体质为“阳常不足，阴本无余”的论点，就是因为他一直在北方行医，发现北方人阳虚体质较多，病多寒象而提出的。所以，北方的养生注重阳气的维护，遵循“无扰乎阳”的原则。除了注意上述精神、饮食、运动锻炼的养生方法外，呈现阳虚体质的人还可以服用具有补阳祛寒、温养肝肾等作用的中药，强壮身体。

北方冬季里好发麻疹、白喉、流感、腮腺炎等疾病，可用中药预防。如大青叶、板蓝根对流感、麻疹、腮腺炎有预防作用；黄芩可以预防猩红热；兰花草、鱼腥草可预防百日咳；生牛膝能预防白喉。这些方法简便有效，可以酌情采用。患有支气管哮喘、慢性支气管炎、心肌梗塞等心血管病、脑血管病，以及关节炎等疾病的人，很容易因触冒寒凉而诱发加重，因此防寒护阳是至关重要的。同时，也要注意颜面、四肢的保暖，防止冻伤。

（二）南方湿热地区的养生撮要

《素问·异法方宜论》云：“……南方者，天地所长养，阳之所盛处也。其地下，水土弱，雾露之所聚也……。”这句话简要的描绘出了南方独有的湿热气候。在南方，夏季气温很高，同时由于雨水量多，空气中的湿度增加，湿热弥漫在空气中。热蒸湿动，体内的汗液无法通畅地发散出来，湿热兼感，从而使人体感觉到四肢困倦、萎靡不振。从立夏到立秋前，包括立夏，小满、芒种、夏至、小暑、大暑六个节气，是南方地区养生的关键季节。

1. 精神调养

南方天气比较炎热，热扰心神则心烦，烦则更热，故宁心安神很重要。要做到宁心神，就是要神志清醒，脾气随和，胸襟开阔，对外界事物保持浓厚的兴趣，培养乐观的人生态度。情志条达，气机通泄，心神自然宁静。如果整日懈怠厌倦，恼怒忧郁，则气机失于宣泄，心神不宁，不利于养生。嵇康《养生论》说，“更宜调息静心，常如冰雪在心，炎热亦于吾心少减，不可以热为热，更生热矣。”这里指出了“心静自然凉”的避热养生法，很有指导意义。

2. 起居调养

在湿热的南方，作息起居要顺应自然界阳盛阴衰的变化，故宜晚睡早起。白天较长，午饭后尽量小憩一会，一则可以躲开一天中烈日最炽热的时辰，二则可以恢复疲劳。

夏日炎热，腠理开泄，易受风寒湿邪侵袭，睡眠时最好不要直吹风口。有空调的房间，也不宜室内外温差过大。纳凉时远离房檐、过道、门窗缝隙这些风猛的地方，可在树荫下、水亭中、凉台上纳凉，但不要时间过长，以防贼风入中得阴暑症。

在湿热天气里，应每天洗温水澡。洗温水澡不仅能洗掉汗水、污垢，使皮肤清爽，消暑防病，而且还可以加快血液循环，改善肌肤和组织的营养能力，降低肌肉紧张，消除疲劳，改善睡眠，增强抵抗力。此外，天热多汗，衣衫要勤洗勤换，久穿湿衣或穿刚晒过的衣服，湿热之邪易侵犯人体，使人易得病。

在南方暑热之时，古人有用五枝汤泡药浴的习惯。所谓“五枝汤”即采摘桂枝、槐枝、桃枝、柳枝、麻枝各等量，先用纱布包裹好，加入十倍于药物量的清水，先浸泡 20 分钟，然后煎煮 30 分钟，再将药液倒入浴水内，充分地浸浴。这种药浴可以使人体气机宣畅通泄，精神放松。

3. 饮食调养

脾胃为后天之本，主运化受纳水谷，一旦受邪，将脾失健运胃失受纳，使人感觉疲倦、食欲不振，还容易引起腹痛腹泻、痢疾等。因此饮食上宜清淡，少油腻，要以温食为主。食物可以选择鱼类、蔬菜水果等。这类食物热量低，易消化吸收。可以粥类食物为主，既能养脾胃，又能生津止渴、清凉解暑。如荷叶粥能解暑热、清胃润肠，止渴解毒；银耳粥生津润肺，滋阴养肺等。

炎热天气，人体排汗多，体液丢失快。因此，加入各种清热、滋阴等功效的中药和食物的优质煲汤，成为南方必不可少的饮食，即可以及时补充大量流失的汗液，又能养胃益身。

炎炎烈日，很多人喜欢吃冰镇西瓜、绿豆汤，乌梅小豆汤等冷饮消解暑热，但食多会使寒邪易伤及脾胃，而出现吐泻，故冷食不宜多吃，少则犹可。

在我国南方，不少人有食辣椒的习惯，吃辣椒可以促进排汗、帮助消化、增加食欲，有一定好处。因此，食辣椒也成为了南方湿热气候下人们养成的特有习惯。

4. 运动调养

南方天气炎热，稍稍运动就会出汗，引起烦躁和疲劳。故在南方，人们应学习龟、蛇养生方法，做静功，静以养心，“心静自然凉”。另外，体育锻炼不宜选择过分剧烈的运动，以散步、慢跑、太极拳、气功为好，最好在清晨或傍晚较凉爽时进行。当出汗过多时，可适当饮用盐开水或绿豆盐汤，不要饮用大量凉开水，也不要立即用冷水冲头、林浴。否则，会引起寒湿痹证、“黄汗”等多种疾病。

5. 防病保健

南方因气候较热，人体质多阴虚。因朱丹溪在义乌行医，所治都是南方人，他发现“江南地土卑弱，湿热相火为病者最多”，因此提出“阴常不足，阳常有余”的观点。所以南方养生重“清热”、“滋阴”。除了注意上述精神、饮食、运动锻炼的养生方法外，还可以服用清热、滋阴、平补的中药来强壮身体。

南方夏季里好发中暑、肠胃炎、痢疾等疾病，可用芳香化浊，清解湿热的中药预防。如每天用鲜藿香叶、佩兰叶各10克，飞滑石、炒麦芽各30克，甘草3克，水煎代茶饮。

饮食养生

（一）食药同源的药膳文化

食物是人类赖以生存最基本的前提，人类对于药物的最初认识也始于对食物的认识，也就是说人类发现并利用药物的过程是与自身食谱范围扩充的需要和对食物功效不断总结积累的过程紧密相连的，医、药与特定食物的特定功效是同源的，可以说食物的保健和治疗作用是药物的鼻祖。

我国关于药物发现较早的文字记载所述神农“尝百草之滋味，水泉之甘苦，令民知所避就，当此之时，一日而遇七十毒”（《淮南子·修务训》），其实描述的是一个食物发现和筛选过程，药物只是这个过程中的副产品，并在后来逐渐发展壮大的一个分支而已。这些在关于燧人氏、伏羲氏、神农氏等人类先祖的神话，以及《帝王世纪》、《世本》等众多古籍中都可得到印证。

通过人类古代史的研究，“药源于食、药食同源”的结论是显而易见的。正因为如此，中国的传统饮食文化和理论与医药一脉相承。把药物学称为“本草学”也主要根源于中国以植物为主的传统饮食文化；对于食物和药物阴阳五行、四气五味、生克制化等品质属性的认识，也是同出一源的；调理阴阳、谨和五味、因人制宜、因时制宜、因地制宜，以及“谨察阴阳所在而调之，以平为期”（《素问·至真要大论》），同样也是运用食疗的基本原则；而这一切都是以中国古代“天人相应”的哲学思想和理念，以及对人和生命过程的本质认识为基础的。随着人类认识的不断丰富，食与药开始逐渐分化为三部分，单纯果腹的食物、非食性药物（包含毒性药物）、食药兼具之品（其中又有偏重于食和偏重于药的区分）。最能代表中国传统文化精髓和养生思想的当属“食药兼具之品”，这一点在中国的食疗理论和实践中得以集中体现和运用。药王孙思邈称“食治”乃“养生之极术”。食疗与中医学融合贯通而成的中医食疗学，更是在养护生命、预防疾病、特定治疗、协同治疗、病体康复等方面，集中且充分地反映了中国传统医疗和养生的目的，乃其精华所在，可谓举世无双，是中华民族传统文化遗产中的一颗璀璨的明珠。

在中国将药与食完美结合、统为一体，并形成自身特色的当属食疗，食疗即以“医食同源、药食同源”思想为指导，通过药食两用之物来达到保养身体、治疗疾病、健康长寿的目的。

据文献记载，我国食疗保健的起源可以追溯到夏禹时代，仪狄献酒于夏禹以为其健体。至商代宰相伊尹着有《汤液经》，以烹调之法疗疾。这时已经不自觉地利用了食物的药理功效，把食物与药物合二为一，用于防治疾病、强壮身体，这就成为了中医“药食同源”理论的发端和起源。

到周朝时，就已设立了专职掌管皇宫食疗的“食医”，据《周礼》记载，“食医”主要负责周天子的“六食”、“六饮”等。同时还记载了“五味、五谷、五药养其病”；“以酸养骨，以辛养筋，以咸养脉，以苦养气，以甘养肉，以滑养窍”等理论，明确了食与药相辅相成，共同治疗和保养身体健康的关系。为食疗原则奠定了坚实的基础。

成书于战国时代的中医圣经《黄帝内经》则更明确地指出了“治病必求其本”，“人以五谷为本”的思想。在《素问·五常政大论》中指出了“大毒治病，十去其六；常毒治病，十去其七；小毒治病，十去其八；无毒治病，十去其九；谷肉果菜，食养尽之，无使过之，伤其正也。”在《黄帝内经》所载的 13 首方剂中，有 8 首是食药并用的方剂。此外该书还特别强调了药治与食治相结合的重要，明确了“以食疗疾”基本原则，并将其作为整体医药学理论体系的一部分，这是食疗理论重大进步的结晶，是中国食疗史的第一个里程碑。

唐代著名医学家孙思邈更是尊古而不泥古，采集古方而又用于新的实践，在理论和临床两方面都卓有创见，他的杰出思想是主张“治未病”，是“以食疗疾”学说的倡导者和实践者，他特别强调“安生之本，必资于食”、“用之充饥则谓之食，以其疗疾则谓之药”。在其所著的《千金要方》中，列出专篇《食治卷》，共收载药用食物 164 种，同时指出“食能排邪而安脏腑，悦情爽志以资气血”；“凡欲治疗，先以食疗；既食疗不愈，后乃用药耳”；“若能用食平疴遣疾者，可谓良工”；“夫为医者，当须先洞悉病源，知其所犯，以食治之。”孙思邈在此精辟地论述了食与药的辨证关系，并把食疗放在首要的位置，指出食疗平和稳妥、却有疗疾之效，而无伤正之忧，认为善用食疗者才是良医。

在《千金要方》中，孙思邈广罗百家，其所闻所见的食治养生方药，悉皆收入，甚至还有当时外国如天竺等的方剂。

用食物针对性地治疗疾病，孙思邈也是集大成者，且许多为其首创。如用海藻酒治疗瘿病（甲状腺肿）、猪胰治消渴（糖尿病）、紫河车作为强壮剂、谷白皮粥治脚气、猪肝治疗夜盲症等，使得著名的“以脏补脏”理论有了坚实的实践基础。以孙思邈及其后人孟诜为代表的唐代医家及其著作，明确提出了“食疗”的概念，对食疗和营养学说的发展做出了杰出贡献，成为中国食疗史的第二个里程碑。

宋代官方修订的《太平圣惠方》专设“食治门”，记载有食疗方剂160首，可以用于治疗28种疾病。其将食疗的作用总结为“病时治病、平时养生”，也进一步明确了食疗的适用范围。

元代宫廷饮膳太医出身的忽思慧在前人经验的基础上，发展了“药食同源”中“食养”的内容，其所著《饮膳正要》所列每一张处方，都有明确的食疗方针和具体的使用指导，堪称我国历史上真正的营养学专着。

明代的医学巨著《本草纲目》更是收录了食药并用之品超过了500种，为中医食疗提供了更为丰富的资源品种。

近现代的食疗研究基本上遵循了中国几千年的优秀传统，并深入挖掘我国食疗学的理论，运用最先进的科学技术手段，融入现代医疗、营养、保健思想，大大地推动了具有中国特色的食疗科学的发展。

根据中医学理论，食物的特性和中药材一样，有阴阳、寒热温凉等区别。①阴阳：是按照食物对人体的作用特性来区分的。阴性食物能滋阴，供养形体（如小麦、柿子、猪肉等）。阳性食物能供热能，是维持生命所必需的能量基础（如人参、白酒、咖啡等）。②寒热温凉属性：是按照人食用食物后的反应特点来分的，如蟹、西瓜、梨属寒性；杨梅、蜂蜜、萝卜属凉性；牛乳、鸡、葡萄属温性；姜、芥、羊肉属热性。有些食物食性平和，如甜杏仁、胡萝卜、米汤或米粥等则为中性。③五味：食物的天然味道，中医食料理论将其与五脏相对应。例如大蒜、芥、辣椒等味辛辣，属肺；香蕉、柿子、荸荠等味甜，属脾；柠檬、木瓜、米醋等味酸，属肝；苦杏仁、咖啡、莲子芯等味苦，属心；盐、墨鱼等味咸，属肾。④气味：具有刺激性气味的胡荽、淡的香蕉、苹果、葡萄属阴，可用于清解内热。⑤升降沉浮：食物在人体内产生作用和疗效时的路径和部位趋向。例如酒性清扬，易使人头晕；生姜、葱白、薄荷能使人发汗出汗；均以升散、上浮为特点。如梨能祛除内热，西瓜可利水，杏仁有轻泻作用，均具沉降、向下的特点。

药膳就是家常的食品添加某些药物共同制作成的菜肴或食品，是中医食疗的重要组成部分。尤其是在老年保健中，应因势利导，方法多样化，以药效食品制成饮料、菜肴、汤类、粥食、药酒等，均有良好的保健价值。

常入药膳的中药有一百多种，中药中有些药物本来就是饮食中常食之品，如“药食同源”的百合、山药、龙眼肉、芡实、荷叶、桑叶、决明子、薏苡仁、赤小豆、山楂、杏仁、木瓜、枸杞子、莲子、菊花、茯苓、红花、陈皮、薄荷、桑椹、高良姜、昆布、海藻等。中华民族五千年的饮食文化使得食物的种类相当丰富，涉及人们常见的“谷肉果菜”，谷指各种谷物粮食和薯芋、豆类；肉是禽兽肉类，鱼类和龟鳖、蚌蛤、蟹虾，以及部分虫、蛇类；果为水果、干果和部分野果；菜是各种蔬菜野菜。除此之外，调味品、香料、茶和代茶饮品实际上也属于食物。用于药膳的中药必须具备以下特点：首先，原料中药或经制备、烹饪的中药须安全无毒，如党参、枸杞子、人参、白附片等。其次，原料中药或经制备、烹饪的中药容易咀嚼食下，如党参、山药、茯苓等；或者原料中药有较好的气味，比较适口，如小茴香、甘松、砂仁、草果、桂皮等。应用于药膳的中药主要是补虚药、温里药、化湿药、消食药中，其它类别的中药使用较少。至于药性猛然、有毒的中药，则绝不能用于药膳。

药膳不是药物或食物的简单堆积而成的，它讲究的是配方。药膳的配方与一般食品配方不尽相同，它需遵循两个原则：一是中医方剂组成的主次辅佐关系，一是膳食的调配原则。药膳配方主次辅佐关系，对所使用的原料应有主次辅佐关系。二者必须互相协调，才能有利于增强药膳的食疗效果。

常用药膳材料举例：

①黑豆：养血平肝，滋阴清热，用于血虚肝旺，眩晕头痛，阴虚潮热，盗汗等。

②山药：味淡。补脾养胃，生津益肺，补肾涩精，用于脾虚食少，久泻不止，肺虚喘咳，肾虚遗精，带下，尿频，虚热消渴。

③百合：味微苦或甘苦。养阴润肺，清心安神，用于阴虚久咳，痰中带血，虚烦惊悸，失眠多梦，精神恍惚。

④薏苡仁：健脾，补肺，清热，利湿，用于泄泻，湿痹，水肿，肺萎，肠痈，淋浊等。

⑤赤小豆：利水消肿，解毒排脓，用于水肿胀满，脚气浮肿，黄疸尿赤，风湿热痹，痈肿疮毒，肠痈腹痛。

⑥山楂：味酸微涩。消食健胃，行气散瘀，用于肉食积滞，胃脘胀满，泄痢腹痛，瘀血经闭。

⑦木瓜：平肝和胃，去湿舒筋，用于湿痹拘挛，腰膝关节酸重疼痛，吐泻转筋，脚气水肿。

⑧枸杞子：滋补肝肾，益精明目，用于虚劳精亏，腰膝酸痛，眩晕耳鸣，目昏不明等。

⑨莲子：补脾止泻，益肾固精，养心安神，用于脾虚久泻，遗精带下，心悸失眠。

⑩芡实：具香气，味甘而涩。补脾祛湿，益肾固精，用于梦遗滑精，遗尿尿频，脾虚久泻，白浊，带下等。

⑪陈皮：味辛微苦，气香。理气健脾，燥湿化痰，用于胸腹胀满，食少吐

泻，咳嗽痰多。

⑫桑椹：味微酸而甜。补肝益肾，养血生津，用于阴亏血虚，津伤口渴或消渴。

⑬昆布、海带、海藻：气味腥而微咸。软坚散结，消痰利水，用于瘿瘤，瘰疬，睾丸肿痛，痰饮水肿等。

⑭绿豆：清热解毒，消暑，可用于暑热烦渴。

⑮大蒜：味辛辣。行气滞，消肿，解毒，杀虫，外用于痈疖肿毒，癣疮，内服用于肺痨，顿咳，痢疾，腹泻，肠道寄生虫病等。

⑯生姜：气香，味辛辣。解表散寒，温中止呕，化痰止咳，用于风寒感冒，胃寒呕吐，寒痰咳嗽。

⑰核桃仁：微涩微苦。补肾、温肺、润肠，用于腰膝酸软，虚寒咳喘，遗精阳痿等。

⑱八角茴香：味微甜，有特殊香气。温中止痛，主治脘腹冷痛，呕吐泄泻等。

⑲大枣：味香甜。补中益气，养血安神，用于脾虚食少，乏力便溏，妇人脏躁。

⑳青蒿：清热解毒。可用于暑邪发热，阴虚发热，夜热早凉，骨蒸劳热，疟疾寒热，湿热黄疸。

㉑龙眼肉：气香，味浓甜。补益心脾，养血安神，用于气血不足，心悸怔忡，健忘失眠等。

㉒藕：味微甘、涩。止血，消瘀，用于吐血，咯血，尿血，崩漏等。

㉓桔梗：味微甜而后苦。宣肺，祛痰利咽，排脓，用于咳嗽痰多，咽痛音哑，肺痈胸痛，喉痈肿痛等症。

㉔扁豆：健脾化湿，和中消暑，用于脾胃虚弱，食欲不振，大便溏泄，白带过多，湿温吐泻，胸闷腹胀。

㉕乌梅肉：敛肺，涩肠，生津，安蛔，用于肺虚久咳，久痢滑肠，虚热消渴，蛔厥呕吐，腹痛等。

㉖鱼腥草：清热解毒，排脓利尿，用于肺痈咳吐脓血，肺热咳嗽，热毒疮疡，热淋，小便涩痛等。

㉗佛手：味微甜而后苦，气香。舒肝理气，和胃止痛，用于肝胃气滞，胃脘痞满，食少呕吐等。

㉘大麦：味微甘。行气消食，健脾开胃，退乳消胀，用于食积不消，脾虚食少，乳汁郁积，乳房胀痛等。

㉙马齿苋：清热解毒，凉血止血，用于热毒血痢，痈肿，湿疹，丹毒，便血，崩漏等。

㉚葫芦：味微苦。利水消肿，用于水肿，黄疸，消渴，癃闭，痈肿恶疮，疥癣。

㉛薄荷：气芳香清凉，味辛凉。宣散风热，清头目，透疹，用于风热感冒，风温初起，头痛，目赤，喉痹，口疮，风疹，麻疹，胸胁胀闷。

㉜甜杏仁：味微甜。润肺止咳，用于肺虚久咳，气喘。

附：

花卉疗疾歌

杏花味苦可温补，梨花润燥能化痰。
食用桃花能美容，清心降火吃榆钱。
兰花去腻清肺热，梅花解郁又疏肝。
止血收敛数玫瑰，平肝降压有牡丹。
消暑止血食荷花，桂花暖胃又散寒。
烫伤调经选月季，合欢花儿助君眠。
长发香肌茉莉花，腊梅止咳又化痰。
醒脑安神夜来香，健胃止呕葛花餐。
痔疮便血槐花验，白菊明目又平肝。
白茅花治鼻出血，冬花镇咳又平喘。
妇女停经选红花，月经疼痛有凤仙。
咽喉肿瘤皮生疮，银花野菊山茶煎。
鼻炎服用辛夷花，金针花蕾治黄疸。
茄花清热治牙痛，石榴花治中耳炎。
水仙花瓣治惊风，韭花温中开胃田。
芝麻花治粉刺好，绣球花止疟疾验。
百合润肺又止咳，迎春消肿可发汗。
治疗中风圣诞花，芍药敛阴又柔肝。
参花泡茶可醒脑，丁香花治气管炎。
木槿凉血治痢疾，柳絮散疼治牙疳。
清热消肿南瓜花，昙花煎服结核安。
肿瘤恶疮食芙蓉，治疗呃逆柿花煎。
楝花外用杀蚤虱，菱花止血最效验。
劝君对症用鲜花，健康长寿乐无边。

水果食疗歌

红枣补脾又生津，调和诸药润肺心。
柿饼清热又健脾，止渴补血舒脉理。
苹果止泻又开胃，助消化来补身体。
柑桔理气润燥湿，止咳化痰清口味。
桃子活血并补气，润燥还能健身体。
李子止渴带生津，多食反而会伤身。
菠萝止渴又解乏，疏通肠胃益处多。
草莓健胃并补脾，气血和顺益身体。
枇杷味美治哮喘，孕妇食之能助产。
罗汉果小功效大，润喉止咳把痰化。
补中益气是桂圆，干鲜龙眼营养全。
阴虚内寒可食杏，补充胃酸食欲畅。
梅子解渴又安神，乌梅可杀痢疾菌。
猕猴桃能防癌症，常食也能治胃病。
安胎利尿吃葡萄，还助消化效果好。
梨子润喉又化痰，梨汁止咳润心肺。
香蕉通便清内火，润肠能使血脉和。
滋润咽喉有橄榄，既解毒来又化痰。
润肺乌发核桃仁，滑肠补肾强腰身。
补肝健肾有桑椹，养血明目又生津。
益肺平喘食白果，银杏缩便白带无。
消食降脂是山楂，抗癌健胃散淤滞。
椰子果汁能止渴，即可防渴又清火。
山区佳果数板栗，提神健胃营养高。
藕节止血能散瘀，能治咳血止血痢。
西瓜原是好果品，利尿消暑疗百病。
水果各味能治疾，合理食之收效益。
偏食多食反有害，适量对症才开胃。

（二）必不可少的食物营养

合理营养，是生命质量的重要保证，既可以增加抵抗力预防疾病，又可延年益寿。唐代名医孙思邈也一再告诫说“安生之本，必资于食”，“若能用食平疴（治病），释情遣疾（消除疾病）者，可谓良工（高明的医生）。”“以食治之，食疗不愈，然后命药”。可见，在古代，饮食营养，已经是时代的主题了。营养就是膳食的平衡，合理搭配的问题，没有不好的食物，只有不合理的膳食。

当代中国在快速发展变化中，很快从以往的饥饱尚成问题发展到了饮食丰盛，营养有余，在今天这个社会，一方面，人们对生命及生存质量日趋重视，不仅渴望无疾，而且企盼长寿、健康、生存质量高，能享受生活；然而，快速丰盛起来的餐桌，尽管能满足人们一时之口腹，但却也带来了一系列新的健康问题，今天临床，又有多少健康问题是源自饮食营养，不是营养不够，而是营养过剩，营养失衡。如今常见的，让人避之犹恐不及的诸如肿瘤、冠心病、高血压、痛风、糖尿病、肝病，无一不与饮食营养不当有关，因此，人们重新开始考虑饮食营养问题，然而，饮食营养虽是人们天天涉及，却是一个十分庞杂的问题，既涉及水土人情，习惯传统，也涉及个体差异，饮食喜好，特别是快速发展的社会，物质生活丰富了，想吃的都能实现，而中国人的习俗，又以“补”与“吃”为喜好，在这背景下，如何在传统与现代、习惯与合理、享受与健康之间寻绎出符合现代国人需求的、健康合理、且有发展潜质的科学内容，绝非易事。

中国营养协会给中国老百姓的健康膳食 8 条指南，头一条就是食物多样化，食物多样化是营养健康膳食的关键。丰富的营养存在于各种各样的食物中，合理搭配食物、解决人体所需的营养，才是最科学的饮食。这就要求我们一日三餐的食物要多样化。著名营养学家李瑞芬老师指出：每人每天要吃的食物品种要达到 30 种以上。不同的食物中有不同的营养物质，只有吃的品种多，摄入的营养素才能全。中医力倡“五谷为养，五果为助，五畜为益，五菜为充，气味合而服之，以补精益气”；“谷、肉、果、菜、食养尽之”的思想，也就是强调膳食安排的合理性，这样才能做到营养物质的齐全与互补。

现在已经很少人会想起“三分寒七分饱”的概念了。而七八分饱确实很重要，中医有句老话，“若要身体安，三分饥和寒”。“七八分饱”是指可吃可不吃的时候，若等到胃里机械性的物理膨胀，才觉得饱，就丧失了人控制食量的本能。从进食开始，到咀嚼、吞咽、胃肠蠕动、胃液分泌、消化吸收，每个环节都会给大脑发出反馈信号，具体到每个人，这些信号的强弱和对信号的敏感程度是有差别的，而我们就是要找准最适合自己的“七八分”点。另外，用较小的餐具盛饭、细嚼慢咽等都会有助于我们更好地体会到这个“七八分”点。

饭前喝汤，苗条健康；饭后喝汤，越喝越胖。科学家研究表明，一个人饭前喝汤，汤在胃里通过胃粘膜迷走神经反射到脑干，使食欲中枢兴奋性下降，而饱食中枢也在这时候兴奋，饭量自动减少 1/3。21 世纪，世界粮农组织提出新的口号，最健康的膳食结构六个字：一荤一素一菇。荤菜提供动物蛋白、动物脂肪；素菜提供纤维素、维生素和矿物质；食用菌的好处可就多了：第一，吃了蘑菇以后，所有血脂、胆固醇、甘油三酯下降，血粘度下降，随之动脉硬化减少，心血管病、脑血管病减少。第二，菇类含有的香菇多糖可以提高免疫力，减少癌症。调查表明，所有吃菇类食物多的地方，癌症就少。第三，菇类有抗氧化作用，能抗细胞凋亡，延缓衰老。世界卫生组织的研究人员考察了各国居民的生活习惯，饮食结构，气候条件，地理环境，发病情况，医疗护理等多种因素，排除了其他影响之后，发现饮食与健康长寿关系极为密切。因此，合理的膳食营养是提高生活质量，保持健康长寿的关键。

（三）秀色可餐的饕餮艺术

饕餮（Tāo tiè）是传说中龙生九子之一，本是一种凶恶贪食的野兽，现在，却被引申成为美食的代名词，不少人以饕餮之士自居以显示自己美食家的身份，而饕餮盛宴、饕餮大餐更是比比皆是，甚至各种盛大的集会也以饕餮大餐来形容其盛大和内容丰富吸引来客。

“饕餮”美食，不仅对饮食的“色”、“香”、“味”提出了更高的要求，同时还融入了人们对“形”和“意”的追求，更是着眼在有益健康、合理营养搭配上，也就是“养”。

（四）实用经典的药膳食谱

1. 补益养生药膳

雪羹方（《绛雪园古方选注》）

【组成】大荸荠6枚，海蜇50克。

【制法与用法】分别将海蜇、荸荠洗净，用水约1000毫升，煮至250毫升左右。空腹顿服。

【功效】滋阴润燥，消食化痰。可用于阴虚痰热之证见胸闷，咳嗽，咯痰不利者，或用于阴虚便结，痔疮便血等。

猪肝羹（《圣济总录》）

【组成】羊肝1具，羊脊瘦肉250克，地骨皮50克，陈曲末12克，豆豉30克，大葱3棵。

【制法与用法】地骨皮先煎，去渣取汁，再煮沸后加入羊肝、羊肉等，熬至肉烂熟。饭前空腹温热食用。

【功效】滋养肝肾。可用于肝肾不足，气血虚弱引起的腰膝酸软，头晕眼花，耳鸣耳聋，食欲不振，体倦乏力，形体消瘦等症。

羊脊骨羹（《太平圣惠方》）

【组成】羊脊骨1具，羊肾1对，羊肉250克，粳米100克，葱白5棵。

【制法与用法】羊脊骨砸碎，煮至骨上肉脱，去骨渣取汁。将羊肾、羊肉放入素油中煸炒，至六成熟，再放入骨肉汁、粳米熬至米肉烂。空腹温热食用。

【功效】温肾益精，强筋健骨。可用于肾阳或肾精不足引起的腰膝冷痛，下肢痿软无力，头晕耳鸣，小便频数，遗精阳痿等症。

黄雌鸡羹（《养老奉亲书》）

【组成】黄雌鸡1只，粳米40克，葱白5棵，五香粉、食盐少许。

【制法与用法】粳米与鸡块等同煮，至米熟肉烂。空腹温热食用。

【功效】补精益髓，益气固摄。可用于精损阴伤，虚热内生所致的烦渴，以及精不化气，气虚不摄的小便频数等症。

人参粥（《圣济总录》）

【组成】人参15克，生姜15克，粟米60克。

【制法与用法】将人参洗净切细，生姜捣碎取汁。把粟米淘洗干净，加入人参、姜汁，再加适量清水，煮粥。空腹温热食用。

【功效】大补元气，补益脾胃，生津安神。可用于年老体弱、病后体虚的脾胃不足之证，症见呕吐泛酸，食欲不振，腹胀便溏，神倦乏力等。

黄芪粥（《太平圣惠方》）

【组成】粳米100克，黄芪45克。

【制法与用法】先用适量清水将黄芪浸泡30分钟，然后煎煮40分钟，去渣取汁，煮米为粥。空腹温热食用，每日2次。

【功效】补中益气，升阳固表，利水消肿。可用于脾胃虚弱、中气不足引起的腹胀便溏，食欲不振，倦怠乏力，气短自汗，脱肛，子宫脱垂等症，也可用于妇女妊娠胎动不安，腹痛下坠等症。

山药粥（《食鉴本草》）

【组成】山药末100克，粳米100克。

【制法与用法】将山药末和粳米一同放入锅中，煮粥。空腹温热食用。

【功效】补脾胃，益肺肾。可用于脾虚泄泻，食少腹胀，体倦乏力等症，也可用于治疗小儿营养和消化不良。常服此粥，可补气益阴，补脾益胃，有益寿延年之效。

珠玉二宝粥（《医学衷中参西录》）

【组成】生山药60克，生薏米60克，柿霜饼24克。

【制法与用法】将山药、薏米捣成粗粒，加入适量清水，煮至烂熟，再将柿霜饼切碎放入，搅拌均匀，煮至融化。空腹温热食用。

【功效】健脾益肺，止咳化痰。可用于脾肺阴虚，症见食欲不振，胃纳不佳，口舌干燥，干咳无痰，或痰少而粘，甚至痰中带血、潮热盗汗等虚热咳嗽或肺痨久咳等。

木耳粥（《刘涓子鬼遗方》）

【组成】银耳10克（或黑木耳30克），粳米60克，大枣5枚，冰糖适量。

【制法与用法】先将银耳或黑木耳浸泡半天。将粳米、大枣淘洗干净，一同放入锅中，加入适量清水，待煮沸后再加入银耳或黑木耳、冰糖，煮粥。空腹温热食用。

【功效】润肺生津，滋阴益胃。可用于中老年人体质虚弱，虚劳咳嗽，痰中带血，以及便血、痔疮出血等症。

胡桃粥（《本草纲目》）

【组成】胡桃肉60克，粟米100克。

【制法与用法】将胡桃肉连皮捣烂。将粟米淘洗干净，放入锅内加入适量清水，先煮成稀粥。然后再放入胡桃肉，煮至粥稠表面有油为度。空腹温热食用，每日2次。

【功效】补肾敛肺，健脾益胃。可用于肺肾两虚之咳喘，和肾阳虚衰引起的腰膝酸软，阳痿，遗精，小便频数等症。也可用于石淋和砂淋的饮食治疗，其症见小便时尿道疼痛，或伴有腰部绞痛，小便淋漓不畅，或时有砂石排出，小便黄赤或浑浊，尿血等。

羊肉粥（《养老奉亲书》）

【组成】羊肉500克，黄芪15克，人参15克，白茯苓15克，大枣5枚，粳米120克。

【制法与用法】羊肉洗净去脂皮，取精肉200克，细切备用。其余300克切成小块，放入锅中，加入适量清水，与黄芪、人参、茯苓、大枣等同煮。然后去渣取汁，放入粳米煮粥，将熟时再加入切细的精羊肉，煮至肉烂米熟即可食用。空腹温热食用。

【功效】温中补虚，壮阳气，强筋骨。可用于脾肾阳虚引起的畏寒晨泻，腰酸腿软，气短心悸，食欲不振，腹胀便溏等症。

杏仁粥（《太平圣惠方》）

【组成】杏仁15克，生地90克，蜂蜜30克，生姜10克，酥15克，粳米100克。

【制法与用法】杏仁用水浸去皮尖，杏仁、鲜生地、生姜洗切，水研取汁，备用。然后将粳米淘洗干净，放入锅内，加入适量清水，煮为粥。再加入杏仁汁、生地汁、姜汁、蜂蜜、酥等，煮熟，空腹温热食用，每日2次。

【功效】清热滋阴，润肺止咳。可用于阴血不足引起的骨蒸潮热，干咳少痰，口燥咽干，心烦失眠，手足心热，盗汗等症。

仙人粥（《遵生八笺》）

【组成】制首乌30克，粳米60克，大枣5枚，红糖适量。

【制法与用法】用刀刮去首乌皮，切片，放入锅中，加入适量清水浓煎40分钟，去渣取汁。再放入粳米、大枣煮粥，粥成时加入红糖，再沸时即成。空腹温热食用，每日2次。煎煮时忌用铁锅。

【功效】补气血，益肝肾，乌须发，美容颜。可用于阴血不足引起的须发早白，面色不华等症。

酸枣仁粥（《太平圣惠方》）

【组成】酸枣仁30克，鲜生地60克，粳米100克。

【制法与用法】将酸枣仁研末，以水研滤取汁。鲜生地洗净，捣烂绞取汁。用酸枣仁汁兑入适量清水，煮粳米为粥，将熟时再加入生地汁，煮3~5沸即成。临睡前1小时，温热服之。

【功效】滋阴清热，养心安神。可用于心肝血虚引起的失眠多梦，心烦，潮热盗汗，手足心热等症。

松子仁粥（《士材三书》）

【组成】松子仁30克，粳米100克。

【制法与用法】将松子仁研烂如膏。粳米淘洗干净，和松子仁膏一同放入锅中，加入适量清水，煮粥。空腹温热食用，每日2次。

【功效】补中益气，润肺止咳，润肠通便。可用于肺燥之干咳无痰，或痰少而粘，鼻燥咽干，大便干燥等症，对于年老、体弱者的习惯性便秘，也有很好的防治作用。

栗子粥（《本草纲目》）

【组成】栗子20个，小米60克，大米60克。

【制法与用法】将小米、大米淘洗干净，栗子去皮，与小米、大米一同煮粥。空腹温热食用。

【功效】补肾气，益腰足。可用于肾虚引起的腰脚痿软等症。

鸡蛋豆浆（《本草纲目拾遗》）

【组成】鸡蛋1枚，豆浆250毫升，白糖适量。

【制法与用法】鲜鸡蛋打散，将豆浆煮沸5分钟，以滚热的豆浆冲入碗内，放白糖适量。清晨温服。

【功效】宁嗽补血，润肺利咽。可用于阴虚肺燥，干咳少痰等证。

枸杞叶炒鸡蛋（《滇南本草》）

【组成】嫩枸杞叶200克，鸡蛋2枚。

【制法与用法】鸡蛋打散后，放入洗净、切细的枸杞叶，搅匀，炒熟。空腹温食。

【功效】补虚，明目，止带。可用于素体虚弱，脾肾不足，白带量多，面色萎黄，体倦乏力等。

炒羊肝（《食医心鉴》）

【组成】羊肝500克，酱30克，醋20毫升，生姜15克，葱白30克，白糖10克，黄酒20ml，盐、水淀粉适量。

【制法与用法】将羊肝洗净，切成薄片，裹少量盐、水淀粉，素油爆炒，配佐料炒熟。空腹温热食用。

【功效】补肝明目。可用于肝虚有热，或肝血不足引起的眼睛干涩，视物不清，目赤肿痛等。

生地黄鸡（《饮膳正要》）

【组成】生地黄240克，饴糖150克，乌鸡（雌）1只。

【制法与用法】生地黄切碎，与饴糖调匀，放入洗干净的鸡腹中，缝合切口。然后将鸡装入盆中，切口朝上，放蒸锅内蒸熟。空腹食肉后饮汁。不用盐、醋。

【功效】滋阴补肾，益气养血。可用于多种气血亏虚，阴阳失调的虚损之证，症见腰背酸困，体倦乏力，盗汗食少，心悸气短，面色少华，唇燥咽干，双目干涩等。

参归鸡（《乾坤生意》）

【组成】乌鸡（雌）1只，人参15克，当归15克。

【制法与用法】先将乌鸡煮至烂熟，去骨，再放入人参（先用少量清水浸泡30分钟）、当归同煮30~40分钟，即可食用。空腹食肉饮汤。

【功效】温中补虚，益气养血。可用于脾胃虚弱，气血不足症见面色苍白或萎黄，食欲不振，食后脘腹胀满，体倦乏力，气短懒言，心悸失眠健忘等。还可作为病后、或妇女产后虚弱及贫血患者的调养佳品。

花生炖猪蹄（《陆川本草》）

【组成】猪蹄2只，花生米250克。

【制法与用法】猪蹄洗净，与花生米一同炖至熟烂。空腹温热食用。

【功效】养血通乳。可用于妇女产后失血过多或身体虚弱，面色无华，神疲食少，乳汁不下或乳少者。

萝卜炖鲫鱼（《普济方》）

【组成】白萝卜500克，鲫鱼1条（约250克），油、盐、生姜、葱适量。

【制法与用法】鲫鱼洗净后与小块萝卜一同放入沸水煮开，以文火焖熟。空腹食鱼饮汤。

【功效】补肺健脾，化痰止咳。可用于肺脾两虚，症见咳吐涎沫，咳声不扬，有痰难咯，痰中带血，口干咽燥，形体消瘦，脘腹胀满，食欲不振等。

豌豆炖羊肉（《本草纲目》）

【组成】豌豆200克，羊肉250克，生姜10克，盐适量。

【制法与用法】先将羊肉与豌豆一同用武火煮沸，继用文火炖煮。空腹温热食用。

【功效】温中补虚，调理脾胃。可用于治疗脾胃阳虚所致的胃中冷痛，食少腹胀，体倦乏力等。

虫草炖老鸭（《本草纲目拾遗》）

【组成】老雄鸭1只，冬虫夏草15克，白酒200毫升，酱油250毫升。

【制法与用法】将冬虫夏草放入老鸭腹内，隔水炖至烂熟。空腹温热食用。

【功效】补肺益肾，补虚损，止喘咳。可用于久咳虚喘，劳嗽痰血，阳痿，遗精，腰膝酸痛，病后体虚等。

玫瑰花烤羊心（《饮膳正要》）

【功效】鲜玫瑰花50克，羊心150克，食盐适量。

【制法与用法】将鲜玫瑰花（或干品15克）加盐，煮10分钟，待冷备用。将切成小块的羊心洗净，穿在烤签或竹签上，边烤边蘸玫瑰盐水，反复在明火上烤炙，烤熟稍嫩即可食用。空腹热食。

【功效】补心安神。可用于心血不足，惊悸失眠，抑郁，健忘等症。

酱醋羊肝（《食医心镜》）

【组成】羊肝500克，酱油、醋、白糖、黄酒、生姜、葱白、淀粉、素油等适量。

【制法与用法】羊肝切片，外裹芡粉汁，素油中爆炒至嫩熟，即可食用。空腹温热食用。

【功效】养肝明目。可用于肝虚体弱，视物不清，夜盲等症。

当归生姜羊肉汤（《金匮要略》）

【组成】当归20克，生姜12克，羊肉300克。

【制法与用法】羊肉与当归、生姜同炖，温服。

【功效】养血活血，温阳散寒，止痛。可用于治疗血虚有寒而引起的脘腹疼痛、疝气疼痛，以及妇女产后腹痛绵绵，喜温喜按和老年、病后虚弱者。

海参羊肉汤（《随息居饮食谱》）

【组成】海参50克，羊肉500克，生姜2片，葱白2段，胡椒末、精盐少许。

【制法与用法】羊肉切块，文火炖煮，至羊肉将熟时，将发好的海参段放入，再煮沸 15 分钟左右。温热食参、肉，饮汤。

【功效】补肾益精，养血润燥。可用于治疗肾虚阳痿，遗精，尿频，腰膝酸软，头晕耳鸣等证，也可用于年老、病后、体弱者。

鲤鱼汤（《千金要方》）

【组成】鲤鱼 1 条，白术 15 克，茯苓 15 克，当归 10 克，白芍 10 克，生姜 10 克。

【制法与用法】上 5 味药用纱布包裹，与鱼同炖，食鱼饮汤。

【功效】健脾利水，养血安胎。特别是对于妊娠后期，由于脾虚失运而引起的下肢水肿，小便不利等症，尤为有效。

四和汤（《饮膳正要》）

【组成】白面 500 克，芝麻 500 克，小茴香 60 克，盐适量。

【制法与用法】白面炒熟。芝麻、小茴香微炒后研细末，与炒过的白面混合，并依个人口味放入适量精盐，调匀。每日 3 次，每次 1～2 匙，饭前空腹用白开水调服。

【功效】补中健脾，散寒止痛。可用于脾胃虚弱，脘腹冷痛，食欲不振，须发早白等症。

萝卜鲫鱼羊肉汤（《日华子本草》）

【组成】青头萝卜 750 克，羊肉 500 克，鲤鱼 1 条，生姜、胡椒粉、盐适量。

【制法与用法】先煮鲫鱼，去刺，取肉和汤备用。羊肉文火炖至将熟时放入萝卜，煮 30 分钟后，再放入鲫鱼肉和汤，加调味料煮沸。温热食用。

【功效】温中补虚，益气养血。可用于脾胃虚弱，食欲不振，脘腹胀满，咳嗽有痰者。

乌饭美容却老方（《本草拾遗》）

【组成】南烛茎叶或柿叶、粳米各适量。

【制法与用法】南烛茎叶或柿叶捣碎，渍汁浸粳米，九浸九蒸九晒，装入袋中备用。用此米制作米饭，空腹温热食用。

【功效】美容颜，坚筋骨，乌发却老。可用于未老先衰，面色无华，须发早白等症。

姜乳蒸饼（《东坡养生集》）

【组成】生姜 500 克，面粉适量。

【制法与用法】生姜捣碎，绞汁，盛入瓷盆中，澄去上层黄清液，取下层白而浓者，阴干，刮取其粉，名为“姜乳”。每日用姜乳粉适量与面粉拌和均匀，和面做饼，蒸熟。空腹食用。

【功效】美容，驻颜，不老。可用于脾虚肾亏所致的未老先衰者。壮年服用，可延缓衰老。

酸枣仁煎饼（《太平圣惠方》）

【组成】酸枣仁5克，人参2克，茯神6克，糯米粉100克，面粉100克。

【制法与用法】将酸枣仁微炒，与人参、茯神共研为细末，与糯米粉、面粉混合调匀，加水适量，烙成煎饼。空腹食用，每日1次。

【功效】健脾益气，养心安神。可用于心脾两虚或心肝血虚引起的心悸易惊，心烦失眠，体倦乏力，神疲食少等症。

白雪糕（《古今医鉴》）

【组成】大米1000克，糯米1000克，山药60克，芡实60克，莲肉（去皮心）60克，白糖400克。

【制法与用法】大米、糯米、芡实、莲肉共研为极细末，加入白糖、水搅拌均匀。平摊在蒸笼的屉布上，蒸熟后，切成小块，烘干备食。

【功效】健脾益胃，补肾固精。可用于病后或素体虚弱，不思饮食，腹胀便溏，或腹泻时作，体倦乏力等，也可用于肾精不固引起的腰膝酸软，男子遗精滑泄，女子白带不止等症。

山药面（《饮膳正要》）

【组成】面粉300克，山药粉150克，鸡蛋清2个，羊肉250克，生姜汁25ml，豆粉适量。

【制法与用法】将面粉与山药粉相合调匀，加入生姜汁和清水揉面，用豆粉做干粉，擀成面条，煮熟。与煸炒的羊肉同食。

【功效】补元气，治虚羸。可用于年老、小儿、病后或素体虚弱之人，症见形体羸瘦，体倦乏力，食少便溏，饮食无味，或呕恶时作等。

2. 清热和消食类药膳

三豆饮（《世医得效方》）

【组成】赤小豆30克，绿豆30克，黑豆30克，甘草15克。

【制法与用法】加适量清水，煮至豆烂熟，食豆饮汤。

【功效】清热解毒，利湿消肿。可用于湿热蕴结所引起的皮肤湿疹、瘙痒，黄疸以及暑湿泄泻等。

期颐饼（《医学衷中参西录》）

【组成】生芡实180克，生鸡内金90克，面粉250克，白糖适量。

【制法与用法】然后将鸡内金粉置盆内，浸以适量沸水，半日许，再放入芡实粉、白糖、面粉，和匀，擀成极薄的小饼，烙成焦黄色，随意食用。

【功效】健脾，化痰，消积。可用于老年人气虚不能行痰，致痰气郁结，胸膈满闷，胁下作疼。也可用于治疗小儿脾虚食积，食少便溏等症。

锅焦饼（《本草纲目拾遗》）

【组成】锅焦1500克，神曲120克，砂仁30克，山楂120克，蒸莲肉120克，鸡内金30克，粳米粉1500克，白糖500克。

【制法与用法】神曲炒至焦香，锅巴炒黄、砂仁微炒，山楂蒸，去核，晒干，鸡内金用砂炒。上药共研为细末，与粳米粉相合调匀，用白糖水和成面团，擀成薄饼，文火烙熟。空腹时，当做点心食用。

【功效】健脾消食。可用于小儿、老年脾虚食积，脘腹胀闷不舒，或呕吐腹泻，食欲不振，形体消瘦者。

泥鳅炖豆腐（《泉州本草》）

【组成】泥鳅500克，豆腐300克。

【制法与用法】泥鳅除去腮及内脏，洗净，放入锅中，加入适量清水及食盐，煮至半熟，再把豆腐放入锅中，炖至泥鳅熟透。空腹温热食用。

【功效】清热，利湿，退黄。可用于湿热郁阻中焦而导致的黄疸，一身面目俱黄，脘腹胀满，小便黄赤短少等。

（五）沁人心脾的饮茶品茗

"品一杯香茗，心旷神怡；读一段美文，齿颊留芳"。"一杯茶，品人生沉浮；平常心，造万千世界"。茶，在我国被誉为"国饮"，通过饮茶可以陶冶情操、修身养性，把思想升华到富有哲理的境界，而品茗的方法和意境则早已伴随着思想的升华融入在博大精深的中国茶文化中。

中国茶文化历史悠久，源远流长。"茶"字最早见于《神农本草经》一书，它是世界上第一部药物学专著，成书于战国时代（公元前5~221年）。唐代陆羽被后世尊称为"茶圣"，他于公元758年左右写成了世界上最早的茶叶专著《茶经》，系统而全面地论述了栽茶、制茶、饮茶、评茶的方法和经验。根据陆羽《茶经》推论，我国发现茶树和利用茶叶迄今已有四千七百多年的历史。

国际上较为通用的茶分类法是按不发酵茶、全发酵茶、半发酵茶来作简单分类。绿茶为不发酵的茶（发酵度为零），黄茶为微发酵的茶（发酵度为10%~20%），白茶为轻度发酵的茶（发酵度为20%~30%），青茶为半发酵的茶（发酵度为30%~60%），红茶为全发酵的茶（发酵度为80%~90%），黑茶为后发酵的茶（发酵度为100%）。雨露、滇青、雨珍、龙井、碧螺春、黄山毛峰、华顶云雾等都属于绿茶；白毫银针、白牡丹、贡眉等都属于白茶；君山银针、北港毛尖、温州黄汤、广东大叶青等都属于黄茶；水仙、大红袍、铁观音、乌龙等都属于青茶；滇红、祁红、碎茶等都属于红茶；安化黑茶、南路边茶、普洱茶等都属于黑茶。另外，按季节分类，茶叶可分为春茶、夏茶、秋茶和冬茶。

茶叶品质的好坏，可以从色、香、味、形四个方面鉴别。一般来说，茸毛多、锋苗好、白毫显露，表示茶叶嫩度好、做工也好。其次要看条索，也就是茶叶的外形规格，一般外形条索紧，身骨重，圆（扁形茶除外）而挺直，说明原料嫩、做工好、品质优。在色泽上，好茶均要求色泽一致、光泽明亮、油润鲜活。一般新茶外观干硬疏松、色泽新鲜、呈嫩绿色，而陈茶的茶叶则紧缩暗软。然后应该注意茶叶的整碎和净度。整碎就是茶叶的外形和断碎程度，以匀整为好，断碎为次。净度是看茶叶中是否混有茶片、茶梗、茶末、茶籽和制作过程中混入的杂物。此外，还可通过茶的干香来鉴别茶的品质，不同的茶香味各异，但有异味如焦烟味等是肯定不可取的。

在泡茶时对泡茶用水是有讲究的，一是水要甘而洁，二是水要活而清鲜。泡茶水温的掌握，主要看泡饮什么茶而定。高级绿茶，特别是各种芽叶细嫩的名茶（绿茶类名茶），不能用100℃的沸水冲泡，一般以80℃左右为宜。茶叶愈嫩、愈绿，冲泡水温要低，这样泡出的茶汤一定嫩绿明亮，滋味鲜爽，茶叶维生素c也较少破坏。而在高温下，茶汤容易变黄，滋味较苦（茶中咖啡碱容易浸出），维生素c大量破坏。正如平时说的，水温高，把茶叶"烫熟"了。泡饮各种花茶、红茶和中、低档绿茶，则要用100℃的沸水冲泡。如水温低，则渗透性差，茶中有效成份浸出较少，茶味淡薄。泡饮乌龙茶、普洱茶和花茶，每次用茶量较多，而且茶叶较极老，必须用100℃的沸滚开水冲泡。为了保持和提高水温，有时还要在冲泡前用开水烫热茶具，冲泡后在壶外淋开水。少数民族饮用砖茶，则要求水温更高，将砖茶敲碎，放在锅中熬煮。

茶叶冲泡的时间和次数差异很大，与茶叶种类、泡茶水温、用茶数量和饮茶习惯等都有关系，不可一概而论。一般可先将茶叶放入杯中，加少量开水，以浸没茶叶为度，加盖3分钟左右，再加开水到七八成满，便可趁热饮用。当喝到杯中尚余三分之一左右茶汤时，再加开水，这样可使前后茶汤浓度比较均匀。据测定，一般茶叶泡第一次时，其可溶性物质能浸出50%~55%；泡第二次，能浸出30%左右；泡第三次，能浸出10%左右，泡第四次，则所剩无几了。所以，通常以冲泡三次为宜。

在中华茶文化里，喝茶叫作品茗，除了讲究茶具、茶叶、水、冲泡方法和环境外，最讲究的是一个"品"字，它包含了一个审美的过程。端起茶杯，首先是闻香，细细领略茶的幽香。正如一位诗人所言："舌根未得天真味，鼻观先闻圣妙香"。各种茶的香味是不同的。接下来是"听茶"。茶的本味是清，一个"清"字，乃是从心中得来。只有用心听茶，其间才有高山流水，才有岁月风情，甚至有金戈铁马。最后才进入品饮。各种茶叶的香型不一样，其味也不同。真正的好茶是香气高爽，回味悠长，唇齿留芳，许久不散，使人渐入"两腋清风起，我欲上蓬莱"的佳境。仙有酒可解逍遥，人有茶可品味自在，常饮清茶淡水，不为俗世忧。

在饮茶种类的选择上没有太过于刻意的要求，但通常认为绿茶偏于清，清热之力更强，更适于夏季饮用；红茶偏于补，温补之力更胜，更适于冬季调养。

茶叶究竟含有什么有益于人类健康，又能防病治病的成分呢？茶叶中含多种化合物，其中有可溶性蛋白质、氨基酸、碳水化合物和多种维生素，特别是绿茶中的维生素C、维生素B，很有益处，是体内新陈代谢中不可缺少的成分。此外，还有对健康有关的无机盐，特别是一些在其他食品中含量少的元素（微量元素）如铜、氟、铁、铝、锰、锌、锶、钙、镁等，可以补充人体对矿物质的需要，对人体健康和延缓衰老也起着重要的作用。茶多酚是一种具有多种功效的活性物质。咖啡因能兴奋高级神经中枢，使人精神兴奋、思想活跃、消除疲劳，还能兴奋心脏，扩张冠状动脉，增加对心脏的血液供应，有强心作用。它还能加快呼吸，提高肌肉的工作量，但并不加快脉搏，也不增高血压。茶碱和咖啡因都有利尿作用，可以增加胃液分泌。茶叶含有鞣酸，它有收敛、止血、杀菌等功能，如有误服金属盐类或生物碱等毒物，尚未吸收时，即服浓茶，可以解毒。茶还能抑制痢疾杆菌，故对细菌性痢疾有一定治疗效果。咖啡因与茶多酚协同作用，防止人体内胆固醇的升高，有防治心肌梗塞的效能。饮茶能去油降脂，经常饮茶是有保健作用的。饮茶在当今世界各国人民的生活之中已相当普及，它调节机体平衡，以及防病治病、医疗保健、减肥美容、养生益寿等特殊效用也越来越被人们了解和重视。

药酒养生

（一）妙用双刃剑——酒中仙与穿肠毒

酒是用谷类和酒曲酿制而成，其气剽悍而质清，其性温，味辛而苦甘，有温通血脉，宣散药力，温胃暖肠，祛散风寒，振奋阳气，消除疲劳等作用。适量的饮酒，可以怡情怡性，助兴致，但过饮或暴饮则易乱性伤身，耗损元气，甚至使人丢掉性命。自古以来，对酒的评价毁誉参半。在《养生要集》中有这样一段话："酒能益人，亦能损人。饮之失度，体气使弱，精神侵昏"。其大意是说，饮酒既有益于人，亦有损于人。如果饮酒过多，则可使人身体元气日益衰弱，精神智志亦将变得模糊恍惚而容易得病。

中国经历了数千年酒文化的发展，已经认识到酒对人体的诸多益处，而对酒的现代研究，更是使这种仅供消遣、怡情的杯中物，变成了富有多功能用途的美妙之物。酒是一种很好的营养剂；适量饮酒可以促进胃肠道的消化；酒能活血通络、散寒止痛；酒能加速血液循环，有效的调节、改善体内生化代谢及神经传导；酒能解除疲劳；适量饮酒可以减轻心脏负担，预防心血管疾病；适量饮酒能延年益寿，有益于人们身心健康；酒有杀菌消毒的作用，可以做为调味品和食品防腐剂。其实，饮酒的关键是饮用得当。如果饮用过量，甚至醉酒都能出现酒的负效应。

药酒，是以白酒、黄酒和米酒浸泡或煎煮具有治疗和滋补性质的各种中药或食物，去掉药渣所得到的特殊酒剂。古代医家之所以喜好用酒，是取其善行药势而达于脏腑、四肢百骸之性，故有“酒为百药之长”的说法。其实，酒是一种很好的溶媒，许多用其他加工方法难以将其有效成分析出的药物，反而能被酒精提取析出，而且还能借其善行、宣通血脉的特性，引导药物的效能达到需要治疗的脏腑和部位，从而充分发挥其防治疾病的药效。另外，药物浸在酒里还有长效保存、不易变质的优点，可以长时间的储存，随时饮用，简便省事。也许，这些都是药酒历经数百年而不减其魅力的缘由所在！

“水能载舟，亦能覆舟”。药酒在防治某些疾病、强身健体、延年益寿等作用上的确有其独到的疗效和益处，但并非人人都可以饮用药酒来治病保健，也不是各种药酒都适合每个人饮用，若是不宜饮而饮之，就会适得其反，轻则不适致病，重则关乎性命。因而，同其他治疗、保健方法一样，药酒也有其局限性：①某些疾病不宜饮用药酒。患有肝炎、肝硬化、酒精肝、脂肪肝等肝脏疾病者禁用；肾功能不全者禁用；胃及十二指肠溃疡等消化系统疾病的患者慎用；心脏功能不全者慎用；传染性疾病患者慎用。②不同体质的人应选择适宜自身的药酒，不要盲目的人饮亦饮。阳虚体质的宜选用温补的药酒配方，阴虚者则适饮有滋补作用的药酒，如果阳盛体质还坚持服用具有温阳补益配方的药酒，会使得内火过盛，导致热盛灼津的火证。补身不成，反而添了新病。③饮用的剂量要适当。药酒本身也有酒的成份，酒多伤身，由于饮酒过多造成的酒精肝等疾病并不鲜见，过量饮之会有什么样的后果，就不用多论了。④服用某些药物的同时，不宜引用药酒。如使用安定、降压药、利尿剂、胰岛素、硝酸甘油等药物时，不宜同时饮用药酒。另外，如果服用中药，要看药酒中的中药配伍是否与汤剂配伍相矛盾。因此，建议这些需要多方面治疗的人咨询医生后再选配合适的药酒。

（二）载药之舟——独特的药酒文化

酒与医素有不解缘，繁体“醫”字从“酉”，酉者酒也。这大概是因为先祖们无意中食用了发酵后的瓜果汁，发现了它可以治疗一些虚寒腹痛之类的疾病，从而让酒与原始医疗活动结下了不解之缘。《黄帝内经》有“汤液醪醴论篇”，专门讨论用约之道，所谓“汤液”即今之汤煎剂，而“醪醴”者即药酒也。

我国的战国时代对药酒的医疗作用已有了较为深刻的认识。先秦时代的《黄帝内经》中提到了简单的药酒配伍及治疗，从汉代至宋代，药酒的配制逐渐由单味发展到多味药，所用酒的文字记载多用“醪”“醴”。到了元代、明代，药酒的配制及应用发展更加完善，至清代时，无论从原料用酒、制备方法、质量控制、用药理论等方面，对古法药酒都达到了成熟和完善。这三个阶段概括了我国古代药酒的发展历史，可以看出药酒文化已经在我国延续了数千年。

药酒的品种繁多，功效各异，可以分为保健性药酒、治疗性药酒和外用药酒，事实上多数治疗性药酒主要用于康复性治疗，所以，二者间并没有严格的区别。保健性药酒一般可以归为以下4类：①延年益寿类，如人参固本酒、周公百岁酒等；②补益类，如人参酒、十全大补酒等；③强筋壮骨类，如蕲蛇酒、黄芪杜仲酒等；④养颜乌发类，此类也可归为补益类的药酒，如固本酒、七宝美髯酒等。

药酒的配制：①配方选择。根据自己的实际情况选择合适的配方，最好先请教中医大夫，弄清该方的性质及需注意的服用方法等。②酒的选择。浓度不宜过高，50度左右为宜，因为药材中的有效成分，有的易溶于水，有的易溶于乙醇。一般不善饮酒的人，宜选用低度白酒或黄酒，但浸出时间及次数可适当增加，以便有效成分的充分析出。会饮酒的人，可选用不低于60度的烧酒、大曲酒等。③浸制方法。有两种，冷浸法和热浸法。一般家庭泡制药酒多用较简便的冷浸法。冷浸法：将药材碎成片或粗粉，投入带盖的陶、瓷坛子或带塞的玻璃瓶等容器中，加入规定量的白酒。若未规定酒的用量，则一般酒量为药材量的8～15倍。密闭放置。起初泡时每天摇晃或搅拌一二次，泡后八天，可改为每周搅拌一次，搅拌的次数多一些，浸泡的效果则更好些。热浸法：将药材和酒同煎一定时间，然后再把装着药酒的瓶子（开盖）放在另一盛水的大锅里文火慢煮，隔日一次，但热浸的时间不宜过长，否则酒易挥发散失掉了。④浸泡时间。一般为一个月以上，也有浸泡三个月、半年、一年以上的。到了开启期后，用纱布过滤药渣，并压榨药渣，使所有的清液混合，药酒就算制成了。如想连续浸泡，则不必压榨药渣，可再添加新酒浸泡即可。若所制药酒需要加糖、蜜等，可将砂糖用等量白酒温热溶解，过滤，将药液与糖液混合，搅匀，再过滤即可得饮用药酒。

药酒的服法与禁忌：药酒一般以温服为好，以利于药效的发挥。饮用量可根据药酒的性质、浓度和各人饮酒的习惯来定，一般每次10～30毫升，每日早、晚各饮用一次。有些滋补性药酒，也可以在就餐时与饭菜合并饮用。酒量小的人可把浸泡好的药酒，加入适量的冷糖水或蜂蜜水中，稀释后再饮。不习惯饮酒的人在服用时可逐渐增加到需要饮用的量，也可用冷开水稀释后服用。年老体弱者因新陈代谢缓慢，饮用药酒时可适当减量。儿童因处在生长发育阶段，脏器娇弱，一般不宜饮用。青壮年饮药酒时也要掌握分寸，不可过量豪饮。妊娠期、哺乳期、行经期的妇女不宜饮用白酒制备和有活血作用的药酒。患有某些疾病的人，如肝炎、癫痫、心功能不全、慢性肾功能不全等，不适宜服用药酒，以免加重病情。对酒精过敏及患皮肤病的病人，更应禁用或慎用。

我国的药酒文化流传已久，不仅在医病健身上有着独特的魅力，在传统农历的节日食养特色中也可见到它的引用。春节、元旦为一岁之首，在祝福一年顺利的风俗中，古人于这天常饮“屠苏酒”、“椒柏酒”，吃“五辛盘”、服“敷于散”等。据葛洪《肘后方》记载：“屠苏酒”是由防风、白术、桔梗、川椒、大黄、桂心等药组成，用绢袋装着，于十二月晦日沉于井中，在正月朔日清晨出井，然后再置酒中煎煮数沸。于元旦时饮此酒，可以“避疫气”的感染，令人不得伤寒和瘟病。“椒柏酒”是由柏叶与椒花制成。古人认为柏树为仙木，食之可使人身轻如燕，可抗衰老；椒花气味芳香，可驱病气，故于春节时适饮之可防疾病。五月五日的端午节，古人习用艾叶为酒，白术作汤，饮雄黄酒（极微量，现已少用）、菖蒲酒以避瘟疫。九月九日的重阳节，古人多饮菊花酒，食“蓬饵”以求防病延年，美颜肌肤。

1. 药酒的典故与传说

关于酒的传说，可以追溯至我国远古时代，相传酒的酿制是因为人们发现采摘的野果发霉后反而有特殊的美味而逐渐有意识的开始了我国酿酒文化的发展，而药酒是与酒同时伴随发展的。我国古代民间，流传着许多有关药酒的由来及其神奇疗效的或优美或有趣的故事，就让我们领略其中的一二吧！

（1）酒虫

在长山有一个刘氏，体胖喜欢饮酒。每次喝酒，都能喝掉一坛，家有良田三百亩，有一半用来种酿酒的谷子，因为是个豪富之家，也不会因为喝酒这么多而变得贫穷。一次，刘氏见到一个和尚，说他有怪病，有“酒虫”在他肚子里，刘氏很害怕，就请这个和尚医治，和尚说“这不难”，让他爬在床上，将手脚缚住，在他的头前有半尺的地方放了一坛醇香的美酒，不一会，刘氏就非常想喝酒了，酒香入鼻，馋瘾上来，却不能饮一口。忽然，刘氏喉咙奇痒，哇的一声吐出一个东西，一下子跳进酒坛子里。解开手脚后一看，一条有口有眼的二寸许长的虫像鱼儿在酒中游来游去。刘氏非常感谢和尚，要酬谢他，可是和尚什么都不要，只要刘氏吐出来的这条虫。问他要这个有什么用，原来将虫放在储满清水的坛子中，就能变成佳酿，刘氏试了一下，果然如和尚所言。自此以后，刘氏就非常厌恶饮酒了，而且身体越来越差，家道也中落了，到最后连水都喝不进去。史云：“日尽一石，无损其富；不饮一斗，适以益贫；岂饮啄固有数乎哉？”这酒虫原是刘氏的福根，而不是病害，那个和尚只是为了得到它而愚弄了刘氏。这个传说想告诉人们饮酒其实是对人有益的。

（2）五加皮酒的传说

五加皮酒又名致中和五加皮酒，它产自浙江，具有悠久的历史文化。五加皮酒由多种中药材与酒配制而成。关于它还有一个美丽传说。

相传，东海龙王的五公主私自下凡到人间，与致中和相爱。为了维持生活，五公主提出酿制一种药酒。她告诉致中和一首酿酒歌：“一味当归补心血，去瘀化湿用姜黄。甘松醒脾能除恶，散滞和胃广木香。薄荷性凉清头目，木瓜舒络精神爽。独活山楂镇湿邪，风寒顽痹屈能张。五加树皮有奇香，滋补肝肾筋骨壮，调和诸药添甘草，桂枝玉竹不能忘。凑足地支十二数，增增减减皆妙方。”这首歌里含有十二种中药，是五加皮酒的配方。五公主为了避嫌，将酒取名“致中和五加皮酒”。自此酒酿制后，因为酒香飘逸扑鼻，又防病健身，无论是平民百姓，还是达官贵人，皆纷纷慕名而来，只为一品这美酒。他们的生意越做越红火，五公主与致中和也从此过上了美满幸福的生活。

（3）三蛇酒的传说

在广东、广西一些地方，人们常用金环蛇、眼镜蛇和过树榕蛇配制药酒，名“三蛇酒”。该药酒醇香可口，具有驱风、活络、行血、祛寒湿等功效。有关它的由来，广西梧州流传着一个传说。

在元朝至正年间，广西梧州有个叫龙湖的地方，住着一个叫柳来福的财主。他有一独生女，名叫云莺。此女芳龄十八，美丽如含露水仙、出水芙蓉。一日云莺与母亲乘轿去梧州河东山上的寺庙求神，在回家的路上，恰遇一位眉清目秀的少年，二人一见钟情。这位公子原是云山脚下一户董姓人家的儿子，名宏钦，是个性情潇洒的人。这董家在云山脚下开了一家酒坊，专用冰泉之水酿制，酒味香甜醇厚。二人父母得知后，看二人心下欢喜，又门当户对，很高兴的应了这门亲事，自是皆大欢喜。

然而好事多磨，岭南地区峰峦叠嶂，气候多湿，多年来流行一种像是麻疯，又不是麻疯的怪病，得了这个病会浑身流脓，臭不可闻，最后全身烂遍，人也就死了。很不幸的是，云莺也得了。在多方治疗无果后，云莺不忍心伤害家人和宏钦，悄悄离开了。而宏钦得知这一消息，悲痛欲绝，决定将云莺找回。他一路寻找到了南洋，为了积攒回乡的盘缠，也为了能见到云莺为她医治，便留在药店当了学徒。三年后宏钦回到了梧州，开了一家医馆，他把学到的医术同自家的酿酒技术结合，用当归、川芎、白芷、桂皮等中药浸酒，医治风湿骨痛、身体奇痒、生疮流脓等病。不久，董医生的医术远近闻名，许多人都慕名来求医。

一日，董宏钦在医馆外面发现了一个蓬头垢面、手主拐杖的女人，她头上生疮，手上流脓，很是狼狈。仔细一看，这个狼狈女子恰是自己苦苦寻找的云莺。宏钦将云莺救回，安置在自己家后院的小屋，悉心照料、医治，云莺也在后院做些杂活，以解歉意。云莺经过宏钦调制的药酒治疗后虽然病情得到了控制，但总不能根治。一日，有两条毒蛇金环蛇和眼镜蛇相斗，两蛇缠在一起不小心掉进酒缸，云莺正要去看，又有一条过树榕蛇也从草棚顶上跌进酒缸，为了怕毒蛇出来伤人，她便上前盖上盖子，上面又压了块大石头。过了半年，云莺的病仍未好转，不忍再拖累董郎，还不如及早离开人世，正好看到了浸有毒蛇的酒，于是打开了那个酒缸，见三条蛇虽然死了，肌肉却完好无损，舀了几碗喝下去，只觉头晕目眩，浑身发热，顿时不省人事。宏钦非常难过，以为云莺死了，虽然断气，但云莺仍身体发热。过了三天三夜，云莺竟然醒了，除了口渴难忍，她身上的毒疮都已经结了痂，脸色也红润了许多。经过一个月的调养，云莺完全康复了，不仅恢复了以往的风采，而且比以前更加美丽动人。董宏钦发现正是这三条蛇的奥秘，他经过研究，用三种蛇再加上了原来治风湿骨病的药酒，能够产生排毒和去除死肌的奇效。

自此，三蛇酒扬名远近，医治好了许多与云莺一样得怪病的人。而宏钦与云莺也结为了夫妻，恩爱到老。

（4）蕲蛇药酒的传说

明朝年间，有个叫胡卓人的，家住吉安，开有一药店，生意兴隆。一次，胡卓人外出采购药物，在客栈遇到一名流落女子。细问之，才知此女子姓陈，因为这里地处山陵，湿气很重，不少人患了麻风病，于是，当地就定了一个不成文的规矩：年轻女子出嫁前，必先“放疯”，才有人敢娶。因此陈姑娘被父母逼出来“放疯”。胡卓人对陈姑娘的境遇很是同情，表示说如果陈姑娘去江西吉安找他，他可以免费医治她的病，如果她愿意还想娶她为妻。

后来陈姑娘真的去了吉安，胡卓人履行诺言，为其熬药治病，关怀备至。可治了好长一段时间，陈姑娘的病不见好转，胡卓人也一时没了办法。一次，胡卓人又外出采购药材了。狠心的佣人怕被传染没给陈姑娘送饭送药，饥渴难忍的陈姑娘见后院作坊花架下有一大酒缸脏水，此时她早已对治愈失去了信心，只求一死，就喝下了脏水。奇怪的是，在喝了几大口脏水后，她反而觉得很舒服。于是，以后的几天她就只喝缸中的脏水解渴充饥。些许天后，陈姑娘竟然奇迹般的逃脱了恶病缠身的困扰，恢复了健康。

胡卓人回来后看到娇美动人的陈姑娘，惊喜万分，问过缘由后，他马上检查那个酒缸。原来，放在花架下的是打露的普通药酒，不是什么脏水，而那个缸里竟然泡着一条死蕲蛇，也许这蛇是从花架上不慎跌入缸中的。胡卓人凭着他对医学的直觉，悟出了这正是个“以毒攻毒”的好方法。他又潜心研究，以蕲蛇为主药，再加上一些透骨追风，舒筋活络，强身健体的名贵中药，泡制出了“胡卓人蕲蛇药酒”。此酒治好了许多患有麻风、风湿麻木、跌打损伤、四肢瘫痪、半身不遂的病人，而广为流传。胡卓人与陈姑娘也终成眷属。

2. 用心酿得养生酒——药酒配方

（1）延年益寿药酒

人参固本酒

【来源】《锦氏医通》，原方为丸剂，现改为酒剂。

【组成】人参15克，天冬30克，麦冬30克，生地黄30克，熟地黄30克，白酒750毫升。

【制作】诸药切成薄片，纱布袋装，扎口，白酒浸泡。密闭14天后，取出药袋，压榨取液。将压榨液与原药酒合并后过滤装瓶备用。

【用法】口服。每次15～20毫升，每日1～2次。

【功效】益气阴，养心肺，补肾精。

【应用】用于心肺肾虚，气阴不足。症见口干咽燥，短气无力，大便干结。老年人心、肺、肾三脏俱虚，气阴不足者尤为适宜。

【方解】方中人参补脾肺之气，天冬、麦冬补心肺之阴，生、熟地黄补肾阴、填肾精。全方三阴并补，兼补脾肺之气。全方气阴并补。凡心、肺、肾三阴俱虚，兼有气虚者均可应用。

黄精枸杞酒

【来源】《奇效良方》。

【组成】黄精100克，枸杞子100克，白酒1000毫升。

【制作】黄精蒸透、晒干、切片。用纱布盛装上药，扎口。白酒浸泡。14日后取出药袋，将压榨液与原药酒合并，过滤装瓶，备用。

【用法】每日3次，每次饮15毫升。

【功效】补气益精，延年益寿。

【应用】用于病后体虚，阴血不足；脾胃虚弱，饮食减少，神疲倦怠；眩晕，早衰。亦用于高脂血症。

【方解】黄精、枸杞为老年人常服之补品。《圣济总录》称："常服助气固精，补填丹田，活血驻颜，长生不老。"

周公百岁酒

【来源】《归田琐记》。

【组成】炙黄芪20克，茯神20克，熟地黄12克，生地12克，当归12克，党参10克，麦冬10克，茯苓10克，白术10克，山茱萸10克．川芎10克，枸杞10克，防风10克．陈皮10克，龟版胶10克，羌活10克，五味子10克，肉桂2克，红枣20枚，冰糖100克，高粱酒3000毫升。

【制作】上药共研成粗末，装入2层纱布制成的口袋中。药袋扎口后放入干净容器中，倒入高粱酒，密封，放阴凉处。7日后开封饮用。

【用法】空腹温服。每次20毫升，每日3次。

【功效】壮元气，和血脉，延年益寿。

【应用】用于气怯神疲，形体清瘦，腰膝酸软，心悸健忘，耳目失聪等。

【方解】《归田琐记》中载："塞上周翁制药酒，服四十余年，寿过百岁。其家三代人皆服此酒，寿命皆达七十余岁，故名周公百岁酒。"全方气血双补，水火既济。久饮本药酒能补虚益损，抗老延年。

清宫长春酒

【来源】清宫秘方。

【组成】天冬10克，麦冬10克，熟地15克，山药10克，牛膝20克，杜仲20克，山茱萸10克，茯苓10克，人参5克，木香5克，柏子仁15克，五味子5克．巴戟天15克，川椒3克，泽泻15克，石菖蒲10克，远志10克，菟丝子15克，肉苁蓉30克，枸杞子30克，覆盆子15克，地骨皮15克，白酒2000毫升。

【制作】上药粉碎成粗末，纱布袋装，扎口。白酒浸泡1个月。开封后取出药袋，压榨取液。将榨得的药液与药酒合并，静置后过滤即得。

【用法】每日1次，每次5～15毫升。临睡前口服。

【功效】补虚损，调阴阳，壮筋骨，乌须发。

【应用】用于神衰体倦，肢酸乏力，健忘失眠，须发早白，以及老年妇女阴道出血。

【方解】此方系清宫秘方，原为长春益寿丹，现改为酒剂。方中药物配伍补气健脾，滋肾壮阳，又有补而不滞的特点。久服能乌须发，壮精神，健步履，延年益寿。

（2）补益药酒

黄精补酒

【来源】清宫秘方。

【组成】黄精100克，当归100克，黄酒2000毫升。

【制作】上述药物粉碎，纱布袋装，扎口。黄酒浸泡1小时后，将泡酒容器置锅内，隔水文火加热1小时，待凉后将其移至阴凉处，7日后开盖取出药袋。压榨取液，将榨得的药液与药酒混合，静置，滤过，装瓶备用。

【用法】每次30毫升，每日2次。温饮。

【功效】益气养血，滋阴补虚。

【应用】用于气血不足，面乏华色，短气懒言，头晕目眩，倦怠乏力，食欲不振，或心悸健忘。

【方解】本方原用黄酒浸药，浸透加热，再晒干研细，炼蜜为丸，现改为酒剂。方中黄精养阴补气，润肺补肾；当归养血和血，益心补肝。两药配伍，重在调补气血。

熟地枸杞酒

【来源】《景岳全书》。

【组成】熟地55克，山药45克．枸杞子50克，茯苓40克，山茱萸25克，炙甘草30克，黄酒1000毫升。

【制作】以水200毫升和黄酒一起文火煎煮诸药。煎30分钟，待药渣沉淀后，用纱布过滤。过滤后的药酒即可饮用。滤得的药渣用纱布另包，仍浸泡在药酒中。

【用法】每日1次，每次20~30毫升。晚饭后饮用。

【功效】滋阴补肾。

【应用】用于肾阴不足，症见腰酸遗泄，口燥咽干，入夜盗汗，耳鸣头晕。

【方解】本方原名左归饮，现改为酒剂。肾阴不足，常见口燥咽干、入夜盗汗。方中熟地为滋阴补肾常用药物，配伍枸杞子、山茱萸，滋阴补肾作用更强。山药、茯苓健脾、益气，茯苓且有安神、利水的作用。全方补而不滞。

本药酒采用黄酒制作，酒精浓度低，适宜不善饮酒者及妇女饮用。但此药酒不宜长久保存，尽量1个月内服完。

人参酒

【来源】经验方。

【用法】每日1~2次，每次饮服20毫升。

【功效】补气强壮。

【应用】用于老年身体虚弱、气虚乏力、失眠心悸，大病、久病后气短自汗、肢体倦怠、食欲不振。

【宜忌】忌与萝卜同服。

【按语】人参由于加工方法不同，可分为红参、生晒参和糖参（白参）三类。全须生晒参是不经修整，保持完整的生晒参。红参药性偏温，补气力强；生晒参和糖参性平，但前者补气力强，后者弱。近年推出的冻干参（活力参），也可以整支泡酒，其性平，与生晒参相似。

气弱阳虚者可选用红参泡酒。高丽红参性温，补气力更强，也可选用，但须注意，红参经加工炮制后质地致密，为了浸泡时能将参中有效成分更好溶出，可先湿润后切薄片浸酒。

十全大补酒

【来源】《太平惠民和剂局方》

【组成】当归、川芎、熟地、白芍、党参、白术、茯苓、黄芪各60克，甘草、肉桂各30克，白酒3000毫升。

【制作】上述诸药共为粗末，纱布袋装，扎口，置酒坛中，加白酒浸泡。密封容器。14日后开封，取出纱布袋，压榨取汁，将榨得的药液与药酒混合。药酒过滤后装瓶备用。

【用法】口服。每日2次，早、晚各15毫升。

【功效】温补气血。

【应用】用于气血不足，虚劳咳嗽，腰膝无力，妇女崩漏等。

【宜忌】阴虚火旺者忌用。

【方解】方中当归、川芎、熟地、白芍是养血调血要药，四者配伍称“四物汤”；党参、白术、茯苓、甘草是助阳补气之药，称“四君子”；黄芪、肉桂温阳固卫。诸药合用，除气血双补外，还能温里固卫，是一个温补力较强的保健药酒方。党参也可换作人参，但用量须减半。

（3）强筋壮骨药酒

黄芪杜仲酒

【来源】《太平圣惠方》。

【组成】黄芪10克，萆薢15克，防风15克，牛膝20克，桂心10克，石斛20克，杜仲15克，肉苁蓉20克，制附子10克，山茱萸10克，石楠10克，白茯苓10克，白酒1000毫升。

【制作】将以上12味药共捣为粗末，纱布袋装，置干净容器中，入酒浸泡，密封。7日后开封，去药袋，即可过滤装瓶备用。

【用法】温服。每日3次，每次10~20毫升。

【功效】温肾阳，强腰膝，祛风湿。

【应用】用于肾阳虚损，气怯神疲，腰膝冷痛，阳痿滑精，风湿痹痛。

【宜忌】溃疡病者慎用。

【方解】方中肉苁蓉、制附子、桂心、山茱萸温肾阳，杜仲、牛膝补肝肾、强腰膝，萆薢、防风、石楠祛风湿，配伍黄芪益气、茯苓健脾利湿。全方补泻结合，重在补虚治本。

颈椎病药酒

【来源】民间验方。

【组成】续断25克，骨碎补20克，鸡血藤20克，川牛膝15克，鹿角霜15克，泽兰叶15克，葛根10克，白酒1000毫升。

【制作】上药粉碎成粗粉，纱布袋装，扎口，白酒浸泡。14日后取出药袋，压榨取液。将榨得的药液与药酒混合，静置，过滤后即得。

【用法】口服。每次20毫升，每日2次。

【功效】补肝肾，强筋骨，舒筋活血。

【应用】用于颈椎病。

（4）祛风除湿药酒

蕲蛇酒

【来源】浙江民间验方。

【组成】蕲蛇（去头）25克，红花15克，当归15克，秦艽15克，羌活15克，五加皮15克，防风15克，白酒1500毫升。

【制作】蕲蛇应选用干燥药材。上述诸药粉碎成粗末，纱布袋装，扎口。白酒浸泡14日后取出药袋，压榨取液。将榨得的药液与药酒混合，静置，过滤即得。

【用法】口服。每次15~20毫升，每日2次。

【功效】祛风除湿，活血通络。

【应用】用于风湿痹痛，关节酸痛．四肢麻木。

【宜忌】孕妇慎用。胃溃疡患者忌用。老人饮用不宜过量。

【方解】蕲蛇有祛风、通络、止痉作用，常配羌活、防风、当归等祛风活血药同用。

冯了性药酒

【来源】《上海市国药业固有成方》

【组成】丁公藤300克，麻黄50克，桂枝25克，白芷25克，防己20克，羌活20克，独活20克，小茴香20克，威灵仙25克，五加皮20克，当归尾15克，川芎15克，青蒿25克，山栀子15克，白酒3000毫升。

【制作】将上药蒸透，置干净坛中，入白酒浸泡2个月后开启，过滤去渣取液，装瓶备用。

【用法】口服。每日早、中、晚各1次，可外用涂擦患处。

【功效】散寒止痛，祛风除湿。

【应用】用于风湿痹证，肢体关节肌肉疼痛，跌打损伤疼痛。

【宜忌】高血压、溃疡病患者忌用。

（5）养颜乌发药酒

七宝美髯酒

【来源】《医方集解》

【组成】制首乌100克，茯苓50克，牛膝25克，当归25克，枸杞子20克，菟丝子20克，补骨脂15克，烧酒1500毫升。

【制作】上药共为粗末，入纱布袋中，扎口，白酒浸泡。1个月后取出药袋，压榨取液。将榨得的药液与药酒混合，静置，过滤即得。

【用法】口服。每次15~20毫升，每日2次，早晚各1次。

【功效】补益肝肾，乌须黑发。

【应用】用于肝肾不足，须发早白，齿牙动摇，梦遗滑精，腰膝酸软，妇女带下，男性不育。

【方解】方中重用制首乌补肝肾，益精血，乌须发；茯苓健脾渗湿，调补后天；当归、枸杞子滋补阴血；菟丝子、补骨脂补肾固精且助阳；牛膝补肝肾，强腰膝。本方药物7味，功专乌须发，故名“七宝美髯酒”。此方为抗衰老、延年益寿的良方。

固本酒

【来源】《医部全录》。

【组成】干地黄20克，熟地黄20克，天冬20克，麦冬20克，白茯苓20克，生晒参20克，白酒1000毫升。

【制作】上药粉碎成粗粉，纱布袋装，扎口，白酒浸泡3日后，隔水武火煮沸20~30分钟，当酒呈黄黑色时立即离火冷却，再取出药袋，压榨取液，合并榨取液与药酒，静置，过滤即得。

【用法】空腹温服，每次10~30毫升，每日1~2次。

【功效】滋阴益气，健脾补虚，乌须美容。

【应用】用于气阴两虚，容颜早衰，须发早白。

【按语】《医部全录》载："固本酒，治劳补虚，益寿延年，乌须发，美容颜。"气阴精血是皮肤毛发赖以生长荣润的物质基础。方中生熟地黄、天冬、麦冬滋补阴精；天冬滋阴润燥，兼有清肺功能；生晒参、白茯苓益气健脾。全方气阴双补。

性别养生

（一）男人的养护

随着医学科学的不断发展，人们对男性科学的认识不断深化。男性较女性强健的观念已经开始动摇，男性保健问题愈来愈引起人们的广泛关注。探求男性养生之道，已经成为许多男子尤其是中老年男性的热门话题。

早在2000多年前的《黄帝内经》中，我们的先人就很重视男性的保健问题，其中有许多关于男子的养生方法，并介绍了20多种男性病症。令人遗憾的是，直到今天，仍有不少男性认为自己是一个"强壮的男子汉"，盲目乐观，不注意珍惜保养自己的身体，更令人担忧的是，不少非健康男性拖着病态的身子，却浑然不知，我行我素，依然酗酒嗜烟、暴饮暴食、通宵玩牌，继续自残其身。

事实上，男性的耐受力和抗病力比女性差。男性不及女性耐寒、耐饥、耐疲劳。男人在工作中遇到阻力时，往往心跳加快，血压升高，肾上腺素分泌增加，而女性却少有这类反应，因而男性的心血管疾病的患病率高于女性。我国著名健康教育家、心血管专家洪昭光教授，总结分析男性脆弱和寿命短的原因有4条：男人有泪不轻弹，男人有话不爱说，男人有病不去看，男人有家不爱回。

下面我们就男性调护介绍一下男性养生保健的注意事项：

1. 补肾固精　养阳益气

肾在男性的一生中占据着十分重要的地位。"男子以肾为本"。肾精足则气充、神旺。可见，保肾在男子养生保健中的地位尤其重要。那么，又如何补肾固精呢？

饮食补精：只有得到后天饮食的水谷精微不断化生，肾精方能泉源不竭。明代医家龚廷贤，对男子精亏诸症，主张用小雌鸡两三只，每日用人参煮米喂养，待鸡生蛋，每日食蛋三五个，不过百日，立见奇效。“千金秘精方”也具有很好的固精作用，其组成是：莲子、莲花蕊、莲子心、山药各5克，每日煮粥服用，也可用黄唇鱼或黄菇鱼鳔或鲍鱼鳔10克煮粥服用。

节制保精：少年男子应晚近女色，婚后男子应节制房事，不可终日纵欲。

起居保精：不要过度劳累或长久骑车；不要长期穿紧身裤、牛仔裤；男性如能做到戒烟限酒，可提高精子活力；闭目，舌抵上腭，内视头顶，吸气时收提肛门，上缩睾丸，吸满时，略一闭气，徐徐呼出，轻轻放松睾丸和肛门；平时小便后，也须闭气，提睾缩肛1分钟左右。

2. 修养身心　调养性情

作为男人，处于社会与家庭的双重关系中，在人生的舞台上扮演着为人之夫，为人之父，为人之子，为人之婿，为社会一员，为本体自身的6个角色。在复杂的社会生活中，万事如意是不可能的。诸如环境的恶劣，工作中的挫折，事业上的压力，时间上的紧迫，生活中的困难，上下级的矛盾，同志间的摩擦，家庭中的不和，孩子的淘气，恶人的诬陷，自身的痛楚等等，都可能成为影响男子情绪的因素。而不良的情绪致使精神疾患、心血管疾病以及阳痿、遗精、性功能低下等疾病明显增多。所以拥有健康的心理，是男子健康的重要指标。

养性培德立志：养性贵在养德，为人首先要有一颗善良的心，要有关心他人的美好心灵。其次做人要诚实有信，有报道证实骗人说谎时有损健康。还有每个人必须要树立希望、信念和志向，这些是祛病延年的武器，不良情绪的克星。

在平时的日常生活中，保持淡泊的、宁静的心理状态，尽量减少或避除各种不良情志刺激，安心养神。保持博爱之心，广交朋友，建立友谊，先人后己，以达到心理平衡的状态。

对于生活中的烦恼和不舒心的事情，要学会宽容和忘记，多思考，冷静考虑后情绪就容易控制了。有悲伤、抑郁的情绪时，可以用一些适当的方法发泄出来，如挥泪痛哭。

3. 合理饮食　调理脏腑

俗话说：人是铁，饭是钢，一日不吃饿得慌，几天不吃见阎王。饮食对男性延缓衰老、祛病防病方面有积极的效果。除了饮食均衡外，男性食补须注意体质属阳的特点，阴阳之中，侧重补充阳气。在五味食物中，辛甘食物多能助阳益气，男子宜适当多食。因此，男性切忌贪食寒凉食物。但男子中偏阴虚的个体，可以吃一些清淡之品，如蔬菜、水果、绿豆等。

根据男子的特点，我们建议男子饮食要符合以下要求：

食用富含植物纤维的食物，加强肠的蠕动，有降低胆固醇和降压的作用，当然减肥的效用就不用说了。

食用含镁的食物，可以预防心脏病，增强生殖能力，提高精子活力。如大豆、烤马铃薯、坚果、燕麦饼、花生、核桃仁、绿色蔬菜和海产品。

食用含锌的食物，可以提高性欲，增加机体免疫力的效力，还能加速伤口的愈合。如火鸡、海产品、豆类、牛肉、鸡肝、蛋类等。

4. 避除邪气　摒除恶习

男性的一些恶习，如吸烟、酗酒、手淫等，直接危害其健康。“饭后一只烟，赛过活神仙”。一些男子把吸烟认为是男子汉的一种不可缺少的风度。实际上，吸烟对健康的危害非常大。曾有 2 位年轻人比赛抽烟，结果 1 人在连吸 30 多根后突发心肌梗塞。而过度的饮酒和手淫会造成脾胃损伤、性功能早衰等疾病。所以，改掉这些不良的习气，是保证男性健康的前提条件。

总之，男性健康越来越不容我们忽视，除了我们以上提到的保健法则，男子养生还应该注意因时、因地、因人而宜，根据每个人的特点，在不同的年龄、不同的环境中，进行不同的养生保健。为此，我们伟大的中医宝库中的推拿、气功保养法，具有神奇的效果，这一点是无可置疑的。

（二）女人的调护

1. 经期保健

经期必须保持外阴、内裤、垫纸的清洁，勤换内裤，并置于日光下晒干，洗浴宜淋浴，不可盆浴、游泳，严禁房事、阴道检查。如因诊断必须做阴道检查者，应在消毒情况下进行。

经期宜加强寒温调摄，尤其要注意保暖，切勿过食生冷、涉水、淋雨、冒雪、坐卧湿地、下水田劳动。严禁游泳、冷水浴，忌在烈日高温下劳动。

经期多有乳房胀痛，少腹堕胀，纳少便溏等表现，应摄取清淡而富有营养之食品。若过多进食酸辣辛热香燥之品，可使月经过多，应忌食；也不宜过量饮酒，以免刺激胞宫，影响经血的正常进行。

情志因素对月经的影响极大。经期，阴血较虚，肝失濡养，疏泄能力下降，会产生紧张忧郁、烦闷易怒之心理，出现乳房胀痛、腰酸疲乏、少腹堕胀等症。因此，在经前和经期都应保持心情舒畅。

经期提倡适当活动，有利于经行畅利，减少腹痛。

2. 产褥期保健

产后 6~8 周时间内属产褥期。产妇的休息环境必须清洁安静，室内要温暖舒适、空气流通。冬季宜注意保暖，预防感冒或煤气中毒。夏季不宜紧闭门窗、衣着过厚，以免发生中暑。但也不宜卧于当风之处，以免邪风乘虚侵袭。

产后24小时内必须卧床休息，不能过早下地，过早操劳负重，避免发生产后血崩、阴挺下脱等。睡眠要充足，要经常变换卧位，不宜长期仰卧，以免子宫后倾。然而，静养绝非完全卧床，除难产或手术产外，一般顺产可在产后24小时起床活动，可使大小便通畅，较快恢复。

增加营养是非常必要的，保持饮食有节。但必须注意补不伤胃、不存瘀血。产妇的饮食宜清淡可口、易于消化吸收，又富有营养及足够的热量和水分。当忌食油腻和生冷瓜果，也不宜吃辛热伤津之食，防止大便困难和恶露过多。产后1~3天的产妇可食小米粥、软饭、炖蛋和瘦肉汤等。此后，蛋、奶、肉、骨头汤、豆制品、粗粮、蔬菜均可食用，但需精心细做，水果可放在热水内温热后再吃。另外，可辅佐食疗进补，以助机体恢复。如脾胃虚弱者可服山药扁豆粳米粥，肾虚腰疼者食用猪腰子菜末粥，产后恶露不畅者可服当归生姜羊肉汤或益母草红糖水、糈糟等。饮食宜少量多餐，每日可进餐4~5次，不可过饥过饱。

产后应注意讲究卫生，保持清洁。每晚坚持用温开水洗涤外阴部位，勤更换会阴垫。如有伤口，应使用消毒敷料，也可用药液熏洗，有利于消肿止痛。内衣裤要经常洗晒，产后百天之内严禁夫妻同房。产后四个星期不能盆浴，避免感染。产褥期应注意二便通畅。分娩后往往缺乏尿感，应设法使产妇于产后4~6小时排尿，以防胀大的膀胱影响子宫收缩。如若产后4~8小时仍不能自解小便，应采取措施。产后因卧床休息，肠蠕动减弱，加之会阴疼痛，常有便秘，可用番泻叶促使排便。

此外，产妇分娩已重伤元气，需给予关心体贴，令其情怀舒畅，可以防止产后病的发生。

3. 哺乳期保健

哺乳期的妇女处于产后机体恢复阶段，还要承担哺育婴儿的重任，所以保健对母子都很重要。

产后应将乳头洗净，在乳头上外涂植物油，使乳头的积垢及痂皮软化，然后用肥皂水及清水洗净。产后8~12小时即可开奶。每次哺乳前，要洗手，并用温开水清洗乳头，避免婴儿吸入不洁净之物。哺乳后也要保持乳头清洁和干燥，不要让婴儿含着乳头入睡。如仍有余乳，可用手将乳汁挤出，或用吸奶器吸空，以防乳汁淤积而影响乳汁分泌或发生乳痈。刚开始哺乳时，乳房往往胀硬疼痛，可作局部热敷，使乳络通畅，乳汁得行，也可用中药促其通乳。

哺乳要定时，这样可预防婴儿消化不良，同时有利母亲的休息。一般每隔3~4小时一次，哺乳时间为15~20分钟。哺乳到十个月左右可考虑断奶。

产后乳母应加强饮食营养的调配，多喝汤水，保证乳汁的质量和分泌量。忌食刺激性食品，不要滥用补品。如乳汁不足，可多喝鱼汤、鸡汤、猪蹄汤等。

乳母必须保持心情舒畅，起居有时，劳逸适度。还要注意避孕。最好用避孕工具，勿服避孕药，以免抑制乳汁的分泌。

4. 更年期保健

妇女多数在45~50岁进入更年期。此时常会出现头晕目眩、头痛耳鸣、心悸失眠、烦躁易怒或忧郁，月经紊乱、烘热汗出等症。

以下是更年期女性应该注意的几个问题。

更年期妇女应当正视自己的生理变化，排除紧张恐惧、消极焦虑和无端猜疑。遇事要心平气和，避免发怒。心中若有不高兴的事情，可以与亲朋好友倾诉宣泄。同时根据自己的性格爱好选择适当的方式转移注意力。保持乐观情绪，胸怀开阔，树立信心。

更年期妇女生理功能的紊乱，往往出现贫血，可食用鸡蛋、动物内脏、瘦肉、牛奶等高蛋白食物以及菠菜、油菜、西红柿，桃、橘等蔬菜水果纠正贫血。患有阴虚阳亢型的高血压患者，可食用小米、玉米渣、麦片、蘑菇、香菇。另外，芹菜、苹果、山楂、酸枣、桑椹、绿叶茶等以降压安神，平时少吃盐，不要吃刺激性食品，如酒、咖啡、浓茶、胡椒等。可选食黑木耳、黑芝麻、胡桃等补肾食品。

要保证睡眠和休息，但不能过分贪睡。在身体状况允许的情况下，从事正常的工作，可以参加散步、太极拳一些运动量不大的体育活动，以丰富生活，促进睡眠和休息。若绝经后阴道出血或白带增多，应及时就诊治疗。最好半年至一年做一次体检，早发现，早治疗。

（三）房事养生益健康

科学研究认为，性爱活动在人的一生中起着很重要的作用，不是可有可无的。在我国，老百姓由于受封建礼教束缚几千年，性被禁锢在不见天日的角落里，当前，人们已经能用科学的观点来正确看待和认识这个问题了，只有正确认识性这个问题，才会使个人和社会更健康地发展。《玉房秘诀》中说到：“男女相成，犹天地相生，天地得交令之道，故无终竟之限。人失交接之道，故有夭折之渐，能避渐伤之事而得阴阳之道也”。由此可见，房事生活本乎自然之道，这是养生延寿的重要内容之一，也是健康长寿的基础。

下面我们介绍一下房事养生方面需要注意些什么？

1. 饮食调养

中医养生学认为，饮食与人的性功能之间存在着重要的依存关系。多吃优质蛋白质，如大豆食品，尤其是冻豆腐含有丰富的精氨酸，精氨酸是精子生成的重要成分，具有提高性功能和消除疲劳的作用；适当摄入脂肪，补充维生素和微量元素，吃点巧克力，适当饮茶；多吃辛辣食物可以提高性欲，忌食肥甘厚味，太咸，寒凉之物。

男性性欲低下：洋葱炒鸡蛋，素炒洋葱丝，洋葱炒牛肉丝，黑木耳乌龟汤、甲鱼枸杞山药汤，羊肉黑木耳汤，蘑菇炒鸡丁，蘑菇炒肉片，肉丝炒青椒，枸杞炖羊肉。

女性性欲低下：枸杞子炖牛鞭，金樱子狗肉，虾仁烩花菜，枸杞鸽子，肉苁蓉羊肉粥，韭菜炒羊肝，虫草炖鸡肉，枸杞羊肉粥。

2. 运动调养

我们以下介绍的方法主要针对女性朋友，男性朋友的保健方法在男性调养中我们都有提及，在此就不再赘述。

腹肌练习：仰卧，两腿屈曲状态，两手抱膝盖，将膝盖拉向胸部，稍稍用力，使两手略感颤抖，随后慢慢放松。接着伸展髋关节，尽力使两腿伸直放平于床上。再收腿屈膝髋关节，使膝部靠胸。反复做7次。

骨盆练习：半蹲位，两膝微屈曲，两足分开约70厘米左右，两手叉腰。吸气时，将骨盆前推；呼气时，将骨盆拉回，同时臀部尽量向后撅起。反复做12次。

按摩练习：仰卧位，屈两腿，两膝自然分开，使足底相对，用手从膝盖向大腿根部按摩，到腿根后再由下而上按摩。从膝盖向大腿根部按摩时吸气，手返回膝盖时呼气。反复做7次。按摩时要放松可以增加性快感体验。

展腿练习：锻炼大腿内侧肌群肌力。运动躯干、大腿时，增加腹压作用于阴道，可以产生快感，同时阴道口开张，有利于局部气血通畅。坐位姿势，两手后撑，左腿屈曲立位，右腿屈膝外展，平放于垫上。提臀时，左腿外展，略伸直；放下臀部，换右腿做相同动作。反复做7次。

3. 四季调养

春季阳气上升，万象更新。夫妻性生活的频率可稍有增加，顺遂人意，不可过分禁锢。这样将有助于机体各组织器官的代谢，从而增强生命活力。

夏季人体内的阳气会不断地向外释放宣泄。夫妻性生活可随自己的意愿，不必过度节制，以使机体在“阳气浮长”之际，保持旺盛之势。但在盛夏酷暑时，人体脏腑功能会相对减弱，暑邪易伤人正气，应适当减少次数，尤其是在暴风骤雨、雷电交加之时，不可姿意纵欲。

秋季是由“夏长”转变为“冬藏”的一个收敛时期，应当多加注意体内的精气保养。夫妻性生活也应加以收敛，不宜过频，以使体内阳气不再过多地向外宣泄，为迎接漫长的冬季做准备。

冬季天气寒冷，外界寒邪比较容易侵入机体，损伤机体的阳气。因此，夫妻性生活应注意加以节制，特别在奇寒异冷之际（如三九天），更应当尽可能减少性生活，避免肾中阳气亏损而诱发疾病。

中醫養生宝典

4. 健康的性心理

长期科学研究表明，长期的性压抑，对人的生理心理发展和工作学习都会产生消极影响，直至损害身心健康。要明白，男女之间正常的性生活，是人类天性之需，如果人为的压抑这种功能，会带来很多疾病。

对于性行为的后果，要有充分的心理准备。并端正态度，要认识到性活动是一种生活的乐趣，而不是一种负担。

房事前，有必要进行性技术的学习，性生活前男女双方的爱抚、相慰，直到两情相悦时，这才是正常健康的房事的心理要求。提倡男女双方要在精神情志上互相适应，才可以达到房事时的心思安定，意志专一，使自己的性欲情志与对方相融洽，更不能有烦躁郁闷，忧愤嫉妒，愤怒不安的情绪。所以，要求人们对性爱有正确的看法，正确认识两性交合，才能有健康的性心理，从而使房事生活愉快进行，避免损伤，延年益寿。

到了老年，许多人不敢也不愿谈性爱，不敢过性生活了。老两口一天到晚，只谈只做“正事”，认为性爱是年轻人的事情，否则就是“老不正经”了。那么，老年人是不是也要有性爱活动呢？是否也要过性生活呢？是否也需要性保健呢？答案是肯定的，有研究表明，和谐愉快的性爱活动可以使人们在处理各种关系中更加生气勃勃，避免产生死气沉沉的情绪。这对身心养生也有不可忽视的益处。老年夫妻可以做一些消耗体力较少的性爱活动，比如谈情说爱、抚摸、接吻等，房事次数也不宜过度频繁，这样是有利于健康的。

中医房室养生学认为，善于养生的人，其重要的守则之一是积精少泄。如果能做到合乎情理的动而不泄或动而少泄，久而久之可使精气充沛，神形明慧。故蓄积阴精，甚为关键。

阶段养生规划

人不可能不死，但通过后天调养，可以逐渐增强体质，提高康复力、抗衰力，从而达到延年益寿的目的。养生保健就是一门生命的管理艺术。

社会在进步，人类在发展，古老的养生术是否仍具有现实意义。答案是肯定的。只要你掌握先人养生规律，以不变应万变，传统养生文化的有些观点仍具现实意义。

中国养生学认为：道不远人，只在日常生活之间，因此养生之术，无须远求，只要在饮食、起居、行住坐卧之间时时留意调摄，就会受益无穷。养生勿求速成，只有用岁月积累起来的强健体魄，才具有稳定的基础。古人养生，注重四道：一是动养之道，就是适度锻炼，可活动筋骨，疏通气血；二是静养之道，就是适当休息，可减少消耗，怡神健体；三是食养之道，就是均衡营养，可使饮食有节，二便通畅；四是居养之道，就是起居有常，可使精神愉快、情绪安定。守此四者，则可以健康长寿，度百岁乃去。此外，人的情志活动和道德修养，对人的身心健康关系极大，所以需要调摄情志，修养德行。孔子曰："君子有三戒：少之时，血气未定，戒之在色；及其壮也，血气方刚，戒之在斗；及其老也，血气既衰，戒之在得。"这既是人生的告诫，也是阶段养生的大致规划。

人生一世，草木一秋，世事匆匆，人生易老。如果有一个一生的养生规划，一步一个脚印，踏实前行，在不同的时期也会有不同的境界。

（一）一年之计在于春——年少时期的养生计划

有人认为养生保健是中老年人的事，与小儿没有关系，许多人会说，小儿正处于生长发育的时期生机勃勃需要什么养生保健。其实，中老年时期的健康和青少年时期的养生保健，有着非常重要的关系。养生保健是一个长期的系统工程，需要从小抓起。

小儿生机蓬勃，发育迅速。在生长发育过程中，从体格、智力以至脏腑功能，均不断逐渐完善、成熟。好比旭日初生，草木方萌，蒸蒸日上，欣欣向荣。因此小儿旺盛的生机，就对水谷精气、营养物质的需求，相对地更加迫切。

由于生理上既有脏腑功能未全的一面，又有生机旺盛、发育迅速的一面，而且小儿寒温不知自调，饮食不知自节，所以小儿容易发病。所以古人特别重视"防患于未然"。这就是年少时期就需要养生的原因。那么小儿养生具体又有哪些呢？

1. 不过饱，不挑食

家长为了使孩子身体健康，孩子又是大家的心头肉，就想方设法满足孩子，有求必应，现在食品多而杂，但往往把孩子的脾胃搞坏了。因为小儿脏腑娇嫩，脾胃运化功能还不足，难于消化那么多食物，久而久之产生食积，影响脾胃功能就出现便秘或腹泻，食欲不振等。因此，不宜过于饱食，而且食谱要多样化，多种食物混合吃，荤素搭配以达到食物的互补作用，使身体获得各种必需的营养素。更需要纠正孩子偏食、挑食等不良饮食习惯，否则就造成营养不均衡。

2. 睡眠足，身体长

睡眠是最好的休息，全身心的放松，此时身体通过自我调节达到最佳状态，各种分泌物更充足，让孩子身体发育得更完善。睡眠充足的孩子长得更高，也更聪明，学习成绩更好。因为人的脑垂体所分泌的生长激素主要在夜间睡眠中分泌，人体需要的各种营养素的合成，也只有在睡眠和休息的时候才能很好地完成。所以，孩子只有睡眠充足，才能长高长壮。如果睡眠不足，抵抗力就会下降，影响身心及智力的发展。

3. 多运动，晒太阳

鼓励孩子积极参加体育锻炼，也是促进孩子长高的重要因素。阳光中的紫外线能使皮肤中的脱氢胆固醇转化成维生素 D_3，从而有助于钙的吸收，所以提倡孩子多到户外晒太阳。

这只是一般原则，家长应根据自己孩子的具体情况而有所变化，关键就是顺应小儿体格特点，脏腑娇嫩，形气未充，生机蓬勃，发育迅速的生理机制。营养、睡眠与运动是健康体质的三个要素，从改善营养、增强运动、保证睡眠三个环节入手。此外，家长还要注意孩子的心理健康，心灵的创伤、精神紧张、情绪压抑，都会引起内分泌失调，影响生长发育和身高增长，故应消除和避免，应给孩子创造一个温馨幸福的成长环境。

（二）正是养精蓄锐时——青年时期的养生计划

青年人生机旺盛，身体健康，血气方刚，全身内外充满活力，不知疲劳，如生龙活虎。此时正是人的德、智、体全面发育和成长的时期，是风华正茂，学有成就，建功立业的黄金年代。也正因为如此，青年人一般不注重养生，任意为之。在不知不觉中过度消耗精力，就有造成心脾或肾之亏虚的可能。

1. 血气未定，戒之在色

食色性也，性欲如同食欲一样，乃人之本性。而青年人精力旺盛，但气血未定，往往不知适而可止，过度纵欲，肾精亏虚，未老先衰。肾精为脏腑阴阳之本，生命之源，肾中精气是促进人体生长发育，生殖繁衍和血液生成的基本物质，和“气”“神”共称为人身之“三宝”。精化气，气生神，神御形。精又是形神的基础，是健康长寿的根本，也是养生保健的关键。

养护肾精首先要节欲。房劳伤肾，如房事过度，手淫等均可损伤肾中精气，导致腰膝酸软，眩晕耳鸣，遗精早泄，不孕不育等症。故应做到房事有节，不妄作劳，从而使肾精充盛，气足神旺。其次是食补，可以经常进食对肾有补益作用的食物。中医认为肾在五色属黑，故黑色食品大多具有补肾作用，如黑木耳、黑豆、黑芝麻、海带、黑米、核桃等。长期食用，即可收到补肾填精，强身健体的功效，可视本人情况选择使用。第三是运动，可通过运动保健，如太极拳、导引、按摩肾部等方式强身健体，养护肾精。古代医家还认为唾液是肾精所化，故称其为“金津，玉液”，提出咽唾保养肾精的方法。

2. 少量饮酒，少吸香烟

由于青年人开始干事业、交朋友，平时娱乐、喝酒的机会较多，酒首先让脾胃受到损伤，久而久之就伤害身体，过量地饮酒还会影响性生活的质量，损伤前列腺，同时大量的酒精更会对人体精子造成损害，因此要注意少喝酒。由于吸烟会增加心血管病和呼吸器官疾病的危险，会让人平均减少 10 年寿命，因此不要抽烟，最好戒烟。

3. 劳逸结合，锻炼身体

青年人诸事繁杂，工作压力大，长期在此种情况下劳累，很可能出现头晕气短、乏力疲劳，精神涣散的现象，身体较弱者尤是如此。所以应学会放松，在工作中要忙中偷闲，要经常锻炼身体，可以时常做做深呼吸，其好处会慢慢体现出来。为延缓衰老，只能多做运动，但运动项目的选择颇有学问，只有那些更像娱乐的运动而不是高强度的训练才对此有帮助，否则将会适得其反。这些运动既可促进体内多余热量的燃烧，又可维持正常的物质代谢。

4. 择偶成家，安身立业

事业与爱情是人生的两大支柱，如鸟之双翼，车之双轮。青年是成家立业的最佳时机，据统计，结婚有偶者的早死率比独身、丧偶和离异者低。进取而不自伤，因时势之宜顺自然之性，经常保持心态安宁、体泰神清的状态，自然就会身体康强，青春常保。

（三）最多伤于超负荷——中年时期的养生计划

人到中年后，身体处于动荡时期，也是多事之秋。中年人社会经验比较丰富，对立身处世、是非曲直有了一定的主见，故有四十而不惑之说。此时期每日从食物中摄取的营养与消耗支出，虽发生入不抵出的"赤字"，但差距不大，故人的感觉也不太明显。此时期工作压力大、生活无规律、饮食不合理，身体透支，长期处于亚健康状态，可使组织器官提前衰老，会逐渐感到最为明显的是视力减退、眼花、记忆能力减退，腰酸腿疼。随之而来的是齿落发脱，百病来侵，老将至矣。而妇女将面临天癸竭、月信止绝经时期，上述的感觉更为明显，心烦，烘热汗出也比较常见。若等到六七十岁时才开始养生，已经太晚了，各脏器组织的衰老已不可逆转。"冰冻三尺，非一日之寒"。要想延迟这些疾病的发生，必须做到预防为主。中年该怎样养生呢？

1. 心态平和，处世乐观。

中年人大多是家庭的支柱，上要赡养老人，下要培养子女成才。当前，生活节奏过快，生活、工作压力过大，面对各种竞争，精神高度紧张，长期如此自然心情不好，情绪喜怒无常，处于亚健康状态，甚至发生情志疾病，所以保持良好的心态非常重要。在现实生活中忧心忡忡的中年人居多。这对中年人来说，需要的是摆脱忧心的困惑，凡事要想得开，要有顺其自然的心态，这对身心健康有好处。中年被称为多事之秋，人到中年，身体疾病会增多，事业成绩可能因精力不足而后退，还可能遇到种种不测之事。在日常生活中，一点不生气是不可能的，关键是生气后该怎么办，一定要有发泄的途径。这就需要你去寻找自己的兴趣，无论是读书、聊天、钓鱼、下棋，只要您高兴，都会对健康有益。所以保持良好的心态非常重要，对待任何事情都保持乐观情绪。不要长期超负荷工作，要学会休息与放松，所以要自处超然达观，不优柔寡断，不居功自傲忘乎所以，能担当得起，能承受得起，宠辱不惊，去留无意，当行则行，当止则止。

2. 起居有常，生活规律。

谈到生活规律，现代人在生活中有很多违背自然规律的习惯。《黄帝内经》中有这样一句话："饮食有节，起居有常。"现在很多人老强调太忙，半夜应该睡觉了，他偏要去卡拉OK，还美其名曰"应酬"。不知是否有人统计过，夜里11点以后还工作，效率有多高？对每个人而言，良好的习惯是不同的，如果做完一件事自己觉得舒服，没有不良生命体征，能使自己的生活协调统一，这才是可以做的，可以坚持的。起居有常，就是根据每个人的习惯或早睡早起，或晚睡早起，以不睡懒觉为好。一日三餐要定时，如早餐6点半，午餐12点，晚餐6点半应相对固定。可根据一年四季适当调整起居饮食时间，也就是中医所说的"顺应四时"。生活有规律可以使人体各个系统功能较为正常，有利于营养的消化吸收，使人有充沛的体力去工作。

3. 饮食有节，合理营养。

中医学认为，脾胃为后天之本，气血生化之源。故脾胃强弱是决定人之寿夭的重要因素。养生学十分重视调养脾胃。保养脾胃的关键是做好饮食调节，保证饮食寒热适中，营养全面，清洁卫生。中国传统的药膳在调理脾胃方面是一个特色，生活中，可以通过精神调节，针灸按摩等方式健运脾胃，养护后天。随着人们生活水平的提高，物质极大丰富，工作、社会交往频繁，一些人外出就餐机会增多，这样极易造成饮食的不合理。如暴饮暴食、食无定时、食无节制、挑食偏食，日久就会造成营养过盛，或营养素的不均衡，从而出现高血脂、高血压、糖尿病等多种因饮食不合理造成的疾病。

4. 适量运动，持之以恒。

常言道："流水不腐，户枢不蠹"，常运动会使精力充沛，身体健壮。早在汉代，华佗就倡导锻炼强身以防病。孙思邈在《千金方》中也说："体欲常劳，但勿多极"，提醒人们经常活动筋骨以祛病延年。健身运动，自然对身体很必要，大家在选择运动项目时要量力而行，不能攀比，而要找适合自己体质的运动项目。比如对于体质不太好的中老年朋友，打太极拳、散步就是很好的煅练。煅练的强度要根据自己的感觉，不能等到累了再停止。一旦到大汗淋漓、心慌气短的程度就不是煅练而是消耗了。尤其是冬天的煅练以"不出汗"为度，否则会损伤人体的精气，因为在中医理论中冬天主封藏。早晨煅练尤其是天凉的时候不宜太早。空腹、午餐、晚餐前尽量不要煅练。饭后应该稍作休息再去散步，不然容易得胃下垂。患有糖尿病的中老年朋友最好在煅练时随身带点吃的，以防止低血糖。另外在感到不舒服的时候，不要坚持煅练，比如乏力、胸闷、头晕头痛，勉强煅练往往会加重病情。适量运动，可以使气血流畅，使身体保持活力。

（四）益心健脑增免疫——老年时期的养生计划

老年人已是视茫茫、发苍苍、背驼腰弯、手脚迟钝，老态龙钟矣，这就是人的生命由生到死的自然规律。“人活七十古来稀”，这是前人对人们寿命的总结。据报道，17 世纪人类的平均寿命只有 20 岁，18 世纪为 30 岁，19 世纪以前为 40 岁，1920 年为 55 岁，1935 年为 60 岁，1952 年为 68 岁，而目前已经达到 70 岁左右，且有不少发达国家都先后进入了“老龄化社会”。现存的最早的我国医学经典名著《黄帝内经》里所说的“尽终其天年，度百岁乃去”，可以预料，在不久的将来，将不再是人类的梦想，而是活生生的事实。人到老年，体质的总特点是虚，气血不足，脏腑虚衰。气血能内养脏腑，外濡皮毛筋骨，从而维持人体各脏腑组织器官的正常机能活动，一旦气血不足，就会在人体各方面表现出来。这种体质多由年老各脏腑组织器官功能下降，或年老脾胃功能低下，气血生化不足，或七情内伤过度，气血暗耗所致。

1. 悦情戒欲：情志调畅是健康长寿一个重要条件。陶弘景在《养生延寿录》中提出：“养性之道，莫大忧愁大哀思，此所谓能中和，能中和者必久寿也。”现在生活好了，大家应该为自己着想了，想想怎么活得更充实、更快乐，心胸坦荡。使身心处于万虑皆息独存一念的境地。

2. 节制房事：指性生活有节制。人的生长发有赖于肾精，肾精充盈则生生不息，人的生命活力和抗病能力强。老年人的生理特点之一就是肾精的亏虚，故欲保肾精，必须节制房事，倘贪色好艳，纵欲无度，势必损精害体折寿。

3. 顺应四时：人生活在自然之中，顺应季节气候是养生学的重要内容。《黄帝内经》就明确指出“智者之养生——必顺四时而逆寒暑”。顺从春夏秋冬四季阴阳消长的规律，适应一年寒热温凉的气候变化，人体才能保持健康，也才能够长寿，中医养生学的思想在这里得到体现。

4. 饮食有节：脾胃为后天之本，饮食失节，伤及脾胃，则气血生化不足，就使人多病早衰。这在前面已作讲述。

（五）固真气而重颐养——暮年时期的养生计划

人到暮年，元气不足，精神衰退，此时以固守元气，培德养神为主。仁厚之人可以长寿，养德可以延年。古人说得好：“常默元气不伤，少思慧烛闪光；不怒百神和畅，不恼心地清凉”。多言伤气，要保养元气，最好的办法莫过于“常默”，聪慧内照，百神和畅，心地清凉，就得彻底断绝烦恼。

1. 固守元气　顺应自然

顺应自然，做到天人相应，是中医学整体观念的集中体现。人生活在自然界中，人无时无刻不在与天、地、自然进行着物质、能量、信息的交换，气候的阴晴变化，四季的反复循环，无一不对人体脉象、气血、五脏六腑等方面发出或隐或现的影响。要做到天人相应，就要起居行动均以大自然的变化规律为准则，使自己的日常生活符合养生要求。自然界有春温，夏热，秋凉，冬寒的季节变化，人体就要使自己的身体和四季的变化相适应。那么怎样在四季的变化中保护好自己不生病？中医认为“春夏养阳，秋冬养阴。”在春夏阳气旺盛的时候保护阳气，到秋冬阴气旺盛时也要保养它。从穿衣上讲热则减衣，冷则加衣，适当春捂秋冻；从饮食上讲，夏季湿热并重，人易伤津耗气，药食性勿过热，宜食绿豆汤、乌梅汤、苡仁粥、荷叶粥、鲜藕粥等清暑益气，养阴生津；冬季天寒地冻，阳气潜藏，药食性勿过寒，宜食生姜羊肉汤、桂圆炖鸡汤等保养阳气，补益肾精。此为人顺应四时阴阳消长的规律进行养生的方法。

2. 恬淡虚无，静以养神

养生注重的是身心两方面，暮年人要注意身体的保养，更注意心灵的修养，静以养神，可以通过修身养性，气功等方式保持神的宁静，达到恬淡虚无的境界，这样就可以使气机调畅，气血和平，正气旺盛，从而有效地减少和避免疾病的发生。平和的心境有时胜过一切良药，“宠辱不惊，看庭前花开花落；去留无意，看天上云卷云舒”，则道出善养神者良好的心态。保持恬淡虚无的心境，清心寡欲，无忧无虑，能做到恬淡虚无，则如苏东坡所说“安则物之感我者轻，和则我之应物者顺。”心灵也就自然纯粹高尚了。

起居养生

（一）你的生物钟是“北京时间”吗——起居有常何为度

你有每天早上 6 点半自己醒来的经历吗？你有每天晚上 11 点就犯困的习惯吗？你有每天中午时钟指向十二点的时候，肚子咕咕叫的尴尬吗？这就是你的生物钟，大量临床观察及实验研究证明：人的生活、生存、活动是有周期性、节律性规律的。这些规律性活动受人体内像时钟那样的许多“齿轮”基因和中心“操纵轮”基因组成的“生物钟”所控制、操纵和调节。现代生物学认为：人体的各种活动若能顺应生物钟的要求，则可达到健、寿、智、乐、美的境界。若不顺应它，则随着违反的程度不同而使人体受到不同的损害，表现为疲劳、低智、抑郁、早衰、疾病、甚至死亡。因此，我们的生活必须起居有常，即顺应生物钟的要求。

《内经》指出：“饮食有节，不妄作为，故能形与神俱，而尽终其天年”。起居，主要是指作息，不仅指起床、睡觉，还包括一天之中的其他活动，如吃饭、工作、学习、娱乐、锻炼等。有常，是指有一定的规律并符合人体的生理常度。

起居有常，是指有规律的能经常保持良好的生活习惯，能达到强身延年的根本目的。

在现代养生中，生活起居占有极其重要的地位。现代人特别要注意劳逸结合。许多很有发展前途的中年人才，英年早逝，实在是让人惋惜。其中一个很重要的原因是没有在生活起居方面进行合理地养生。

从咱们周围的一些长寿老人的经验看，各自都有一套符合各自生理要求的作息制度，并能养成按时作息的良好习惯。我们发现按时作息是一个普遍受到认可的长寿秘诀。科学家们研究发现了如何顺应人体内部规律的生物钟养生法。

最佳起床时间：早晨5~6点钟，此时起床会精神抖擞。

最佳饮水时间：起床后饮水不但可以补充一个晚上消耗的水分，又可以稀释血液，有洗涤胃肠、防止血栓形成的功效。上午10点、下午3点左右饮水可以补充工作流汗和排尿所散失的水分，防止人体酸性化；餐前1小时喝一杯水，有助于消化液分泌，促进饮食；睡前饮水，可冲淡血液，使循环通畅。

最佳用脑时间：上午8点大脑具有严谨的周密的思考能力；上午10点精力充沛；下午2点反应最敏感；晚上8点记忆力最强。

最佳工作时间：上午10点至下午3点工作效率最高。一般而言，上午适于脑力劳动，下午适于体力劳动。

最佳午休时间：人脑的活动能力在下午1点左右最为低落，因此这时午睡最为合适。

最佳锻炼时间：冬春季的头一二个月晨练，应避开早晨的6~7点；而在夏秋季晨练则可提前1~2小时。平日里上午9点、下午4点以后，老年人做做健身操是对健康有益的，因为此时肌肉温度较高，粘滞性最小，关节最灵活。

最佳睡眠时间：人体生物钟在晚上10~11点出现一次“低潮”。所以，睡眠的最佳时间应是晚上9~10点。如果晚上11时后还未入睡，那么过了12点就较难入睡了。

（二）睡眠也要讲科学

中医学认为，一日之中，要法于阴阳，起居有常。“日出而作，日落而息”，睡眠是人的一种自然现象。人的一生中有1/3的时间在睡眠中度过。适度、适量的睡眠有利于健康长寿。长期睡眠不足，对健康会有很大的损害。这是因为在人类所有的休息方式中，睡眠是最理想、最完整的休息方式。有人说，睡眠是了不起的恢复剂，这是合乎事实的，经过一夜熟睡，多数人醒来后会感到精神饱满，体力充沛。在日常生活中，人们常常有这样的体会，当你睡眠不足时，第二天就会觉得疲惫不堪、无精打采，感到头晕脑胀，工作效率低，但若经过一次良好的睡眠之后，这些情况随之消失。睡眠就好比给电池充电，是“储备能量”的最好方式。的确，经过睡眠可以重新积聚起能量，把一天活动所消耗的能量补偿回来，为次日活动储备新的能量。科学研究证明，良好的睡眠能消除全身疲劳，使脑神经、内分泌、体内物质代谢、心血管活动、消化功能等能得到休整，促使身体各部组织生长发育和自我修复，增强免疫力，提高对疾病的抵抗能力，所以“睡眠是我们天然的补药”。

1. 睡眠时间要充足

每个人所需要的睡眠时间不同，这是由个人的差异所决定的。一般而言，青少年宜9～10小时，成年人宜8小时，老年人则宜9小时。每个人需要睡眠的时间长短不一，如果早晨醒来，你感到清新舒畅，就是你所需要的睡眠时间适当。另外，需要睡眠时间的长短还与每个人的健康状况、劳动强度、营养条件、工作环境等多种因素有关。如健康不佳时，所需要的睡眠时间可能比平时多一些。

2. 提高睡眠质量

（1）起居有时

具有规律的入睡和觉醒时间，是保证睡眠质量的首要条件。当然，在现实生活中，作息习惯因人而异，主要表现为两种不同的方式。一种是所谓的“百灵鸟式”，早睡早起，早晨和上午精神集中，记忆力和创造力较强，但晚上的效率就降低了；另一种是“猫头鹰式”，晚睡晚起，上午工作效率较低，下午尤其是到夜里，就转入高度兴奋状态，精力充沛，思想集中，工作效率极高。不管哪种类型的睡眠方式，都应起居有时。

（2）睡姿正确

睡姿指的是睡眠的姿势，古人说“卧如弓”。现代研究发现，这种睡眠姿势对人体健康是极为有利的。侧卧时，脊柱自然形成弓形，四肢容易自由变动，可以放到不伸不屈的舒适位置，全身肌肉可以得到充分的放松，胸部受压程度最小，不容易造成鼾声或咳呛。侧卧以左侧卧位还是右侧卧位为好呢？一般认为右侧卧位较为合理。因为身体向右侧卧时，微曲双腿，全身自然放松，一手屈肘放于枕前，一手自然放在大腿上。这样，心脏位置较高，有利于心脏排血，并减轻心脏的负担；肝脏位于右侧最低处，可获得较多的供血；胃向十二指肠和小肠通向大肠的开口都向右侧，右侧卧位有利于食物在胃肠内运行。

当然，睡眠的姿势不可能一成不变，一个夜晚，总得翻身20～45次，以求得舒适的体位，只是总以侧卧的习惯为好，如果要仰卧，一定遵循手不要放在胸上，也不要抱头枕肘，下肢不要交叉，这样可以使全身肌肉放松。

（3）卧具舒适

床铺、枕头、被褥等卧具的质地、大小等，都对睡眠质量有一定的影响。

从健康保健的角度来看，床铺的设计和制做不能只追求华丽精致，而要较多地考虑它的实用价值，考虑它是否能符合人体的生理特点，有益于高质量的睡眠。过硬的床面不能适应人体曲线的变化，会对肌肉和脊椎造成严重的负担和各种各样的损害。过软的床可使脊柱周围的韧带和椎间关系负荷加重，会增加腰椎的生理曲度，长期下去会引起腰痛，特别是原来就有腰椎间盘突出、增生性脊柱炎等骨关节病的患者，久睡软床会使症状加重。

枕头虽有“高枕无忧”的说法，但并非枕头越高越好。适宜的枕头高度是在人体躺卧时头与躯干保持水平，即仰卧时枕高一拳，侧卧时枕高一拳半，具体尺寸还要因人而定。一般地说8~15厘米为宜，稍低于从肩膀到同侧颈部的距离。枕头还需一定长度，古人主张枕头稍长为宜；枕头的弹性和硬度都要适中，应以每个人的特点而定。为防治某些慢性病，还可用特制药枕，如高血压患者，用绿豆、晚蚕沙充枕芯，有清热、明目治头痛的功效，夏天散热性能也较好，其它如菊花、决明子、油甘子叶作枕芯对高血压患者也颇适宜，这就是所谓“药枕”。

被子比褥子的散热量大，为了增加保温效果，褥子应当比被子厚一些，而且盖上较薄的被子对身体没有压迫感。在睡眠时，肩颈部分为空气的通路，在特别寒冷环境中睡觉时应注意肩颈部分的保暖。

（4）环境幽雅

随着人们保健意识的增强，人类对居住环境的要求越来越高，都向往居住在空气清新、无污染、无噪声、环境幽雅的居室里。在这样舒适的环境中，才能有高质量的睡眠。

此外，睡前还可以做一些能够促进睡眠的准备，如沐浴、泡脚，均可以促进睡眠。

（三）沐浴养生——为了卫生，也是为了健康

在我国，用沐浴的方法进行保健、养生、防病已有几千年的历史。沐浴的意义不只是用清水洗净皮肤上的污垢，而已经上升为人们养生保健的一种重要手段，您肯定有这样的体会，工作劳累一天回到家，洗个热水澡，可以消除疲劳、促进睡眠。那么，就让我们一起看看沐浴中有什么学问吧。

浴室应有一个舒适、安全的环境，要有通风、保温等措施，但在沐浴时不应该有直接对流的风，以免着凉。为了掌握浴室的温度，我们可以在浴室的墙上装上固定着的温度表，当然，还应该备用一只水温表，用以测量浴水的温度。其次，如同战士需要得心应手的武器一样，沐浴也需要根据自己的条件、爱好，配备不同的沐浴用品。如消毒剂：对浴具进行消毒，常用的有酒精、高锰酸钾、来苏儿等，消毒后，应彻底冲洗干净。沐浴时用的洗发露、护发素、沐浴露、香

皂、浴油、浴盐、香精、润肤爽、毛巾、海绵、磨砂膏等，最后，如果你选择浸浴的话，不妨在浴水中投入一些具有美容、治疗效果（盐、牛奶、蜂蜜、芦荟、柠檬等）的添加剂，对你的身体可能会有益处。中药类的有茯苓、黄芪、当归、白术、甘草、益母草、天门冬、麦门冬、蒲公英、金银花、决明子等；蔬菜瓜果类的有西红柿、黄豆芽、绿豆、黑豆、豌豆、萝卜、丝瓜、冬瓜、西瓜、草莓、苹果等；投入一些茉莉花瓣、玫瑰花瓣或其它香味的花卉，会有提神香体、美容解乏的功效；此外，投入一些蓖麻油、椰子油、橄榄油、桃仁油、羊脂之类的油性物质，会有润护肌肤、去除瘙痒的作用。

沐浴本是保洁护肤，有利于身体健康的好事情，但如果不注意方式方法，在不适当的时候、不适当的环境沐浴，就有可能出问题。尤其是有些疾病患者，或年老体弱的人，如果采取不适宜自己的沐浴方法，就比较危险了。老年人洗澡，水温不可太高，38～41℃比较合适，沐浴时在水中浸泡的时间也不宜过长，夏天不要超过1小时，冬天不要超过半小时，否则可能引起大脑缺血。另外，老年人沐浴的时间间隔不宜太短，除夏天每天一次外，其他季节每周洗二次即可，并且过勤洗澡易导致疲劳，对身体不利。

沐浴养生要遵循因人、因地、因时而异，并坚持循序渐进、长期坚持的原则。根据个人的体质、疾病、所处的地域不同，所以选择不同时间、方法进行沐浴养生。如体质较弱的人、妇女妊娠期间或心血管疾病患者，不太适宜在冬天进行冷水浴，夏天洗热水浴，因为强烈的刺激容易使体质弱的人受惊，可能会引起孕妇早产、流产，心血管病人容易发生心肌梗塞或中风。妇女月经期间，不宜洗盆浴，不然容易逆行感染。产妇分娩后一个月内不宜洗澡，否则不利于子宫的恢复，还可能引起感染。

要想发挥沐浴的养生作用，不但要讲究沐浴的卫生，还要防止因沐浴不当造成的意外。生活中我们应该避免酗酒、空腹、饱餐、运动、出汗后沐浴，沐浴后避免直接吹风。冬天用热水器洗澡时，要防止煤气中毒。而某些疾病因为洗澡而会使病情加重，如发高烧时洗澡，另外，患有心脏病、高血压或肾病患者不宜进入浴池洗澡，最好改用淋浴或擦浴，以防发生意外。

在这里，不得不提到，有些人洗完澡后，从浴缸中出来，有时会发生头昏、胸闷、恶心及四肢无力等现象，称作“晕澡”，这是因为洗热水澡时，血管受温度的影响扩张而引起的。因此，洗澡的时候，水温应该从低到高，使人体有个逐渐适应的过程。沐浴前不妨先喝杯糖盐水，以免虚脱，沐浴时间也不宜过长。一旦发生“晕澡”，要冷静，马上躺下，尽可能抬高两腿，将头部处于低位，这样就会好转。

浴身方法多种多样，只有正确掌握方法和禁忌，才能更好地达到防病治病、养生保健的目的。

（四）足疗——健康始于足下

近年来，足部保健成为消费者的新风尚，几年间，足疗保健场所在祖国大地遍地开花。

人的脚，就像树的根，根深树茂，脚稳人健。脚对人体的养生保健作用，盛行千载而不衰。足部按摩具有几千年的历史，中医学认为，自关节以下就有60多个穴位。经常用热水洗脚，能刺激足部穴位，增强血脉运行，调理脏腑，舒通经络增强新陈代谢，从而达到强身健体祛除病邪的目的。生物全息医学认为，任取人体某一局部，都能完整的排列着全身相关器官的反应点。经过近几年的实践，数万病例验证，发现足部反射区与其相关的人体器官的内在联系，好比形和影，是一个优选的生物全息疗法。当双足并拢在一起的时候，人体脏器在足部的对应区，就像一个屈腿盘坐的投影人形。而足疗是一种简单易行的保健和治疗手法，人人都能学得会，特别是在缺医少药的情况下，它独特的优越性和神奇的疗效，令人折服。

例如脚心上的涌泉穴，只要按摩，则具有滋阴补肾，颐养五脏六腑的作用。所以经常按摩脚心能活跃经气，强壮身体，防止早衰，利于健康长寿。而老年人经常按摩脚心，可缓解腿脚麻木、行动无力、脚心凉冷等现象。按摩涌泉穴方法：一是足浴后坐于床上，将一条腿放在另一条腿上，同侧手托住脚踝，对侧手用小鱼际部在涌泉穴上做上下推擦，直到脚心发热为止，再换另一条腿。二是坐于床上，两脚心相对，用两手拇指指肚从脚跟往前推至涌泉穴，反复多次，推至脚心发热为止。被誉为京城四大名医之一的施今墨老先生生前的保健要则中有一条就是他坚持数年按摩涌泉穴。其做法是：每晚用花椒水泡脚半小时后，用左手摩擦右足心、右手摩擦左足心各100次。施老说这样做能引热下行、降低血压。

下面介绍几种常见的简单易行的足部保健方法，您一学就会，在家就能享受专业的足部按摩，可以让您不花钱也能健康。

自助热水浴：水温45℃左右，水量以能盖过脚踝部为宜，双脚放热水中浸泡7~15分钟，然后用手按摩脚心。按摩左脚心时用右手，按摩右脚心时用左手，交替按摩，直到局部发红发热为止。按摩脚心的同时还要多动动脚趾，多活动大拇趾，可舒肝健脾增进食欲，第四趾可防便秘、肋骨痛；小趾能纠正妇女子宫体位。

自助药浴：就是在洗脚的时候有选择地放入一些中药，如艾叶、花椒、苦参等，可以促进全身的血液循环，并能治疗各类足癣。每晚用钩藤、冰片兑温水洗脚能治高血压；每晚用吴茱萸、川芎等药药浴可以治疗老寒腿；用吴茱萸、川芎等中药研末调成糊状，每晚贴敷两脚涌泉穴可以治疗高血压。

自助按摩法：拿捏大脚趾，以一只手的大拇指与食指夹住大脚趾的趾甲根部轻轻地转动揉搓，然后，自趾甲边缘朝趾根方向慢慢地揉搓下去，千万不要用力过度，吸气时放松，呼气时施压，在早、午、晚各做三次，这样可以使血管扩张，血压下降。大脚趾是血压反射区所在，采用自我按摩可调节大脑皮层功能，改善脑内血液循环，扩张微血管，从而降低血压，防止动脉硬化。

在足疗过程中，力图做到全身放松。意守手足穴位，才可以达到预期的目的。同时，保健、足疗时间不宜太长，太长可能会对人体有害。人的机体对任何刺激都有一定的耐受能力，过量之后往往会适得其反，过度按摩会造成人体的关节、韧带、软组织受到伤害；其次，过度按摩抑制了人体本身的活力和抵抗力。保健按摩每部位的时间以 30～40 分钟为宜。全身按头颈肩、腰腿和胸腹等部位一路下来，总共的按摩时间不应超过 1 个半小时左右。如果只做足疗的话，时间 1 小时左右为最佳。

需要大家注意的是，足部保健除了时间过长会导致不适外，还有一些禁忌症，如果伴有禁忌症而接受足疗，会使病情加重、适得其反。首先，各种严重出血，如吐血、便血、脑出血、胃出血等内脏的各种出血，足部按摩有促进血液循环的作用，此时按摩容易使病情进一步加重。其次，女性妊娠 3 个月以内不适宜做足部按摩，如果在这个时候做足疗，容易导致流产，3 个月以后可以通过足疗来缓解浮肿，改善循环等，但是手法一定要轻。再有，恶性肿瘤患者在术前不要做足疗，因为足疗可能会造成癌细胞的扩散，而手术之后，可结合足疗进行康复治疗。而足部骨折患者一定要到医院检查，搞清楚骨折部位，受损程度，不要随便接受足疗。传染病人和足部皮肤有创伤及病变的患者也不要进行足疗。另外，正常人极度疲劳、饥饿或过饱、醉酒及饭后半小时内亦不宜进行足部按摩。

（五）重在形成规律——好的习惯，终生受益

做到有规律的生活，既合乎人体生理活动的合理性，也有利于保护中枢神经系统和植物神经系统的正常工作，使人体的新陈代谢正常，人的精神和身体就能长盛不衰。但是如果一个人生活散漫，暴食暴饮，生活起居无常，对自己恣意放纵，欲延年长寿是不可能的。

人体内各种节律受生物钟控制，同时人的活动也要适应生物钟，经过训练和培养，每个人都可以培养出适合自己的一套生活规律，并按照这个规律生活。如果养成了按时定量的进食习惯，一到了吃饭时间，消化腺就会开始大量分泌胃液，产生饥饿感而摄入一定量的食物，达到最大消化吸收效果；如果形成了良好的睡眠习惯，当你到了睡觉时间，大脑就自然进入休眠状态，这样可以保证睡眠

的质量，让大脑得到最充分的休息。到了起床时间，你可以不需要闹钟就按时起床；如果有良好的定时排便习惯，就可以使肠胃功能正常进行，始终保持大便通畅，从而免受便秘、痔疮的痛苦。总之，有规律的生活会促进条件反射的形成和巩固，而一系列的条件反射又可以进一步促使人体的生理活动有张有弛，功能稳定。

我们可以了解到，90 岁以上的长寿老人，大多数的生活都很有规律，按照自己的生物钟运转而作息。城市里的长寿老人多在固定的时间做固定的事，农村里的则是“日出而作，日落而息”。他们的长寿充分说明了符合自然规律的生活对健康长寿更为有益。同时，养成定点排便、定时进餐、定时运动的习惯也是非常重要的。合理安排好您的生活作息时间表，到时候，你会蓦然发现，生活是这样生气勃勃而充满乐趣，工作和学习时是这样的精神饱满和得心应手。

情志养生

人非草木，自然有情。自古以来，一笑归天者有之，一悲丧命者有之，一怒而亡者亦有之，可见情志对人的生命的巨大影响。人的情绪波动、情感的变化，具有双面性，有利有弊。七情六欲，人皆有之。但若是这些情志的变化在正常的范围之内，对机体生理功能起着协调作用，不会致病。人体正常的感情活动对人体是有利的；但超过了自我调节的“度”，就会成为致病的因素，正如《养性延命录》所说：“喜怒无常，过之为害”中医将之归为“七情致病”，如“怒伤肝，喜伤心，思伤脾，悲伤肺，恐伤肾”。

（一）修身养性是一门终身的必修课

中医认为人是形神合一的，身体如同生命的屋舍，而精神才是生命的主人。那么怎样才能让精神旺盛不衰？古人给出了很多方法，最根本的就是修身养性，这是一个长期的过程、终身的课程。

修身养性的目的就是为了形神共养。那么如何做到形神共养呢？“静以养神”，可以通过修身养性保持神的宁静，达到恬淡虚无的境界，这样就可以使气机调畅，气血和平，正气旺盛，从而有效地减少和避免疾病的发生。“宠辱不惊，看庭前花开花落；去留无意，看天上云卷云舒”，《文子·九守》“神无所扰，形无所劳，故为治养之本。”则道出善养神者良好的心态，平和的心境有时胜过一切良药。

中医调摄情志的基本大法见载于《内经》。如《素问·上古天真论》反复强调的“法于阴阳，和于术数”、“恬惔虚无，真气从之，精神内守，病安从来”、

"呼吸精气，独立守神"等，不仅指出了形神共养的原则，也介绍了修身养性的具体方法。由于人的形神气质禀赋不同，其情感、认知、行为等心理反应特征也各异，对疾病也有不同的易感性。认识和把握自身形神气质阴阳偏倾特点，对于情志的自我调摄有一定的指导意义。比如肝火旺的就容易生气，易着急，心气虚就会过于悲伤。

情志的调摄应针对个体形神气质的阴阳偏颇，运用虚静守神、移精变气、和情御神、自我意示、四气调神等诸多方法进行心身的自我修养和锻炼，达到"养性以保神，安心以全身，爱憎不栖于情，忧喜不留于意，泊然无感而体气平和"的境界（《养生论》）。

人是可以通过修养自我完善的。修身养性，要注意陶冶情操。高尚的情操并非与生俱来，恬静、淡泊，是思想情趣的内在表露。通过长期的修身养性，心中常有祥和之气，遇事淡然，无事泰然。这样我们就有云山风度，松柏精神；就可以淡泊明志，宁静致远。

（二）豁达是长寿的良方

有一副形容弥勒佛的对联，同样适用于豁达之人，大肚能容，容天下难容之事；笑口常开，笑世间可笑之人。比地大的是天空，比天大的是人心。心胸豁达的人乐观，乐观能应付生活险境，掌握自已的命运。历览古今，大凡胸怀大志，目光高远的志士，无不大度为怀。邓小平一生几经沉浮，但却心胸博大，80 岁高龄时，联邦德国总理科尔问他"长寿秘诀"，邓小平回答说："天塌下来我也不怕，有大个的顶着。"豁达是一种修养，也是一种人格魅力。然而，说起容易做起难，特别当我们关注于某件事或人时，要想真的做到豁达，需要的不仅仅是一种经历和克制，更多的，是来自个人文化素质的底蕴和道德情操的涵养。

人一丝不挂来到世上，又赤条条地离去，人世间本是很简单的事，所谓的对与错其实也是个人的见地的参数不同，只有和谐与关爱才是社会不断进步的主旋律。何必用意气去审事、用好恶去评论、用得失去衡量呢？

以一颗包容的心，平静的处事。一个宽容豁达的人，总是有着难以抗拒的人格魅力；而一个有着豁达胸怀的人，更是有着一个健康的心态。这样就如古人所说，竹因虚受益；松以静延年。大著肚皮容物；立定脚跟做人。放怀于天地外，得气在山水间。

当您情绪低落时，可以在衣食住行方面稍作调整，有关试验证明这些有改善情绪的功效。在情绪欠佳的日子里，宽松的衣服会令您呼吸轻松，血液循环通畅，而硬质的衣服会让您感到僵硬不愉快，皱的服装使您心烦。鱼中有 种特殊的脂肪酸，与大脑的"开心激素"有关。因此多吃一些鱼，缓解情绪。富含维生素 B 的食物也有助于改善情绪。而由于疲劳引起的情绪低落，睡眠是最好的办法。体育锻炼不用说可产生一系列的生理和心理变化，使人情绪高涨，如太极拳，游泳。

研究表明，人类疾病的大部分与不良心态有关。当人有喜爱、敬爱、兴奋、幸福快乐等积极的情绪出现时，便会发奋向上、创造生活、努力工作，才能神凝气顺，气顺就能健身。而消极的情绪正与此相反，沮丧、妒忌、哀伤、怨恨、紧张到了一定程度，不仅会影响到一个人的正常生活、还影响与周围的交流，而且对身体健康也极为不利。情怀舒畅，精神愉悦是一个人健康长寿的重要因素，早在清代石成金就提到“人要笑，人要笑，笑笑就能开怀抱；笑笑疾病渐清除，笑笑衰老成年少”。所以，克服情志变化，保持心情平和、舒畅就是养生的一副灵丹妙药。

（三）生气是慢性病最主要的根源之一

笑一笑，十年少，那么，怒一怒，十年老。中医认为百病皆生于气，人一旦生气，气血就不调和，各种疾病就可能产生。都知道生气会伤身，但很少有人能在遇到冒犯自己的事情时仍心平气和。要知道，人是形神合一的，而气沟通形神。一旦生气，则气的正常运行就被打乱，形体与精神也受损害。当你怒火万丈的时候，你自己的身体跟着生气受累。

1. 精神方面的损害

生气时由于心情不能平静，难以入睡，睡觉醒来也会神志恍惚，无精打采。气愤之极，突破了大脑思维常规活动，就容易冲动做出过激举动，反常行为又形成对大脑中枢的恶劣刺激，仔细观察生活会发现，由于“生气”而出现精神异常的人在生活中并非少见。生气时肾上腺皮质激素、生长激素、催乳素等分泌量增多，并迅速达到顶点，然后又迅速降到正常基线

以下，并维持相当长时间。正是由于这种变化，使得人的心理生理产生致病性改变。如果这种改变超过了机体的调节能力，就会产生心理平衡的失调，大脑功能活动紊乱，进而发生精神疾病，可见心理失控对老年人的健康带来多大的危害。

2. 形体的损害

（1）伤心　气愤时心跳加快，心脏耗血耗氧增加，容易心肌供血不足，出现心慌、胸闷的异常表现，甚至诱发心绞痛或心肌梗塞。

（2）伤肺　生气时人的呼吸急促，可致肺脏通气和换气功能障碍，出现缺氧，气喘咳嗽等症状，危害健康。

（3）伤肝　人处于气愤愁闷状态时，可致肝气不舒、肝胆不和、肝区疼痛，妇女则出现月经不调，乳房胀痛。

(4) 伤脾胃　气滤之时，不思饮食，久之必致胃肠消化功能紊乱，失眠，营养不良。

(5) 伤肌肤　经常生闷气会让你颜面憔悴、暗斑皱纹多生。

生气是烈火，乐观是甘霖；生气是一种毁灭，乐观是一种拯救。守住一颗宁静的心，你会明白博大可以稀释忧愁，打开心灵之窗，让快乐的阳光和月光进来，宁静之心便有了一只永不熄灭的快乐之歌。

(四) 抑郁为何越来越多见

抑郁症是一种常见的神经精神心理疾病。表现可概括为情绪不稳定，失眠心烦、易怒欲哭、食欲不振、体重减轻、性欲下降等，真可谓“念天地之悠悠，独怆然而涕下”。它的突出特点是焦虑、态度冷淡、悲伤欲哭、精神不振、没有乐趣，甚至有的出现自杀欲望及自杀行为。抑郁症患者一方面自身存在易感因素，再遇到一些外界的刺激，诸如事业失败，丧失亲人，生意失败等因素。但患者生活能力未受到严重影响，有治疗要求。

抑郁症带有遗传的倾向，但这种倾向并不是造成抑郁症发病的惟一原因，还有体质因素。抑郁症发生的基础是脑内一些化学物质的代谢紊乱，有一类人调节能力比较差，容易造成代谢紊乱。再者是现在研究比较透彻的生物学的因素，即中枢神经递质的功能及代谢异常。此外有社会心理因素，可能与精神刺激因素有关。

面对物欲横流的“花花世界”，嗜欲萌生，必然使精神躁动劳顿而伤神伤身。外物惑心，陷于欲望的泥潭无法自拔，重利轻生，形体陷入疲顿，不能长寿养生。有的人过分怀旧，对眼前的一切毫无兴趣，即使有美好的生活也索然无味。有的人好攀比，悲观失望，经常闷闷不乐，不知不觉抑郁症就在您的身后。

人类在不堪重负之下，会出现抑郁情绪而处在抑郁状态下，又容易节外生枝，染上各种身体或心理疾病，这在21世纪早已是人所共知。反过来，人在罹患各种躯体疾病或心理障时，也容易伴随各种各样的情绪障碍，这种现象在医学领域的出现也屡见不鲜。清代叶天士认为“郁症全在病者能移情易性”。还是需要养心，制欲，恬淡，豁达。

(五) 颐养性情不拘一格

善养生者，追求一种超然怡和的神韵。就生命学而言，人到老年，形体上的养生更为重要，情绪的调节、精神的建构、品德的修炼，将永远陪伴生命走向终点，并走过人生最美好的时段，成熟、沧桑、沉静、超脱。

颐养就是保养，但重在心养。古人所说的“大德必得其寿”就是指“颐养”须在道德修养上多下功夫。百岁寿星马寅初认为：光明的信仰，钢铁的意志，大海的胸襟是一个人的生命基调。马寅初之所以能走过一个世纪，是和他“胸襟坦白，荣辱不惊”这种心养分不开的。视作浮云，从来不受名缰利索的束缚，因此，他活得轻松而又潇洒。

“颐养”就要怡养。所谓怡养，即怡情悦性之意，心情舒畅。百岁民族英雄张学良的前半生驰骋疆场，晚年时，颇注重颐养之道。他居住台湾，倾心养兰，借高洁的兰花来表达他的节操。

练太极拳，养花养鸟，书画，钓鱼等只要有益于身心，都可以颐养性情。四川某教授研究发现如果有宠物与那些绝症患者或高龄老人一起玩耍，可以减轻他们的孤独及病痛。沈阳市一位满106岁的寿星，介绍其养生秘诀为：干净整洁；衣着打扮得体；饮食定时定量；一生不吸烟不喝酒；起居规律；乐观豁达，乐于助人。

运动养生

（一）生命在于运动，而不是盲动——主动运动

“流水不腐，户枢不蠹”。运动健身的理念由来已久，历史也确实证明了它的神奇功效。适当运动，可以使气机通畅，五脏气血流通，以增强脏腑组织功能，提高机体的抗病能力，推迟衰老。所以民间谚语常说“活动好比灵芝草，何必苦把仙方找”，“手舞足蹈，九十不老”，“天天动，血脉通，脸发红，腰不痛”。

运动是长寿的秘方。唐代名医孙思邈，享年101岁，他的养生之道就是“人欲劳于形，百病不能成”，“劳于形”指的就是适当的体育锻炼；英国著名政治家、首相丘吉尔酷爱运动，如骑马、打棒球、游泳等，故一生繁忙，生活紧张，却能活到91岁高寿。不光人类如此，动物亦然，有调查发现，家养动物一般要比野生动物寿命短，如家兔寿命大约4～5年，而野兔可达15年；家狗大约13年，而牧羊狗可达27年；野猪也比家猪的寿命长一倍。

正是因为运动有着如此神奇的作用，才使得国内外掀起了一次又一次的运动健身热潮，运动健身如今已成为一种时尚。面对琳琅满目的健身方式，究竟哪一种才是适合你的呢？首先，选取运动健身的方式要注意以下几点：

第一，所选择运动的速度和运动量最好易于自我控制。比如散步、慢跑、游泳等，再比如五禽戏、太极拳、八段锦等传统的运动项目。不宜选择一些强度过大或者说是速度过快的活动，比如说举重、跳跃等。

第二，健康的运动同时应该保持正常的呼吸频率。在运动中不要憋气，因此引体向上、俯卧撑、头倒立等活动应尽量避免。

第三，要选择好的健身环境。与街边、公路上相比，公园、林间当然是更好

的选择。

第四，要选择适宜的锻炼时间。当然这其中也受气候的影响。比如春夏这样温暖的季节，当然是选清晨，因为此时环境中尘埃最少。在秋冬这样比较寒冷的季节，最好还是等太阳出来以后，也就是相当于9~10点钟的时候，这样以来既避免了冷空气对呼吸道的影响，另一方面气温稍稍升高后地面附近的有害气体会慢慢蒸腾从而降低对人体的损害。

下面向大家尤其是中老年人推荐集中简单易行的健身运动：

散步：散步最好选择空气清新、林木幽静之处。行走要有一定的速度，路程也要有一定的距离。每天走路1小时左右，可一次完成，也可分上、下午两次。这种运动简单容易掌握，适合于体质较弱、有高血压、肥胖、心脏病等慢性病，又不宜进行大运动量锻炼的中老年人。

慢跑：慢跑的运动量比散步要大，在慢跑之前应先作简单伸展等准备动作，慢跑过程中一定要注意保持呼吸的均匀。起初开始慢跑锻炼的人要避免时间过长，刚开始每天5~10分钟即可，逐渐增加锻炼时间。慢跑是一项很好的锻炼肺活量的运动。它的能量消耗要多于散步，因此也是治疗肥胖的有效方法。

登山：登山是一项深受老年人喜爱的运动项目。选择合适的天气去亲近自然，将使你的身心受益。但是应该提醒大家注意的是，登山上下坡过程中膝关节所受的压力是平常状态下的3~4倍，所以如果有下肢关节病变的老人还是慎选，爬楼梯也是同样的道理。

游泳：游泳一定要注意安全措施，下水前要做好准备活动，游泳的姿势可自由选择。运动量应根据自己的情况而定，一般来讲游程不宜过长，50米即休息一下，全程不超过500米。坚持适度的游泳训练，可增强心肺功能，促使肌肉发达，减少腹部脂肪，保持匀称体型。

骑车：骑自行车也是一项很好的健身运动，可以锻炼全身尤其是腿部的肌肉。骑车的速度、距离和次数要因人而异。但老年人一般平衡感较差，所以在骑车过程中一定要注意安全。

球类运动：可根据各自的条件和个人爱好加以选择，如羽毛球、台球、乒乓球、门球等。球类运动属于技巧性项目，不仅可以锻炼身体，而且可以增加人的反应性。

其余合适的健身运动还有很多，如体操、倒行步、太极拳等，这里就不一一列举。

运动确实能给身体带来诸多好处，也许有人看了这些之后，就很自主地去加强锻炼了，然而运动有没有注意事项呢？

首先，养生的运动量是不是越大越好呢？这里就涉及到一个度的问题。中国及国外的运动医学对运动员进行了大量的研究后，有一个惊人的发现：运动员剧烈的体力训练后血液中的免疫球蛋白明显减少，且较一般人更易受细菌、病毒感染。这就说明高强度的体育运动后带给人体的不仅仅是疲劳，更甚者是免疫功能的减弱。所以运动不是一味地追求运动量，这完全因人、因地、因时而各异。“形劳而不倦”正是对运动的“度”最精辟最准确的阐释。

其次，运动应遵循循序渐进的原则，不可急于求成。

再次，运动不是一朝一夕的事情，贵在坚持。运动养生不仅是形体上的锻炼，也是毅力和意志的锻炼。三天打鱼，两天晒网是达不到健身的目的的。

（二）滋润中求涵养，却不可变废人——被动运动

大家都见过路边的野花和小草吧，虽没有被精心地呵护过，但它们依然很光彩地呈现在你眼前。想过其中的道理吗？没错，自然的力量是无穷的，这就是我们所说的沐浴在阳光中和沐浴在春风中。选个风和日丽的天气，去与大自然作一次零距离的接触，纵然没有自身的运动，你依然可以变得强健。这就是中医上所说的“天人合一”。

（三）静养也是运动，心静不拘身静——节能养生

生命能量也是有限的，所以我们要把握好和节约使用生命能量的度。静养，就是我们平常所说的养神，就是一种形式的节能养生。运动可以强身健体，而静养也有同样的功效。《内经》非常重视“神”在人体中的作用，认为养生当以养神为要。几千年来，奉行“以静养生”的中国人，大多数都取得了健康长寿的养生效果。在动物领域，龟就是静养生的典范。龟每天慢慢爬、慢慢吃，从不风风火火，没事就静静地呆着，从不做无谓的消耗，所以它最能节能，也较长寿。

如何才能做到静养呢？关键是要时常保持自己心神的宁静祥和。首先，胸襟一定要开阔，对人要宽容；其次，要学会释放一定的压力。冬雪之后，杨柳的细枝在霜雪的重压下折断了，而松树仍傲立在风雪之下，你想过其中的原因吗？其实很简单，松树懂得适时地抖落压在枝头的霜雪，正如人们排遣自己的压力。再次，要有良好的道德，孔子所说的“仁者寿”正是这样的道理；此外，乐观的情绪也是必不可少的。

（四）利弊互参互补，最好量体裁衣——动静相宜

“动”是指运动形体而言，“静”是以心态平和而言。动静其实是养生的两种不同形式，二者的有机结合是运动养生的基本原则，这就是我们养生中常说的“形神统一”。

怎样才能做到形神统一呢？这就要因人治宜、因时治宜了。举个例子来说吧，如果一个人身体比较强健而心情比较浮躁，那主要应该养神，兼以炼形；反之如果心态比较平和但身体状况较差，那就应该以强身健体为主了。因时治宜主要考虑的是客观环境，如遇到阴雨天气不适合外出锻炼身体，这时你也不要灰心，因为养神也是一种很好的锻炼形式。

总之，要重视形体与精神的整体调摄，而且应具体情况具体分析，如此才能“形与神俱，而尽终其天年”。

技巧养生

人是一个有机的整体，人体的各个部位，如头部、颜面、五官九窍、皮肤、躯干、四肢、五脏六腑等，都是这个整体的一部分。局部和整体是密不可分的。只有整体功能健旺，机体各部分的功能才能正常。反过来，任何局部功能障碍也必然会影响到整体功能。下面介绍一些人体部位、器官的常用保健方法，读者们可根据个人情况有选择地进行防护保健。

（一）五官养护

1. 叩齿

从古至今，善养生者都强调“齿宜常叩”，尤其清晨叩齿意义更大。此时，尚未饮食，牙和牙龈经脉未充，轻轻地叩齿，能促使其血脉通畅，用以保护牙齿。叩齿的具体操作如下：轻微闭口，再宁神静气，然后上下牙齿相互轻轻叩击数十次，所有的牙都要接触，用力不可过大，防止咬到舌头。经常叩齿可增强牙齿的坚固，使之不易松动和脱落，并且能加强咀嚼力，促进消化机能。

2. 漱津咽唾法

较为常用的有两种。一种是常食法：取坐、卧、站姿势都可以，身体放松，平心静气，以舌抵上腭或将舌伸到上颌牙齿外侧，上下搅动，然后伸向里侧，再上下左右搅动，古人称其为“赤龙搅天池”，待到唾液充满口腔时，再分 3 次把唾液徐徐咽下，并以意念送到丹田。也可以与叩齿配合进行，先叩齿，后漱津咽唾。每次三度九咽，时间以早晚各一次为好。若有时间，亦可多作几次亦无妨。另一种方法是配合气功进行，功法可根据自己的爱好选择，一般以静功为宜。具体做法如下：双目微闭，松静自然，调息入静，排除杂念，将意念集中于丹田，舌抵上腭，吸气时，舌抵上齿外缘，不断舔动以促唾液分泌；呼气时，舌尖放下，以意念将丹田之气上引，口微开，徐徐吐气，待到唾液满口时，分三次缓缓咽下。每日早晚可各练半小时。

上述两种方法，简单易行，长期坚持练习，可收到气足神旺，容颜不枯，耳目聪明，保健延寿的效果。

3. 颜面按摩

清晨起床后用左右手摩擦耳朵，然后轻轻牵拉耳朵；再用手指摩擦头皮，梳理头发；最后把双手摩热，以热手擦面，从上向下10次。此方法可帮助颜面气血流通，使面有光泽，头发不白，并且可以预防头病。

4. 运目

早晨醒后，先闭上眼睛，眼球从右向左，从左向右，各旋转10次；然后睁双眼坐定，用眼睛依次从左上角、右上角、左下角、右下角看左右，反复四五次；晚上睡觉前，先睁目运睛，后闭目运睛各10次。此方法有增强眼珠光泽和灵敏性的作用。

5. 闭目养神

中医认为久视、妄视耗血伤神，所以历代养生家都主张“目不久视”、“目不妄视”。在日常生活或工作、学习中，看书、写作、看电视等时间不宜过久，当视力出现疲劳时，可排除杂念，全身自然放松，闭目静坐3~5分钟；或每天定时做几次闭目静养。此法有消除视力疲劳、调节情志的作用，也是医治目疾有效的辅助方法。

6. 摩耳

先用两手食指按摩两耳根前后各15次，再以双手按压耳轮，一上一下按摩15次，然后两手拇食二指以适当力度摇拉两耳廓各15次，接着用两手中指弹击两耳各15次。最后两手掌捂住两耳孔，五指置于脑后，用两手中间的三指轻轻叩击后脑部15次，然后两手掌连续开合10次。此法能帮助提高听力，防止耳朵疾病的发生，并且兼有醒神开窍之功。

7. “浴鼻”

所谓“浴鼻”就是用冷水浴鼻和冷空气浴鼻。若一年四季坚持不懈锻炼，可有效地改善鼻粘膜的血液循环，增强鼻对天气变化的适应能力，能很好地预防感冒和呼吸道其他疾患。

8. 按摩鼻部

先用两手大指的指背中间一节，相互摖热后，摩擦鼻梁两侧20次，再用手指刮鼻梁，从上向下20次，最后分别用两手手指摩擦鼻尖各12次。本法可增强局部气血流通，能使鼻部皮肤津润光泽、润肺、预防感冒。

（二）四肢养护

四肢是人活动的主要器官，四肢功能的强弱，直接反映了人体生命力的强盛与否。因此四肢保健的最好方法就是运动。

上肢的运动方法很多，下面介绍一个最简便易行的：在晚上睡前和早晨醒后，双手轻轻握拳，由前向后甩动上肢，先向左侧甩动，再向右，然后两肢垂于身体两侧甩动，各 30 次。上述运动完成后，双手合掌互相摩擦至热，一手五指掌面放在另一手五指背面，从指端至手腕来往摩擦，以局部有热感为度，双手交替。然后用手掌沿上肢内侧，从腕部向腋窝摩擦，再从肩部沿上肢外侧向下摩擦至腕部，一上一下为 1 次，可做 24 次；另一上肢同法。本方法有舒展筋骨关节、流通经络气血、强健上肢的作用，长期坚持锻炼可预防肩、肘、腕关节疾病。

下肢的锻炼方法也很多，这里介绍两种适合中老年人锻炼下肢的方法：一种是平坐蹬腿法：平坐，上身保持正直，先提起左脚向前上方缓伸，脚尖向上，当要伸直时，脚跟稍用力向前下方蹬出，再换右脚做，双腿各做 20 次。另一种是站立甩腿法：一手扶墙或扶树，一脚站立，另一脚先向前甩动，脚尖向上翘起，然后向后甩，脚面绷直，腿亦伸直，如此前后甩动，左右腿各甩动 20 次，甩动时力度不宜过大。这两种方法能增强中老年人的下肢功能，使关节运动灵活，能防治下肢乏力、关节疼痛、小腿抽筋、半身不遂等。此外，经常泡洗和按摩足部对身体也有好处。睡前用温水泡脚，能够促进血液循环，对心脏、肾脏及睡眠都有益处。古今中外许多长寿老人和学者，都认为常洗脚非常有利于健康长寿。如民间歌谣说："春天洗脚，升阳固脱；夏天洗脚，暑湿可祛；秋天洗脚，肺润肠濡；冬天洗脚，丹田温灼；睡前洗脚，睡眠香甜；远行洗脚，解除疲劳"。每夜洗脚后临睡之前，一手握脚趾，另一手摩擦足心 100 次，以热为度，两脚轮流摩擦。本法具有固真元、暖肾气、交通心肾、强足健步、防治足疾等作用。

（三）心脑养护

中医有"心为君主之官，神明出焉"的说法，通俗一点解释就是说，心能思考与决策，这样一来，中医所说的心的功能相当于现在所说的脑的功能。所以心脑养护其实除了前面静养中提到"心神宜静"之外，主要的就是思考、决策等与智力相关的活动对强身健体的影响。

研究证明勤奋用脑会使人长寿。因为勤奋用脑会使人不断获得新知识、新信息。新的信息不断刺激大脑，大脑就会生长新的神经细胞代替衰老的或受损的脑细胞。所以坚持思考用脑的人，他们的精神总是旺盛的。

勤奋用脑的同时不能过分用脑。减少脑细胞的死亡是保护大脑防止脑衰的又一重要措施。人的脑细胞以惊人的速度在消耗着，虽然脑细胞贮备量是很大的，但加速常用脑细胞的死亡，仍然是导致早衰的一个重要原因。因为人的一生中只有 150 亿个脑细胞，损耗一个就少了一个，因此不要过度用脑。

勤用脑与不过度用脑是辨证统一的，“中青年人不能过度用脑，老年人要保持适度用脑”这是脑养生的总原则。避免脑过度疲劳的三大法宝：

一是左右脑交替法。人类的日常活动中，语言、数字和逻辑性思维等活动由左半脑控制，音乐、空间及形象思维等则由右半脑主管。交替使用左右脑，这样能使左右脑彼此都会得到充分休息，能提高工作的效率。一些著名人物也是如此用脑养生的，最著名的例子就是爱因斯坦研究物理时，累了就拉小提琴。

二是手脑交替法，手脑交替法也叫脑体交替法。如果我们用脑累了，就去做饭、洗衣，或运动，这样大脑就可以得到休息。研究表明女人患脑病比男人少，跟她们经常下厨做家务是分不开的。

三是潜、显交替法。潜，是潜意识，主要由左脑主管；显，是显意识，主要由右脑控制，即把潜意识和显意识相交替，可以使我们的大脑获得休息。显意识的活动主要在觉醒时、白昼时、活动时进行；而潜意识活动则在寐梦时、夜晚时、安静时。在紧张的思维后，松弛下来，听听音乐，弹弹琴，有利于潜显意识的交替。人类历史上的许多重大发现就是在紧张思维的显意识后，于松弛状态下的潜意识过程中闪现的，例如阿基米德定律是在洗澡盆里顿悟的。因此，要想诱发潜意识，就必须先有紧张的显意识过程为前提。假如牛顿没有显意识下的研究，那么也不可能因为一只苹果掉下来就发现万有引力定律。

对老年人而言要勤用脑。第一，老年人要多回忆，多记忆，因为老年人的脑衰是先从记忆减退开始的。第二，老年人要多做灵活运动，包括多做球类练习、操作电脑等手脑并用的活动，以保持大脑灵敏。第三，老年人要常锻炼颈椎，因为颈椎中有滋养大脑的重要血管通过，练颈椎的方法有：常学小龟伸缩脖子；老人虽然不能学猴子倒立，但可平躺，从而改善大脑的血供应；多做腰背运动，通过脊柱的运动改善大脑血液供应。

（四）言语养生

古人云：“久思神殆，多于劳形。”说的就是如果人遇上不开心的事情都憋在心里，持续得不到释放，必然会伤神伤智，甚至会导致各种疾病的发生。常言道，人生事十之八九不如意，人不开心总是难免的，所以要学会从这些不开心的事情中自我解脱，而最好的方法就是放声倾诉。

英国有位权威的心理学家极力推崇用倾诉的方法来排解内心的苦闷和忧郁。他指出，这种心理上的应激反应是防治各种疾病的良药。积储的郁闷烦恼就像是一种热能，若不释放出来，就会像感情上的定时炸弹一样，埋伏心里，一旦触发就会酿成大祸。若及时用倾诉的办法取得内心情感和外界刺激的平衡，则可以祛病免灾。人的各种感情，一定要通过心理上的应激反应以各种形式表现出来，否则就会有损身心健康。

对于离退休的老年人来说，脾气可能会变得古怪一些，有些事情容易起疑心，在家庭生活中可能会因为一些小事情而闷闷不乐。有时因为子女工作繁忙，一时在生活上或饮食上照顾不周，或有所疏忽，老人便不开心，有时子女尚未察觉，情况继续存在，而使矛盾日益加深；或在“发挥余热”时安排工作不理想，或人际关系上紧张，或遭受委屈、诽谤。遇到这些情况，不要老是放在自己肚子里，可以找自己亲近贴心的子女谈谈自己生活上的需求，或与知心朋友谈谈自己心中的不悦之由，这样把心中的苦恼倾诉出来，在别人的劝解安慰下，心里会感到舒服。

总而言之，当生活中遇到不顺心事情的时候，切忌将它深埋心底，而是把它向你最值得信赖的朋友进行倾诉，身旁无人时甚至可以自言自语。当你一吐为快之后，你会发觉生活又是一片光明。

（五）人体究竟有没有废物

对于生物来说，每天不停的新陈代谢是维系生命的基本活动。在摄入一定的能量的同时，我们的身体也在排出一些物质，如：唾液、汗液、痰、鼻涕、大小便等，它们的正常排出与否，又可影响到人体的健康。在研究衰老的现代理论中，认为衰老是由于生物体在自身的新陈代谢过程中，不断产生有损于机体的毒素，逐渐使机体发生慢性中毒而引起的。如果食物残渣久滞肠道，产生的毒素被肠壁吸收，进入血液，这样就可能造成人体自身中毒。

作为人体排出新陈代谢废物的主要方式——大小便，人们对它们的关注程度非常高。因为如果你不小心得了便秘，或者小便不爽，不但会扰乱你的工作和学习，还会患上很多疾病，且对于患有高血压、动脉硬化、中风、冠心病等疾病的人们，便秘可能就是你的健康杀手。所以，中医养生学认为，保持二便通畅，是保证健康长寿不可缺少的重要环节。保持大便通畅，要注意调节饮食，并养成定时大便的习惯，经常按摩腹部帮助通便。

痰液也是我们身体的病理性产物，而肺脾肾三个脏腑是我们体内生痰的主要脏器，如果你有痰了，说明你的健康有些不妙了。痰浊产生的根源是气滞血瘀，可以阻闭心、脑、肾或肢体。中医对痰色有一些得到的认识，黄痰：提示肺、气管有炎症；白痰：属肺，痰多而有气泡的，多为肺虚；赤痰：发现痰带血要检查排除肺癌、肺结核可能，痰带血还恶臭的，肺癌可能性最大；黑痰：属肾，痰黑而青冷的，多为肾阳虚；青痰：属肝，痰青而多泡沫的，多是肝病。

在我们的排泄物中，唾液与寿命有着密切关系，它里面有大量人体所需的高级营养元素。中医学认为，唾液充盈又常含而咽之能润五脏，悦肌肤，使人精神焕发，长寿延年。近代科学证明，唾液包含了血浆中的各类成分，其中有一种唾液腺激素，能促进细胞的生存和分裂，延缓人体技能衰退。因此，吃东西时，要细嚼慢咽，使唾液将食物充分拌和，有养生保健的功效。

气功、导引养生术

（一）身心兼修的养气功法

气功是祖国传统文化的宝贵遗产之一，是先人们在长期和疲劳、疾病、衰老进行斗争的实践中，逐渐摸索、总结、创造出来的一种自我身心锻炼的摄生保健方法。它不仅历史悠久，而且有着广泛的群众基础，千百年来，它对中华民族的健康、繁衍起了重要的作用，至今仍是广大群众所喜爱的健身方法。气功主要着眼于“精、气、神”来进行锻炼，它通过调身、调息、调心等方法来达到精、气、神的和谐统一。其中调身、调息、调心简称三调，是练气功的三大要素，同时对于养生保健也很有意义。

1. 调心养神

中医认为，心为君主之官，五脏六腑之大主。通过调心，使神清气爽，主明则下安。调心养神是三调的核心内容，围绕着这个核心，我们的先人创造了许多调心的方法，如意守、存想、内视、默念等等，其中最常用的就是意守。意守就是把意念集中在某一点上，排除杂念，从而达到入静养神的目的。而这一点可以是身体的某个部位，自然界中的某个景物或者是身体的某种特殊感觉，最常使用的是人体下腹部的丹田穴。人们可根据自身的不同情况来选择意守的部位，如平素杂念较多者，选取意守外景比较容易入静（即守外），而对于杂念较少者，选取自身的某个部位或活动作为意守对象则更有好处（即守内）。无论选择何种意守方式，都应掌握这么一条原则——松静自然。松是指精神与形体两个方面的放松；静是指思想和情绪上的安静，两者间有着密切的关系。形体上的放松是静的前提，从头至足全身肌肉均放松后，体内气血运行就和缓安静，从这点看，松的本身就是静的开始。在精神上若能保持心平气和的情绪，精神放松就意味着不主动的起念，也就是入静。自然是指顺乎自然，无论意念、呼吸、姿势均要以自然为法，以舒适为度，才能消除紧张的情绪，达到身心的充分放松。切忌执着意守，蛮用倔劲。所以意守要求似守非守，若有若离，用意且浓且淡，只有这样，才能达到调心养神的目的。

2. 调息养气

息是指气息，一呼一吸即为一息。调息是指在自然呼吸的前提下，通过自觉的调控呼吸运动，逐渐把呼吸练得柔和、细缓、均匀、深长。一方面，调息可以作为调心入静的重要手段，使心寄于息，如此心息相依，意气相随而达到清净养神的目的。另一方面通过调息可以调整阴阳，协调脏腑的功能，培补人体的正气。现代研究表明，通过调息锻炼，可以调整呼吸、消化、神经等系统的生理功能；还可加强心、肺、胃肠等脏腑的功能，改善脏腑的血液循环。调息养气的方法很多，主要有口鼻的运用，呼吸肌的运用，意念与呼吸的结合，呼吸与读字的配合，以及呼吸与动作的配合等。

口鼻的运用　有三种形式，即鼻吸鼻呼，鼻吸口呼和口吸口呼。最常用的是鼻吸鼻呼，多用于练静功。其次是鼻吸口呼，这种形式在修炼某些气功功法，如太极气功、行步功，六字诀等以呼气为主，或呼吸不畅，需要长出气时使用。口呼口吸的形式多在患感冒、鼻呼吸有障碍时使用。

呼吸肌的运用　大体有三种形式：胸式呼吸、腹式呼吸及混合式呼吸。

（1）胸式呼吸：以胸肋部肌肉运动为主，呼吸时可见胸部起伏，吸气时胸腔扩张，呼气时胸腔缩小。这种呼吸一般比较表浅，除一些特殊经过训练的群体（如运动员、歌唱家），一般人站立时的自然呼吸就是胸式呼吸。

（2）腹式呼吸：以腹部肌肉运动为主，呼吸时可见腹部的起伏，分顺腹式和逆腹式两种。顺腹式呼吸就是在吸气时把腹部鼓起，呼气时把腹部缩回。这种呼吸形式在调息中最为常用，也是调息养气的最佳方式。逆腹式的操作则和顺腹式相反，吸气时将腹部收缩，呼气时再把腹部鼓起。

（3）混合式呼吸：就是胸、腹式并用的一种呼吸形式。吸气时胸腹部同时隆起；呼气时胸腹部同时回缩，也称全呼吸。此方式可增加肺活量。

意念与呼吸配合，主要有以下两种：

（1）丹田呼吸：在练习腹式呼吸纯熟之后，呼吸过程中将意念集中于下腹部的丹田处，此时呼吸似乎停止，意想丹田处一开一合，与口鼻一呼一吸自然配合，犹如丹田在控制口鼻呼吸。

（2）胎息：想象呼吸是由肚脐发出，不用口鼻，犹如婴儿在胞胎中的呼吸。此时若将羽毛放于鼻孔处，则羽毛不动，说明此种呼吸极细微深缓。

呼吸与读字配合　在呼吸过程中配合读字，对身心健康十分有益。读字的长短随呼吸的深浅而定，具体应用时，有呼气时配合读字的，以祛邪为主，如呼气六字法；有吸气时配合读字的，以补虚为主，如山根纳气法；还有呼气、吸气均配合读字的，如内养功的默念字句法。

呼吸与动作配合　最常使用的是配合舌头的起落。有的气功功法要求吸气时舌尖抵住上腭，呼气时舌体下落，有助于排除杂念入静。有些功法要求配合“提肛”动作，即吸气时提紧肛门部肌肉，使会阴部收缩，如忍大便感，有防止精气外泻的作用；呼气时会阴部及肛门部放松，名曰“下鹊桥”，以祛邪外出。

调息锻炼具有培补元气，调畅气机，调整脏腑的作用。但面对如此众多的调息方法，究竟应该如何来选择呢？初学者应当先从自然呼吸练习开始为宜，在自然呼吸的基础上，将呼吸调柔细致，然后再过渡到腹式呼吸。当腹式呼吸熟练后，呼吸达到较匀细柔长时，再修炼其他更深缓的呼吸，如丹田呼吸或胎息等。也可直接从腹式呼吸开始练习，只是要求顺其自然，切不可勉强用力鼓腹，或强求将呼吸调到多么缓慢柔长。

对于某些疾病的患者来说，根据病情选择适当的调息方式锻炼，更有助于疾病的康复。例如，患有消化系统疾病的患者，可选用腹式呼吸或停闭呼吸。停闭呼吸是指吸气后，憋住气，不呼也不吸，或者呼气停住后，不吸也不呼的一种呼吸法，有三种形式，即吸－停－呼，吸－呼－停和吸－停－吸－呼，每次停顿间隔约为10秒。研究表明，此种呼吸法能改善胃肠的血液循环，加强胃肠的蠕动功能，促进胃肠的消化吸收。由中气不足导致脏器下陷者，可选用逆腹式呼吸法，配合提肛收腹的动作联系，可以升提阳气。高血压、心脑血管疾病患者，应以自然呼吸和腹式呼吸为主，禁用深缓柔长和停闭的呼吸功法。患有慢性支气管炎、肺气肿的病人，可多做混合式呼吸，以改善心、肺的血液循环，加强心、肺的舒缩功能。

3. 调身练形

调身即调整形体，使身体放松、自然，达到符合练功姿势、形态的要求。调身的目的在于通过肢体的放松、自然，使体内的气血调畅，经络疏通，筋柔骨健。另外调身还可作为调心、调息的手段，起到宁神静气的作用。

人体的身形姿态无外乎坐、卧、立、行，对此四者的要求，古人就有“坐如钟、卧如弓、立如松、行如风”之说，即要求形正，形正则气顺。

行：慢慢地、轻盈地缓步而行。注意全身放松、松腰竖脊，不必昂首挺胸，步行过程中可配合呼吸意念。

站：形式多样，主要为大家介绍自然站式和三圆式。

（1）自然站式：两足平行与肩同宽，双膝微屈，直腰松腹，含胸拔背，双臂自然下垂，掌心向内，自然分开微屈，口齿轻闭，双目平视前方。

（2）三圆式：两足平行与肩同宽，双膝微屈，躯干平直，含胸收腹，两臂向前半举，屈肘屈腕如抱球状，两目半闭凝视鼻端，然后调息，意守丹田。

坐：有自由式和盘膝式两种

（1）自由式：选适当高度之椅，凳或床，双脚踏地而坐，双腿分开与肩同宽，双手仰掌叠放一起置于小腹前，目微睁，视鼻端，或双手合掌如佛，目半睁视指端。

（2）盘膝坐：有单盘膝、双盘膝和自然盘膝。单盘膝是将一侧小腿放另一小腿上面；双盘膝是先将右小腿放在左小腿上面，再把左小腿搬起放在右小腿上面，两小腿交叉，两足底朝天放在大腿上；自然盘膝使两小腿自然交叉成八字形，两足压在大腿下。上身姿势皆同自由式。

卧：分仰卧式和侧卧式两种

（1）仰卧式：卧式中最基本的姿势，平躺在床上，面朝上，头正直，口眼轻闭；两腿自然伸直，或并拢，或分开，脚尖自然外分；双臂自然放于身体两侧，掌心向内，轻贴大腿外侧。

（2）侧卧式：有左侧卧和右侧卧两种，一般以右侧卧为宜。右侧卧时，右手自然屈肘放枕前，手心向上，左手自然放在大腿上、手心向下，或放丹田处，手心按腹。腿的姿势是，右腿自然伸直或略屈，左腿屈膝120°放右腿上面。

调身练形的方式多种多样，人们可根据自身的身体状况和生活习惯来选择。如体质较弱或久病卧床者，可选择卧式，随着体质的改善或病情的好转可改为坐式。胃粘膜脱垂患者可选用左侧卧式，有助于脱垂粘膜的恢复。患有心脏病，心力衰竭者，最好选用盘坐，可使下肢血流减少，减轻心脏负担。若工作性质以坐为主时，选用站式为宜；而运动员一般以坐或卧式为好，以求动静相宜，阴阳平衡。

（二）富有东方特色的导引功法

导引的概念有广义和狭义之分。广义的导引包括调身、调息、调心三大内容，即指气功锻炼。狭义的导引是指通过肢体的自我运动，自我按摩来宣畅气血、柔筋键骨，以达到祛病延年的一种身心锻炼方法。

我国传统的导引术源远流长，从春秋战国时代《庄子》中记述的“吹呴呼吸，吐故纳新，熊经鸟伸，为寿而已矣。此导引之士，养形之人，彭祖寿考者之所好也”，到西汉（马王堆出土的帛书）的《导引图》，东汉华佗的“五禽戏”，唐宋时代的“八段锦”，到明末清初的太极拳等，一脉相承，逐步完善。

中医认为，气血不和则百病丛生，所以必须保持气血通畅，五脏安和，才能防病健身，而导引是保持经脉气血通畅，保持生命力旺盛的最佳方法。现代研究也表明，导引能加强全身的血液循环，激发各个系统的功能，提高人体的免疫能力，所以能够防病健身，延年益寿。下面就介绍一下几种常用的导引功法。

神仙导引法

该功法被收录在医书《圣济总录》中，以肢体的运动和自我按摩为主，动作较全面且简便易行，具有较高的养生价值。一共九节。

1. 转胁舒足：俗称伸懒腰，即睡觉醒后应该上伸臂，下伸腿，然后十指交叉，掌心向外，平举双臂与肩平，缓缓地左右扭转，带动腰胁随之转动，左右各七次。此法可令人神清气爽，长期锻炼还可防治腰背疼痛。

2. 鼓腹淘气：仰卧闭目，屈膝，行腹式呼吸，缓缓吸气，随吸气鼓起小腹，同时挺起腰脊；然后再轻轻呼气，落下腰脊，全身放松，共做9~18次。此法有吐故纳新，祛邪培正之功。

3. 导引按跷：平坐，双手交叉抱后颈部，缓缓仰头上视，与手挣力，再慢慢低头，如此3~9次，再缓慢地左右转动头部3~9次。放下两臂，伸直双腿，俯身尽力用手扳足大趾，做3~9次。再以左手尽力扳右足大趾，右手尽力后伸，左右交替3~9次。再双手十指交叉，吸气时身体后仰，呼气时俯身向前，反掌向两足前推，如此3次。最后双臂向前平举，腰部左右转动6次。此法有助于改善颈、腰部的活动功能。

4. 对修常居、按目四眦、摩手熨目：常居是指眉梢处的“丝竹空”穴，用食指点按该穴，按时闭气，气通即止，共做27次；然后用拇指点按目内眦处的“睛明”穴和目外眦处的“童子髎”穴，也配合调息，各27次。最后双掌摩擦生热后，睁开双目熨睛9次。此法能改善视力。

5. 俯按山源：山源是指人中穴。此法操作舌抵上腭，叩齿7次，咽津3次；再用食指点按人中穴36次，最后以双手拇指鱼际处相互摩擦生热，沿鼻柱两侧上下摩擦18次，可宣畅肺气，通利鼻窍。

6. 营治城郭，击探天鼓：双手拇、食指摩擦耳轮18次，然后两手心紧掩耳门，四指置于脑后，以中指放于食指上，弹击后脑门，左右各24次。此法可改善头部的血液循环。

7. 拭摩神庭修昆仑：神庭指面部，昆仑即头脑。先双掌摩擦生热后摩面18~24次，再用指尖从前额向枕部梳头栉发；然后叩齿7次，将口津分三次咽下。此法可美容面部。

8. 顺手栉发朝三元：即用木梳或双手梳理头发，多则不超过一千，少则不少于一百，以头部感觉舒适为度。此法可固脑坚发，使头发不白不落。

9. 运动水土摩生门：水即肾，土即脾，生门是指肚脐。吃饭后用手掌摩擦两胁部，由上至下，约百次；再摩腰眼部百次；最后围绕肚脐摩腹360次，顺、逆时针均可。此法可帮助消化，巩固先后天之本。

八段锦

因有八节运动，故谓八段。后世发展过程中又分为“文八段”（坐式）和“武八段”（站式）。由于八段锦不受环境场地限制，随时随地可做，动作简单易记易学，运动量适中，老少皆宜，而强身益寿作用显著，是广大群众所喜爱的健身方法。

坐式八段锦

1. 坐式八段锦口诀

闭目冥心坐，握固静思神。
叩齿三十六，两手抱昆仑。
左右敲玉枕，二十四度闻。
微摆撼天柱，动舌搅水津，
鼓漱三十六，津液满口生，
一口分三咽，以意送脐轮。
闭气搓手热，背后摩精门，
尽此一口气，意想体氤氲。
左右辘轳转，两脚放舒伸。
翻掌向上托，弯腰攀足频。
以候口水至，再漱再吞津，
如此三度毕，口水九次吞，
咽下汩汩响，百脉自调匀。
任督慢运毕，意想气氤氲。
名为八段锦，子后午前行。
勤行无间断，去病又强身。

2. 坐式八段锦练法

·宁神静坐：采用盘膝坐式，单盘双盘均可，要求头正颈直，两目平视前方，松肩虚腋，腰脊正直，两手轻握，置于小腹前的大腿根部。静坐3~5分钟。

·手抱昆仑：昆仑即指头部。上下牙齿轻叩，口水填满口腔时即咽下，谓之吞津。随后将两手交叉，自身体前方缓缓上起，经头顶上方将两手掌心紧贴在枕骨处，手抱枕骨向前用力，同时枕骨后用力，使后头部肌肉产生一张一弛的运动。如此行十数次呼吸。

·指敲玉枕：两手捂住双耳，两手食指搭于中指的指背上，然后将食指滑下，以食指的弹力缓缓地叩击玉枕穴，使两耳有咚咚之声。如此指敲玉枕穴十数次。

·微摆天柱：微微低头，使头部肌肉保持一定紧张，以左右头角的力劲，将头向左右转动。如此一左一右地缓缓摆撼天柱穴20次左右。

·手摩精门：自然深呼吸数次后，屏住呼吸片刻，随后将两手掌搓热，以双手掌推摩两侧肾俞穴20次左右。

·左右辘轳：接上式，双手从腰部顺势移向前方，两脚平伸，手指稍作屈曲并分开，双手自胁部向上划弧，象摇辘轳那样自后向前做数次运动，随后再按相反的方向后作数次环形运动。

·托按攀足：接上式，双手十指交叉，掌心朝上，作上托劲；稍停片刻，翻转掌心朝前，作向前按推劲。稍作停顿，即松开交叉的双手，顺势弯腰攀足，用双手攀两足的涌泉穴，两膝关节不要弯曲。如此锻炼数次。

·任督运转：端坐，身体正直，鼓漱吞津，意守丹田，以意念引导内气自中丹田沿任脉下行至会阴穴接督脉沿脊柱上行，至督脉终结处再循任脉下行。

站式八段锦

（1）站式八段锦口诀

双手托天理三焦，左右开弓似射雕，调理脾胃须单举，五劳七伤往后瞧。摇头摆尾去心火，背后七颠百病消，攒拳怒目增力气，两手攀足固肾腰。

（2）站式八段锦练法

双手托天理三焦：松静站立，双手自然下垂，两足平开与肩同宽，正头平视，口齿轻闭，含胸收腹，腰脊放松，宁神调息，气沉丹田。双手自体侧缓缓举至头顶，转掌心向上，用力向上托举，足跟亦随双手的托举而起落。托举数次后，双手转掌心朝下，沿体前缓缓按至小腹，还原。

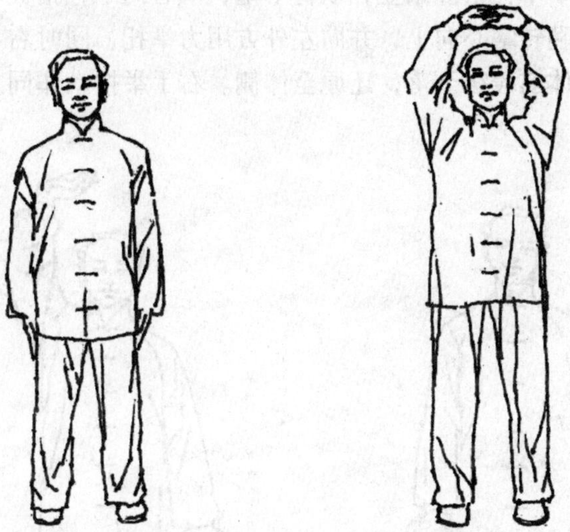

·左右开弓似射雕：松静站立如上，左脚向左侧横跨一步，身体下蹲成骑马步，双手屈肘，虚握拳于两髋的外侧，随后自胸前向上划弧提于与乳平高处。右手向右拉至与右乳平高，与乳距约两拳许，意如拉紧弓弦，开弓如满月；左手作捏剑诀（食、中指并拢伸直，其余三指屈曲捏拢），向左侧伸出，顺势转头向左，视线通过左手食指凝视远方，意如弓剑在手，待机而射。稍作停顿后，随即将身体上起，顺势将两手向下划弧收回胸前，并同时收回左腿，还原成自然站立。此为左式，右式反之。左右调换练习十数次。

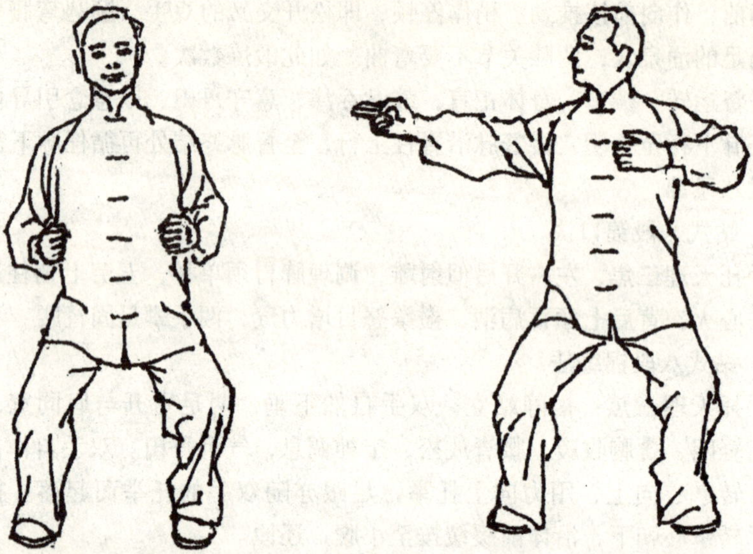

·调理脾胃须单举：松静站立，双臂下垂，掌心向下，指尖朝前；左手缓缓自体侧上举至头，翻转掌心向上，并向左外方用力举托，同时右手下按附应。举按数次后，左手沿体前缓缓下落，还原至体侧。右手举按动作同左手，惟方向相反。

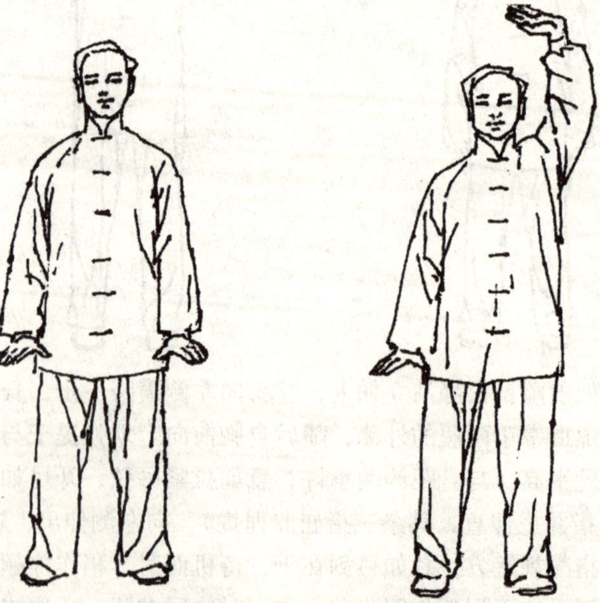

·五劳七伤往后瞧：自然站立，双脚与肩同宽，先将左手掌心（劳宫穴）贴在小腹丹田处，右手贴左手背上（女性相反），宁神调息，气沉丹田。头部微微向左转动，两眼目视左后方，稍停顿后，缓缓转正，再缓缓转向右侧，目视右后

方稍停顿，转正。如此十数次。

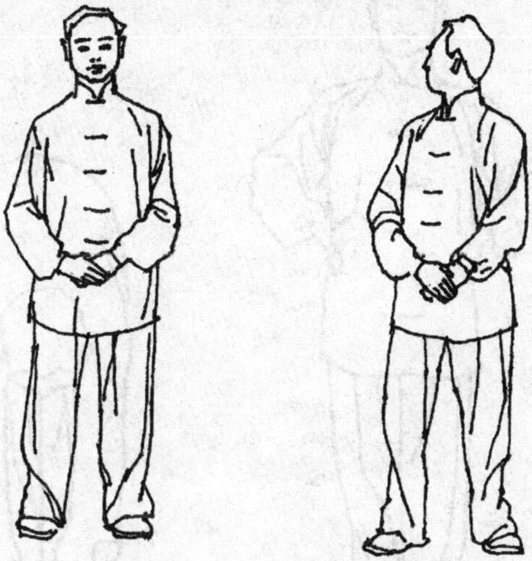

·摇头摆尾去心火：两足横开，双膝下蹲，成骑马步，双目平视前方，双手反按在膝盖上，双肘外撑。上体保持正直并稍向前探，以腰为轴，将躯干划弧摇转至左前方，左臂弯曲，右臂绷直，肘臂外撑，头与左膝呈一垂线，臀部向右下方撑劲，目视右足尖；稍停顿后，随即向相反方向，划弧摇至右前方。反复十数次。

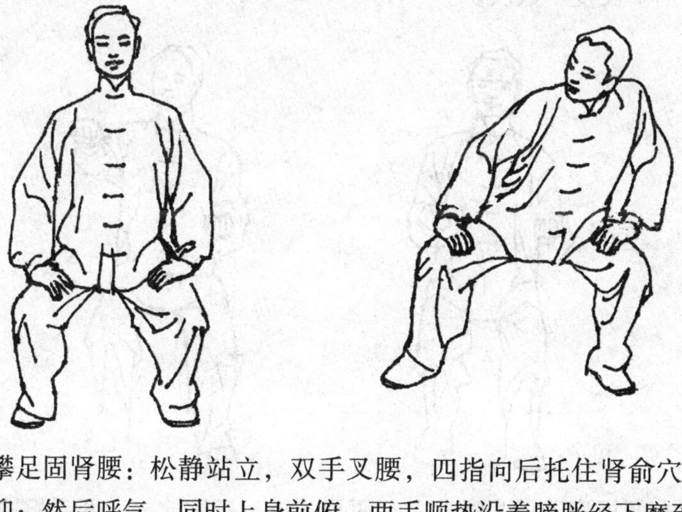

·两手攀足固肾腰：松静站立，双手叉腰，四指向后托住肾俞穴，先吸气，同时上身后仰；然后呼气，同时上身前俯，两手顺势沿着膀胱经下摩到足跟，再向前攀足尖；稍停片刻后缓缓直腰，手提至腰两侧叉腰，反复十数次。

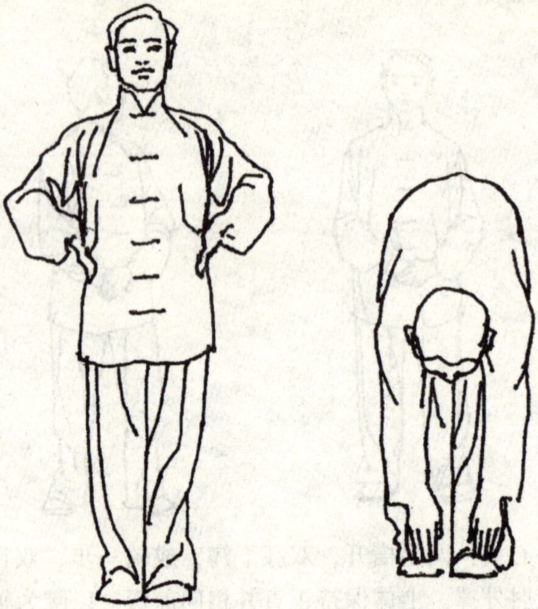

·攒拳怒目增力气：两足横开下蹲，呈骑马步。双手握拳提至腰间，拳心向上，两拳相距三拳距离左右。左拳向前方击出，顺势头稍向左转，两眼通过左拳凝视远方，右拳同时后拉。与左拳出击形成一种争力。随后，收回左拳，击出右拳，要领同前。反复十数次。

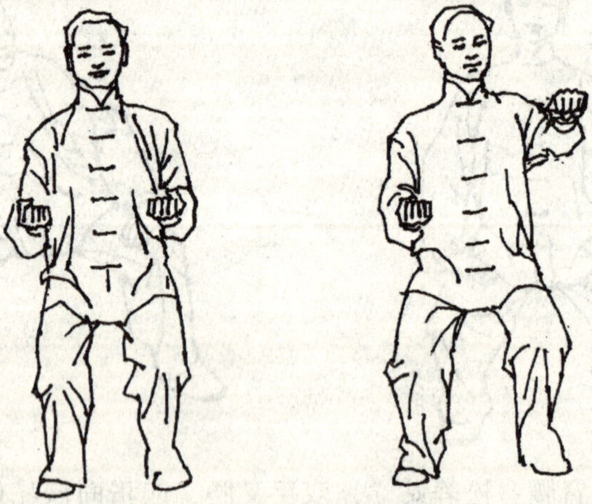

·背后七颠把病消：两腿直立，两足并拢，身体放松，两手臂自然下垂，手指并拢，掌心向后。随后双手平掌下按，顺势将两脚跟向上提起，稍作停顿，将两脚跟下落着地。反复练习十数次。

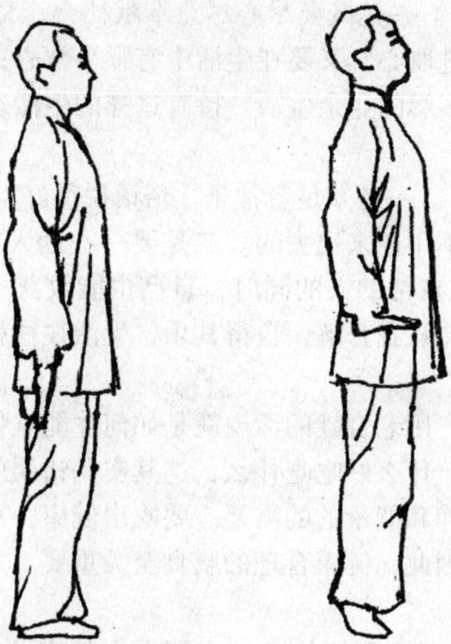

状态养生

（一）防患于未然的健康养生

身体的健康重在于防止疾病的发生。中医学历来就重视预防，早在《内经》中就提出了“治未病”的预防思想，强调“防患于未然”。预防疾病的发生，应做到以下几点：

1. 调情志

现代人生活压力大，当人遇到精神压力而出现紧张、愤怒、焦虑等不良的心理状态时，都会引起生理上的异常改变，日积月累，反复发生，便可能会导致疾病的发生。要避免各种不良情绪对人产生的伤害，就必须学会调摄自己的情志，时刻保持心理的平衡。古人有云：“知止而后有定，定而后能静，静而后能安，安而后能虑，虑而后能得。”说的就是调摄情志，平衡心理的过程。事实证明，在做任何事情的时候，只要能端正自己的心态，保持心理的平衡，那么自己就会少一些烦恼，多一些快乐。如何正确的调摄情志，平衡心理呢？应做到三个“三”：

第一是三个“正确”。一是正确对待自己。常言道“人贵有自知之明”，正确的给自己定位，才能在生活中找到立足点。二是正确对待他人。要客观地看待别人的优点，不要老是盯着别人的缺点不放。三是正确对待社会。要明白人不是脱离社会存在的，对社会要长存回报之心。

第二是三个“既要”。一是既要尽心尽意奉献社会，又要尽情品味美好人生；二是既要在事业上有颗进取心，又要在生活中有颗平常心；三是既要精益求精于本职工作，又要有多姿多彩的业余生活。持有这样的生活态度，人生才会“坦荡荡”而不会“悲戚戚”。

第三是三个“快乐”。一是知足者常乐。俗语说得好：比上不足，比下有余。生活中一切够用就好，不用比来比去的。二是要一心助人为乐。“爱人者人恒爱之，敬人者人恒敬之”。在帮助人的同时，自己也能收获一份快乐。三是要常常自取其乐。人在逆境时能自我开解，自得其乐，生活往往就会变得光明。

2. 和五味

就是如何合理膳食，用老百姓的话说就是如何才能吃好。不少人认为，吃得好就是想吃什么吃什么，什么好吃吃什么，这其实是错误的。所谓吃得好，是指通过吃能满足人体对营养和能量的的需要。要吃出健康，不要吃出疾病；要吃出长寿，不要吃出死亡。因此，健康合理的膳食至关重要。

3. 多运动

“生命在于运动”这是人所皆知的。中国古人就有“流水不腐，户枢不蠹”的认识。但随着现代生活节奏的日益加快，人们的运动时间越来越少，人们往往会把空闲的时间消耗在电脑、电视和麻将桌前，致使运动不足导致的“社会文明病”的发生率在逐年提高。因此生命需要运动，但运动应保持适量，不运动和过量运动都有害健康。研究表明，每小时的适量运动可以延长预期寿命两小时，经常运动的人要比平时很少参加运动的同龄人年轻 10 岁。运动不必在乎其形式，重要的是量力而行，循序渐进，持之以恒，终生相伴。

4. 好睡眠

人一生中的 1/3 时间都是在睡眠中度过的，因此，保证良好的睡眠，对于人体的健康十分重要。良好的睡眠，首先应当保持一定的睡眠时间。

在生产力不甚发达的古代，人们有着日出而作，日落而息的生活习惯。但随着社会的不断进步与发展，生活节奏的日益加快，人们的工作时间延长了，而且夜生活也得到了极大的丰富，使得睡眠时间大为缩短，许多人平均每天睡眠不足 8 小时。这一结果直接导致了人们身体疲劳，影响到了日常的生活和工作。个人的睡眠时间因人而异，一般认为成年人每天需要 8 小时左右，老年人则大约需要 6 个小时才能保证足够的睡眠。其次还应注意睡眠的质量。每天深睡 4 ~ 5 个小时，醒后精力充沛者，睡眠效果并不比躺在床上辗转不安浅睡眠 8 个小时的差。最后，良好的环境，有助于保证良好的睡眠。入睡的环境应当安静，光线要幽暗，卧室要通风，冬暖夏凉，温度适宜。

（二）及早做好“亡羊补牢”的准备——亚健康状态的养生

中医虽无“亚健康”一词，但对亚健康的认识，最早可以追述到《黄帝内经》“不治已病治未病”的思想，其也正是体现了治疗亚健康状态应以防为主的治疗原则。

当你发觉自己已经处在亚健康状态时，千万不要掉以轻心，因为这可能是更严重疾病的先兆；但也不必惊惶失措，因为通过正确的调理养生，是完全可以摆脱亚健康状态的。

首先应改变自己的不良生活方式。亚健康的形成与不良生活习惯关系密切。应从包括饮食、运动、睡眠、吸烟、饮酒等方面认真分析，找出自己的症结所在，从细节做起，持之以恒。良好的生活习惯，是调理亚健康状态的先决条件。

其次学会心理调控。情志因素也是引发亚健康的主要原因。适时调整心理状态并保持积极、乐观的情绪。古人云：“不如人意常八九，如人之意一二分”。当遇上挫折或不顺心的时候，可选用宣泄、疏导、催眠、移情、娱乐、自我松弛等多种方法，消除紧张、焦虑、缓解病态心理，促进身心健康。

第三可以借助一些现代的理疗方法进行保健，如电疗、蜡疗、高压电场、漂浮疗法、色光芳香疗法等。这些方法多属于物理疗法，对人体一般不会产生副作用及不良反应。

第四可借助传统中医药的调控。实践证明，中医的整体观念和辨证论治在防治亚健康状态中具有明显的优势。如中药汤剂、针灸、拔罐、推拿按摩等，方法多样，简便易行，有助于亚健康的恢复。

（三）还我健康——疾病状况下的养生

疾病状态下的保健养生，应当以保养正气最为重要，通过扶助正气，可以祛邪外出，帮助疾病的恢复。俗话说“三分治，七分养”，得了疾病后除规范治疗之外，从以下四个方面积极配合进行疾病的调养，可以使身体尽快地得到恢复。

首先是饮食上。合理恰当的饮食，可以起到培补气血阴阳、养护脏腑，扶助正气的作用。病后首先应注意饮食的调养，而调养的重点，应当着重于人的后天之本——脾胃，最佳的方法就是服用药粥。中医学认为，各种谷物如大米、小米、粳米、糯米等均入脾胃二经，具有健养脾胃，补益精气的作用，搭配上各种药材熬成粥，补益效果比单纯的用药更加稳妥、显著。比如气虚，可服用黄芪粥、人参莲肉粥；血虚者，可用当归山药粥、红枣枸杞粥；阳虚的可用羊肉粥、冬虫夏草鸡粥；阴虚的可食天冬粥、百合粥。此外，进补的同时还应注意到不能大补，猛补。因为人体患病后正气已虚，脾胃的功能不足，大补猛补反而容易造成“食后病复”。因此刚开始时应以清淡、容易消化的食物为主，并且要定时定量，切忌暴饮暴食。对于鱼肉等肥甘厚味应当少吃，以免积滞伤胃。通过逐步的饮食调养，纠正阴阳气血的偏衰，促进机体的康复。

其次，疾病过程中病人往往会产生一些悲观、消极的情绪，这些情绪会加重疾病状态下的阴阳失调，气血不和。所以，保持乐观的心态和用平常心去对待疾病，放松心情，加强对疾病的科学认识，消除恐惧心理，有助于疾病的恢复。

再次，病人日常起居生活的调摄，对疾病的恢复也很重要。要更多注意天气变化，避风避寒，及时增添衣物。患病后要避免劳作，注意休息静养。长时间的行走、言谈、思考、读写、娱乐等等，都会耗伤气血，劳伤筋骨，不利于疾病的治疗和康复，应减少此类活动。

此外，保持适量运动也是非常必要的。整天卧床，过度闲逸，时间长了这样反而不利于疾病的康复，适量运动能促进体内气血流通，并能改善脾胃功能，增进食欲。只是运动的方式及运动量要与健康人有所区别，要根据病情和自身的体力情况、活动能力而定。病人参加运动一定要按照循序渐进的原则，根据自身的身体状况摸索每次所能承受的运动强度和持续的时间，确定适合自己的运动量，一般以运动后不觉得劳累为宜，或者以心率估算运动量，公式为 180 - 年龄 = 适宜运动的心率。当运动后心率高于此估算心率，表明运动过量。若运动后出现疲劳的感觉，经过 5 ~ 10 分钟休息后，精神体力能迅速恢复者，此为运动适量；若运动后疲劳太甚，休息后仍然感觉身体不适，此为运动过量，此时应注意随时自我监察，防止疾病的进展及并发症的发生。随着病情的改善，患者感觉身体状况良好，可以适当的增加一定的运动量。还应注意心血管疾病、肝功能严重受损、病毒性心肌炎的患者，严禁运动过量，过量则会威胁到生命的安危。此外，运动锻炼应选择适宜的时间和天气，在天气变化剧烈时锻炼，不仅对康复没有帮助，反而会加重病情。

体质养生

(一) 阳虚之人的养生

中医认为阳虚是由气虚进一步发展而来的，且在《黄帝内经》中指出“肝气虚则恐”，所以阳气不足的人常表现出情绪不佳，容易恐惧和悲哀。因此加强精神调养对于阳虚之人十分重要。此类人平时应多注意调节自己的感情，以消除或减少不良情绪对自己的影响。

在起居生活上，由于阳虚之人的体质喜暖怕冷，耐春夏不耐秋冬，平时总是比平常人多着衣被，适应寒暑变化的能力较差，天气稍微转凉就觉得冷不可受，所以应注意“避寒就温”。冬天时注意保暖；夏季时也应注意防寒。尤其在夏天，人体的毛孔、腠理开疏，阳气趋向体表，阳虚体质之人切不可在室外露宿，睡眠时不要让电扇直吹；同时避免在树荫下、水亭中及过堂风很大的过道久停，如果不注意夏季防寒，只图一时之快，更易造成或手足麻木不遂或面瘫等中医所谓的

"风痹"病的发生。阳虚之人宜住在坐北朝南的房子，若房间内有空调设备，要注意室内外的温差不要过大。春夏之际是培补人体阳气的好时机，阳虚之人若在此间进行20~30次日光浴，每次15~20分钟，可以大大提高适应冬季严寒气候的能力。

饮食上阳虚之人平时应多吃有壮阳作用的食物，如羊肉、狗肉、鹿肉、鸡肉等。还可根据中医"春夏养阳"原则，在夏季三伏天里的每个伏天食用一次附子粥或羊肉附子汤，配合天地阳气旺盛的时间，以壮补人体之阳气。

中医认为"动则生阳"，体育锻炼有助于体内阳气的恢复。具体项目，可根据体力强弱而定，如散步、慢跑、太极拳、五禽戏、八段锦、内养操、工间操、球类活动和各种舞蹈活动等，亦可常作日光浴、空气浴，强壮卫阳。气功方面，坚持做强壮功、站桩功、保健功、长寿功。锻炼每天可1~2次，应常年坚持不懈。

阳虚之人，还可借助传统中药及中医的其他方法进行调养。五脏之中与"阳"密切相关的是肾和脾。中医认为，肾为一身阳气之根本所在，脾是阳气生化的根源，所以重点应当培补此两脏。中药应选具有补阳祛寒、温养脾肾作用的，常用的有鹿茸、海狗肾、蛤蚧、冬虫夏草、巴戟天、淫羊藿、仙茅、肉苁蓉、补骨脂、胡桃、杜仲、续断、菟丝子等。也可服用一些中成药，如金匮肾气丸、右归丸、全鹿丸。其中以服用右归丸为佳，阴阳双补，兼益精血，是阴中求阳之方，长期服用亦无副作用。若偏心阳虚者，桂枝甘草汤加肉桂常服，虚甚者可加人参；若偏脾阳虚者，选择理中丸，附子理中丸；脾肾两虚者可用济生肾气丸。此外还可使用艾灸或天灸的方法，也能到达温阳气，强身体，保健康、抗衰老的作用。艾灸常选用的穴位有关元、气海、肾俞、命门、脾俞、肺俞、中脘、足三里、大椎等；天灸的方法应在夏季的三伏天进行，每伏治疗一次，以求在自然界阳气最旺盛的时候，助人体阳气一臂之力，可收到事半功倍的效果。也可在三九天时做一个疗程，以抑制体内的阴寒之性。

（二）阴虚之人的养生

中医认为"瘦人多火"，阴虚之人形体多为瘦小，所以常感觉手足心发热，口咽干燥，平时喜凉怕热，冬寒易过，夏热难受。因此阴虚者应当注意避暑，每逢夏季酷暑之时，有条件的可以到海边、高山之地旅游。"秋冬养阴"对阴虚体质之人更为重要，特别是秋季气候干燥，更易伤阴，此时更应注重保护体内阴精。此外，阴虚者还应注意节制性生活。

阴虚体质之人多为急性子，容易发怒上火，这是阴虚火旺，火扰神明的缘故。所以精神上的调养应遵循《黄帝内经》中"恬淡虚无"、"精神内守"的原则。首先平时居住活动的环境应当安静。其次要加强自我涵养，努力提高自身的素质。可以经常阅读一些关于自我修养方面的书籍，有助于养成沉着、冷静的习惯。在生活和工作中，对非原则性的事情勿过于坚持，可适当避让；少与人争吵，以减少发怒；一些争胜负的活动应少参与。

饮食上，阴虚之人宜以清淡为主，肥甘厚腻、辛辣燥烈的东西少吃。可以吃一些具有滋阴潜阳作用的食物，如芝麻、糯米、蜂蜜、乳品、甘蔗、蔬菜、水果、豆腐、鱼类等。另外沙参粥、百合粥、枸杞粥、桑椹粥、山药粥等一些药粥对阴虚者也十分有益，可经常服食。有条件的还可以食用燕窝、银耳、海参、淡菜、龟肉、蟹肉、冬虫夏草、老雄鸭等滋阴之品。葱、姜、蒜、韭、薤、椒等辛辣燥烈之品则应少吃。

阴虚体质之人的体育锻炼不宜过于激烈，太极拳、八段锦、内养操等较为适合。气功宜选择固精功、保健功、长寿功等功法，着重于咽津锻炼。通过动静结合、刚柔相济、练身调神，以利于体内阴津的增长和虚热的消退。

中医认为，五脏之中肝藏血，肾藏精，二者与阴的关系最为密切，所以应以滋养肝肾二脏为主。还可借助一些具有滋阴清热、滋养肝肾的中药进行调养，如女贞子、山茱萸、五味子、旱莲草、麦门冬、天门冬、黄精、玉竹、玄参、枸杞子、桑椹、龟版等，均有滋阴清热的作用。汤药方面常用的有六味地黄丸、大补阴丸等。著名老中医秦伯未主张长期服用首乌延寿丹，认为本方有不蛮补，不滋腻、不寒凉、不刺激四大优点，服后有食欲增进、睡眠酣适、精神轻松愉快的效果，很值得采用。另外由于阴虚者有肾阴虚、肝阴虚、肺阴虚、心阴虚之别，应随其阴虚部位和程度加减而调补之。肾阴虚，宜服六味地黄丸；肝阴虚，宜服一贯煎；肺阴虚，宜服百合固金汤；心阴虚，宜服天王补心丸；脾阴虚，宜服慎柔养真汤。

（三）表虚之人的养生

表虚就是机体体表的卫外之气不足。中医认为卫气运行于人体的体表，有防止外来邪气侵害人体的作用，是保卫人体健康、抵御疾病的第一道防线。当这道防线出了问题时，人体最明显的表现就是容易患病，尤其是感冒。

表虚之人当以补气为主，重点在脾胃肺肾四个脏腑上。因为中医认为脾胃为“气血生化之源”，肺主一身之气，肾为一身诸气之根，有藏精纳气之功，四者均与气有密切的关系。饮食上，一些具有健养脾胃，温补肺肾的食物可以常吃，如粳米、糯米、小米、黄米、大麦、山药、籼米、莜麦、马铃薯、大枣、胡萝卜、香菇、豆腐、鸡肉、鹅肉、兔肉、鹌鹑、牛肉、狗肉、青鱼、鲢鱼等。若气虚较为明显，可以选用“人参莲肉汤”等药膳进行调养。必要时可服用一些汤药，如玉屏风散。兼夹有其他脏腑的虚损，可随证加减，如兼脾气虚，宜选四君子汤，或参苓白术散；肺气虚，宜选补肺汤；肾气虚，多服肾气丸。

在日常起居上，表虚之人由于皮肤腠理开疏，平素容易感冒，故应注意避风避寒。尤其夏季出汗后，切忌图一时凉快而吹风乘凉。春夏之时，阳气生发，万物生机盎然，此时应注意保护体内阳气，使之充沛，凡有耗伤及阻碍阳气的情况应当避免。平时表虚之人还可以用艾条灸足三里穴和气海穴，每周2~3次，每穴10~15分钟，以局部皮肤微微发红，有温热感为度，可培补人体正气。

表虚体质者的体育锻炼以气功最为适合，如养肾功具有培补人体元气的作用，故为首选。具体操作如下：端坐于床边或凳子上，两腿自然分开，两脚自然下垂，双手屈肘时侧举，以两胁部感觉有所牵动为度，随即复原，可连做十次；然后左手臂自然屈肘，置于腿上，右手臂屈肘，手掌向上，做抛物动作3~5次，后左右手互换，重复上述动作；接着慢慢左右转动身体10次，前后摆动10次；然后宽衣，将腰带松开，双手相搓，以略觉发热为度；再将双手置于腰间，上下搓摩腰部，直至腰部感觉发热为止，最后起身直立，双脚并拢，两手交叉上举过头，然后弯腰，双手触地、继而下蹲，双手抱膝，心中默念“吹”字音，可连续做10次。常练此功法，有益肾强腰，培补元气之功。

（四）湿重之人的养生

中医认为“肥人多痰多湿”，所以湿重之人的形体一般较胖，并且平时懒动，嗜睡，神情多倦怠，且多好肥甘厚味，此类人的养生之道关键在于祛湿化浊。

湿重之人饮食上应少吃肥甘厚味，并且忌暴饮暴食和进食过快。酒类和冷饮一类的也不宜多喝。平时多吃蔬菜和水果，尤其是一些具有健脾利湿，化痰祛湿的食物，如白萝卜、荸荠、紫菜、海蜇、洋葱、枇杷、白果、大枣、扁豆、薏苡仁、红小豆、蚕豆、包菜等。同时还要注意限制盐类的摄入，过多的摄入盐类会导致体内的水钠潴留，使形体虚胖。

湿重体质者的居住环境不宜潮湿，应干燥通风；在阴雨季节还要注意湿邪的侵袭。平时穿衣尽量保持宽松，面料以棉、麻、丝等透气吸汗的天然衣料为主，有利于汗液的散发；切忌穿不透气的化纤衣服。嗜睡者应逐渐减少睡眠时间，多进行户外活动；每次运动都应做到全身汗出、面色发红；出汗后不宜立即洗澡，先用干毛巾擦拭全身，待汗静身凉后再行洗浴。该类体质人还应定期检查血糖、血脂、血压，如有异常及时诊治。还要注意调整情绪，保持心情的愉快。

湿重之人多形体肥胖，进行体育锻炼对身体很有好处。可选择散步、慢跑、球类、武术、八段锦、五禽戏，以及各种舞蹈等，活动量应逐渐增加。长期坚持体育锻炼，能让疏松的皮肉逐渐转变成结实、致密之肌肉，有效地美体瘦身。气功方面，湿重者以站桩功、保健功、长寿功为宜，加强运气功法。

倘若痰湿过重，还可借助一些中药进行调养。痰湿之生与肺脾肾三脏关系最为密切，故重点在于调补肺脾肾三脏。可用党参、淮山药、黄芪、红枣、茯苓、扁豆、莲子、薏苡仁、芡实等健脾除湿的中药做成药膳，如薏苡仁粥，常吃可祛湿化浊。若因肺失宣降，津失输布，液聚生痰者，当宣肺化痰，方选二陈汤；若因脾不健运，湿聚成痰者，当健脾化痰，方选六君子汤，或香砂六君子汤；若肾虚不能制水，水泛为痰者，当温阳化痰，方选金匮肾气丸。

（五）上盛下虚者的养生

上盛下虚之人多为肝肾阴亏，肝阳上亢所致，其表现为上部偏盛，但下部偏虚，此类人的养生上应注意潜阳滋阴，平肝补肾。

上盛下虚者平时性情急躁，容易发怒，因此该类体质者尤其应注意精神方面的调养。要多加强道德修养和意志的锻炼，培养良好的性格，每每要发怒的时候，或可抽身离开，或可找朋友倾诉，分散自己的注意力，冲淡原有的情绪，使情绪安定下来。总之遇到问题要有意识的控制自己，要学会用理性克服情感上的冲动。

饮食上，上盛下虚之人忌辛辣燥烈食物，如红辣椒、姜、葱等，牛肉、狗肉、鸡肉、鹿肉等有温阳作用的食物宜少食用。应多吃水果、蔬菜，如香蕉、西瓜、柿子、苦瓜、番茄、莲藕等。另如桑椹、枸杞、莲子等一些具有滋补肝肾的食物，常服对该类体质人是十分有益的。上盛下虚之人应该戒酒，因为酒性辛热上行，肥甘厚味容易助热生火。

一些中药如知母、黄柏、生地黄、麦冬、北沙参、丹皮、玉竹等具有潜阳滋阴，平肝补肾的作用，可以根据需要选择服用。中成药可选常服六味地黄丸或知柏地黄丸。兼有肺热咳嗽者，用桑菊饮、二冬膏或贝母梨膏；胃热炽盛口干舌燥者，选麦门冬汤；心火盛致口舌生疮，服用黄连上清丸；大便干燥者，用麻子仁丸，或润肠丸；心烦易怒者，宜服丹栀逍遥散。另外常用菊花、苦丁茶沸水泡服，有助于清泻上盛之火。

上盛下虚之人还应该积极参加体育活动。可根据个人爱好选择游泳、跑步、球类等项目进行锻炼。太极拳是最适宜的锻炼，动静结合，不仅可以让多余阳气散发出来，还可补体内不足之阴。中医认为，人年过四十，肝肾易亏，犹如根枯而叶黄。浇水灌肥应从根部着手，滋肝补肾，乃是养生保健的秘诀。除了服用一些有滋补作用的食品和药品外，重要的是加强人体丹田部位和下肢的运动。因为人体丹田与命门之间（即小腹部位），正是人体吸收各种营养转化为精血（及内分泌）的最关键、最根本的部位。所以增强小腹、腰、裆部位及下肢运动正是促进人体消化吸收和气血循环运行的最基本的环节。腰脊和腿部增强，自然血脉流畅，精神旺盛，长久不衰，从而消除或避免“上盛下虚”诸症。由于太极拳重视人体下盘功力训练，有利于气血下行，调整人体上盛下虚状态。且练太极拳全过程都要求精神放松，使大脑抑制与兴奋相结合，而且它还有利于心态平衡。

方药养生

方药养生是中医养生理论的精髓所在，它集中地体现了中医的生命观、健康观、疾病观、保健观等在理论和实践中的统一。

说到养生的药物，很多人可能马上想到野山参、蜜大枣，蒸阿胶、熬鳖甲。确实补益药在中医养生方药中所占比例较大，但它并不是每个人、任何时候都普遍适用的。究竟何时用？剂量如何？有什么禁忌症？怎么用才能对证？怎样才能趋利避害？其实，最关键的就是要按照中医的用药原则来使用。

（一）养生常用药味

1. 人参

人参，为五加科多年生草本植物人参的根。主产吉林、辽宁、黑龙江。

我们常说的“山参”，是野生的人参，以其数目较少而为珍贵；人工栽培的则称为“园参”。新鲜的人参可以经过一些人为的处理：人参蒸制后干燥，参体内外色泽深红，称为“红参”；焯烫浸糖后干燥者称“糖参”或“白参”。另外，人参洗净后干燥者叫做“生晒参”；加工断下的细根称“参须”。切片或研粉用。

【性味】甘、微苦，微温。

【功效】大补元气，补脾益肺，生津，安神

【配伍及应用】

（1）久病、大病或者手术后，损伤气血，会出现身体非常虚弱、甚至脉象非常微弱的症候，这时可以单用一味人参，用大量（最多 30 克）浓汤煎服，可以起到大补元气的作用；

（2）老年人患慢性支气管炎，支气管哮喘的病人不少，由于生病日久，伤害到了肺气，会出现一些症状，比如：长时间的咳嗽或者气喘，不自觉的出汗，常感到乏力气短，懒得说话，等等。这个时候，可配胡桃肉、蛤蚧，可以帮助滋补肺肾之气；

（3）中医讲究年少补肾，中年补肝，老年则要补脾胃。如果总感觉身体疲倦，尤其是大便像水一样稀，颜色又很淡，就可以将人参和白术、茯苓、甘草同用，可以起到补益脾胃的作用。

【用法用量】

煎服，5 ~ 30 克。在煎人参的时候最好用单独煎，再与煎好的其他药味兑在一起服用。另外，人参也可以用来煲汤、炖煮、泡酒、茶饮等，但是一定注意不要太大量。

【特别说明】

中药经过不同的炮制之后，药物的性能也会有所偏重。红参和白参虽然都可以补气，但是，红参更偏于温热补养，也就是说针对一些怕冷，小便清稀色白等的气虚症状，比较适合。而白参有清热滋补的作用，所以常用在一些阴虚火旺，有上火，口疮，小便短少发黄等的症状的气虚病人。

【贴心提示】

△阴虚火旺、高血压患者，不宜服用人参。

△不要和萝卜、莱菔子（即萝卜子）、茶叶同吃。

△不能过量的服用，否则容易造成慢性或急性中毒，出现心中悸动不安、腹泻、失眠头痛、胸闷憋气、呼吸急促、神经过敏、甚至出血等症状。

△适用于中老年人及体弱者保健。

2. 党参

党参在过去被老百姓认为是“地之精灵”的“神草”。这是怎么回事呢？原来有个传说：在隋文帝时候，山西的上党郡有一户人家，每天晚上都听到后院外有人呼叫，却看不到人。他们就到外面寻找，发现了一棵植物，枝叶不同寻常。于是就向下挖，挖了五尺，找到了它的根，发现形状像人一样，非常神奇。而且自从挖出之后，那户人家就再也没有听到呼叫声了。这就是传说中的党参。因上党郡盛产党参，而得党参之名。

党参为桔梗科多年生草本植物党参或川党参的干燥根。主产于山西、陕西、甘肃、四川等省。秋季采挖，洗净，晒干。切厚片，生用。

【性味】甘、平。

【功效】益气，生津，养血。

【配伍及应用】

（1）脾胃之气不足，常出现身体虚弱，倦怠乏力，饮食减少，大便稀溏。常可配伍黄芪、白术，补中益气。

（2）气血双亏导致的面色萎黄无光泽，头晕心慌，可用党参益气生津生血，配伍麦冬、五味子，或当归、熟地。

【用法用量】

煎服，10～30克。另外党参可以煲汤、泡酒、泡茶，每天常用量是5～10克。

【特别说明】

为了方便老年人食用，我们可以把党参做成党参干。制作党参干，取200克党参，洗掉泥沙，放在蒸锅内，每天蒸2次，连蒸3天，就成了软软的党参干。吃起来味道香甜，每天早晚嚼10～20克。下次吃之前最好再蒸一次，防止变质。

党参补气又能养血，这是它的一大特点。所以气血两虚，气短心悸，四肢无力，面色苍白，头昏眼花，胃口不好，大便稀软，容易感冒的人，也宜服用党参。

党参与人参的区别：党参的补气作用，与人参相似，但是功力比较弱；不过因为党参产量较人参多，价格又相对便宜，所以一般在补气的方子中多用党参，而且作用缓和，可以作为保健品广泛应用，也可以治疗一些较轻的气虚症和慢性病。但是如果遇到虚脱的危重之症，靠党参的力量就比较薄弱了，应该用大量的人参救急。

【贴心提示】

△发怒、上火的时候不要服用。

△一般不要大剂量的单独用于药膳中，会有腹胀的副作用。

△不宜和萝卜、莱菔子同吃。

3. 白术

本品为菊科植物白术的根茎。主产于浙江、湖北、湖南等地。冬季下部叶枯黄、上部叶变脆时采收，除去泥沙，烘干或晒干，再除去须根。切厚片。生用或土炒、麸炒用；炒至黑褐色，称为焦白术。

【性味】苦、甘，温。

【功效】补气健脾，燥湿利水，止汗，安胎

【配伍及应用】

（1）白术可以用于消化不良，食欲不振，胃部胀满疼痛，疲倦乏力，大便稀软等症状。补养脾胃可与党参、甘草等配伍；健脾燥湿止泻可与陈皮、茯苓等同用。

（2）总感觉痰多又稠，大便粘腻排泄不畅，身体浮肿，舌苔又白又厚等症状，可以用白术，因为它可以去除体内的湿邪，又能强健脾胃。

（3）老年人经常腰酸腿疼，也可以用白术，配合杜仲、桑寄生一起服用。

【用法用量】

煎服，10～15克。

【特别说明】

白术有不同的做法，效用也有所不同。生白术，用于治疗水肿效果较好；把白术炒熟或者炒焦黄后在煎药服用，比较适合补养脾胃，比如有胃寒、消化不良、打嗝、拉肚子等情况出现。如果白术蒸熟之后再用，补气的作用就相对强一些，比如总感觉身体乏力，头晕气虚，大便总是又稀又软等等。

【贴心提示】

△口干舌燥、津液缺少者不宜服用。

△忌与桃、李、青鱼同食。

△发烧或者体内又虚火烦躁不安者不宜用。

4. 当归

本品为伞形科植物当归的根。主产于甘肃东南部岷县，产量多，质量好，其次为陕西、四川等地。秋末采挖，除去须根及泥沙，待水分蒸发后，捆成小把，上棚，用烟火慢慢薰干。切薄片。生用或酒炒用。

【性味】甘、辛，温。

【功效】补血调经，活血止痛，润肠

【配伍及应用】

（1）当归是非常好的补血药，老年人尤其需要。年纪大了，气血逐渐亏虚，用当归补血养血。

（2）老年人经常会出现腰酸腿痛的症状，比如膝盖肿痛，屈伸不利，或者足跟疼痛，不敢走路，或者肩肘疼痛，不能搬提重物。原因有很多，有些人年轻时候长期在阴暗潮湿的地方工作，日久落下了关节炎，每到阴雨刮风就犯病，有些人上了年纪身体抵抗力不如从前，一不注意受风受凉，非常容易腰酸腿疼，甚至有时一觉醒来就出现四肢麻木沉重，动弹不得的情况。中医认为这些都是感受了风、寒、湿的邪气，应该用药驱除这些存在体内的邪气。这种情况就可以用当归配合羌活、独活、防风、秦艽、桂枝、鸡血藤、白芍等中药，因为当归、鸡血藤、白芍有活血的作用，其他的药物又专治经络不通、筋骨酸痛等症，这样可以疏通经络，缓解疼痛。

（3）当归还有一个功能是润肠通便，尤其适用于老年人由于血虚引起的便秘，常见症状有面色、唇色、指甲发白，经常感到头晕、乏力、视物模糊等，可以配合肉苁蓉、生首乌等药。

【用法用量】

煎服，5～15克，一般生用。

【特别说明】

一般我们用当归都是用生的。酒当归，是指用酒炒过的当归，它能加强活血之功，老年人气血严重亏虚的最好不要这么服用。

【贴心提示】

△内有虚火、舌苔厚腻者忌食。

△喘咳气盛痰多黄稠，或饱食之后胃中满闷，或大便稀溏者忌服。

5. 熟地

本品为玄参科植物地黄经加黄酒拌蒸至内外色黑、油润，或直接蒸至黑润而成，切厚片用。

【性味】甘，微温

【功效】补血滋阴，益精填髓。

【配伍及应用】

（1）中医认为，血虚会导致系列症状的产生，比如面色暗黄没有光泽、头晕目眩、心慌、失眠等等。熟地能补血滋阴而养肝益肾，凡是体内阴血亏虚、肝肾不足所致的眩晕，都可应用。补血常与当归、白芍等同用；补肝肾常与山茱萸等同用。此外，如配党参、酸枣仁、茯苓等品，可用于心悸、失眠；配当归、白芍、川芎、香附等药，可用治月经不调；配阿胶、当归、白芍等，可用于崩漏。

（2）熟地还有很好的补肾作用。这里需要说明一下，中医讲肾气不足，包括肾阳不足、肾阴不足和阴阳都不足三种情况。肾阳不足常见的症状是阳痿、水肿、大便稀溏、清晨腹泻、怕冷腰酸等等。而肾阴不足的表现多是内有虚火造成的，会出现身体消瘦、手脚心发热而且心中烦躁、夜间盗汗、腰酸腿软等症状，而熟地主要对改善这些症状有良好的作用。煎药时常配伍山茱萸、牡丹皮，如果阴虚火旺，潮热盗汗比较明显的，可以配龟版、知母、黄柏。

（3）熟地配伍山药可以治疗糖尿病口渴多饮、遗尿、听力减退、须发花白或者脱落等症状，两者合用能起到补益肾脏的作用。

【用法用量】

煎服，10～30 克，也可以泡酒服用。

【特别说明】

不同制法具有不同功效：

地黄，根据加工的不同可以分为三种：新鲜的叫鲜生地，清热凉血的效果比较好。把生地加工蒸熟后叫熟地黄，偏于滋阴补血。熟地黄和山萸肉、肉苁蓉、枸杞子等无论肾阴亏虚或肾阳不足，都可配用。熟地炭，是把熟地炒成焦黄的状态，补益肝肾效果比较好。

【贴心提示】

△熟地黄药性比较黏滞，阻碍消化，所以痰多胀气、胸腹胀满、食欲不振，大便稀溏者忌服。

△忌与萝卜、大葱、韭菜同用。

△煎药时不要用铜制器皿，防治在煎煮过程中与药物发生反应。

△一般用熟地的时候，要适当加些陈皮、砂仁，可以减轻其对脾胃消化的影响。

6. 何首乌

相传，有个人名叫何首乌，其祖父名叫何田儿，从小体弱多病，到了 58 岁还没有娶妻生子。有一天晚上他喝醉了酒，来到山中，看见有两根野藤自动相互靠近交合。他就把这种藤和根挖回去，晒干后研成粉，空腹用酒送服，身体渐渐强壮起来。后结婚生子。他的儿子按着这个方子服用，父子二人都活到 160 岁。孙子何首乌也照方服用，活到 130 岁仍然须发乌黑，大家便把这个野藤叫做何首乌。其实，这野藤名叫夜交藤，是植物何首乌的藤茎，具有养心安神的作用，而药用何首乌就是这种植物的块状根。

何首乌，我国大部分地区都有出产。秋、冬二季叶枯萎时采挖。

【性味】制首乌甘、涩，微温；生首乌甘、苦，平。

【功效】制首乌补益精血，固肾乌须；生首乌截疟解毒，润肠通便。

【配伍及应用】

(1) 血虚导致的面色萎黄无光泽，头晕目眩，失眠耳鸣，头发早白，腰膝痠软、肢体麻木等症，用制首乌补血作用比较好，常和地黄、枸杞子、菟丝子等配伍。

(2) 用生首乌能起到润肠通便的作用，适合老年人血虚引起的便秘，可以取一两煎服，就能起到效果。

(3) 现代药理学的研究证明，何首乌还具有增强机体免疫的能力，能够抗衰老、降血脂，对高血脂症有一定疗效。现代临床上应用制首乌，治高血压、血管硬化、头晕等症，常与桑寄生、女贞子等配伍；治疗冠状动脉硬化性心脏病，常和丹参、郁金、瓜蒌等配伍。

【用法用量】

煎服，10～30克，补益精血宜用制首乌，截疟、润肠、解毒宜用生首乌。

【特别说明】

何首乌有制首乌与生首乌之分，用黑豆煮汁拌蒸后晒干入药为制首乌，直接切片入药为生首乌，二者的功用有所不同。

【贴心提示】

△忌与猪血、羊血、萝卜、葱、蒜等同食。

△大便稀溏以及外感风寒感冒咳嗽者忌食。

△制首乌是经过加工炮制的，降低了毒性，而生首乌中含有一种物质能促进肠管蠕动而通便。使用时可用黑芝麻10克，生首乌10克，煎水服用。

△如有憋气、心慌、上腹部隐痛、身有发痒出红疹、急性肝损害等症状，使用时应当注意。本品在煎煮过程中忌用铁器。

7. 沙参

沙参有南沙参与北沙参之分，前者为桔梗科植物的根，主产于安徽、江苏等地；后者为伞形科植物的干燥根，主产于辽宁、山东、河北等地。均为夏秋两季采挖，洗净，干燥后用。

【性味】性凉，味甘微苦。

【功效】养阴清肺，益胃生津，祛痰止咳。

【配伍及应用】

(1) 用于肺结核或其他热性病之后出现的干咳无痰，低烧不退等症状，或咽干，口渴，声音嘶哑之人食用，糖尿病患者口渴症状严重亦可服用。对于平时经常需要用嗓子的人，比如教师、播音员可以经常泡水服用。

（2）沙参甘凉柔润，经常与麦冬、生地、石斛等品同用，能养胃阴，生津止渴。临床上出现胃中胀满不适、干呕、打嗝、口燥咽干、便秘等症状，就可以配伍这些药物服用。

【用法用量】

煎服，10～15克，可泡酒、煲汤、蒸煮用

【特别说明】

北沙参与南沙参在功用上还是有一些差别的：

北沙参外形细长，性味甘、苦、淡、平，养胃生津的作用较佳；南沙参性味甘凉、微苦，清肺热之功较佳，偏于清肺祛痰，适应症有风热感冒、肺有虚火、咳嗽痰多。

阴虚体质、经常感觉口渴咽干的人，不妨常泡些沙参、麦冬、天冬、枸杞子、菊花等药，既可以润肺滋阴，又能养肝明目。

【贴心提示】

△沙参药性寒凉，凡是怕冷、胃寒或大便稀溏者，不宜选用。

△不宜与藜芦同用。用药配伍禁忌“十八反”中认为：“诸参辛芍叛藜芦”，其中的“诸参”指的就是人参、党参、沙参、丹参。

△风寒咳嗽、怕冷怕风，脾胃虚弱，平日怕食冷饮者，忌服沙参。

8. 决明子

草本植物决明的成熟种子，主产于安徽、广西、四川等地，秋季采收，晒干，打下种子，生用或炒用。

【性味】甘、苦、咸，微寒。

【功效】清肝明目，润肠通便。

【配伍及应用】

（1）自觉眼珠冒火，或者眼红肿痛，怕见光，常流泪等症，是由于肝火过旺，气血随肝火上升，上冲到头面部，或风热侵袭头面部而引起的一系列症状。决明子的作用就是能清泄肝胆之火，疏散风热，明目功效甚好，是治疗眼睛肿痛的重要药物。肝火过旺，常见于高血压患者，或者大怒之后，中医讲大怒伤肝，而肝又开窍于目，怒火可以直接反映在眼睛上。这种情况常配龙胆草、黄芩、夏枯草等同用。如果是感受了风热邪气，可以和蝉衣、菊花等同用。青光眼可以用决明子与沙苑蒺藜、女贞子、枸杞子、生地等同用，起到补养肝肾的作用。

（2）此外，决明子还有润肠通便作用，能治疗大便燥结。清热润肠通便功效用于肠燥便秘；近年来临床上又用于高血压病而呈现肝阳上扰、头晕目眩等症候者，常与钩藤、生牡蛎等同用。

【用法用量】

煎服，3~15克。

【特别说明】

决明子可以泡茶饮，既能清泄肝火，又可补益肾阴，其降脂和治疗便秘的效果都不错。

决明子治疗便秘与大黄、番泻叶不同。大黄等适用于有实邪存在肠道中，需要快速排出毒素和积滞的情况，药力比较峻猛；而决明子的泻下作用比较缓和，更适用于长期便秘者。尤其是老年人，本身机体偏虚，如果长时间用大黄等峻下的药物，肯定会伤了正气，效果适得其反。长期便秘会导致人体对毒素的不断吸收，容易使人衰老，也是结肠癌、痔疮等病的诱发原因，而且便秘还是很多心血管病的突发的诱因之一。因此，慢性便秘不能轻视，经常服用决明子是不错的选择，还可以配伍柏子仁、郁李仁，都有润肠通便的作用。

【贴心提示】

△气虚便溏者不宜应用，脾胃虚寒，腹泻者禁用。

△用于通便不宜久煎，否则有效成分容易被破坏。

△煎剂用量每日不超过15克。过量或大量服用可引起腹胀、腹泻、恶心，多见于服药的初期，应适当减量。

△决明子的副作用，怀孕应该慎用，长期饮用可能会引起月经不规律，甚至诱发早产。

9. 夏枯草

相传，从前有个书生，从小攻读四书五经，但每次考试都落榜而归，因此整日郁闷，时间久了，积郁成疾，脖子上长出了很多瘰疬（即淋巴结核），寻医无效，病情越来越重。

这年夏天，书生的父亲寻找神农，希望能从他那里得到治病良药。一天，当他走到一座山下，已经很累了，想坐下来歇息，不料却晕倒了。他不知道这里竟是神农的药圃，被神农救醒后，诉说了自己的苦衷。神农听说后，从草苑中摘下一株草药说："用这个草上端球状的部分，煎汤服用。"书生按照方子服用，不久病就好了。这个草就叫夏枯草，有清热散结之功效。

夏枯草因冬至生，夏至枯而得名。药用其果穗。我国各地均产。在夏季果穗半枯黄时采收，晒干。

【性味】苦、辛，寒。

【功效】清肝火，散郁结。

【配伍及应用】

（1）淋巴结炎、淋巴结核、淋巴肿瘤、甲状腺肿大，可以用夏枯草消肿散结。

（2）据现代医学研究，夏枯草有明显的降低血压的作用，又能清肝明目，可以治疗肝阳上亢型高血压病，即出现头痛、眼花、耳鸣、失眠、性情急躁、烦躁出汗等症状。

（3）夏枯草还可以用于急性乳腺炎、血管性头痛、三叉神经痛、肝癌等病，因为它能消散郁结，疏通经络气血。

【用法用量】

煎服，常用量10～15克。外用适量煎水洗或捣敷。

【贴心提示】

△本药性苦寒凉，过量久用易伤脾胃之气，故脾胃虚弱者慎用。

10. 酸枣仁

酸枣的成熟种子。主产于河北、陕西、山西等地。秋末冬初果实成熟时采收，除去果肉，碾碎果核，取出种子，晒干。生用或炒用，用时打碎。

【性味】甘、酸，平。

【功效】养心益肝，安神，敛汗。

【配伍及应用】

（1）酸枣仁养阴血、益心肝、安定心神，主要用于血虚不能养心或虚火上炎出现的心慌、失眠等症，往往与茯苓、柏子仁、丹参、熟地等同用。老年人比年轻人睡眠时间短，而且睡眠质量一般不太好，再加上年纪增长，心血逐渐亏虚而造成失眠。用酸枣仁可以起到很好的安神作用。

（2）另外，针对体弱动则出虚汗的症状，酸枣仁又具有收敛止汗的功能，且可配伍牡蛎、浮小麦一同使用。

【用法用量】

煎服，10～30克；冲服，每次1.5～3克。

【特别说明】

取酸枣仁研末，在临睡前服用，每次吞服2克左右，可以治失眠。

现代研究显示，酸枣仁有镇静、催眠作用，反复应用可产生耐受性，但停药一段时间可恢复。另外还有明显的降脂作用。但其对心血管系统有一定影响，可引起血压持续下降，心传导阻滞，所以服用时一定注意剂量。

【贴心提示】

△凡体内有实邪郁火、热证、生气及腹泻者慎服。

△不要和防己一起服用。

△放缸或箱内，置阴凉干燥处保存。炒枣仁不宜多炒久存，以免变质影响疗效。

△大量服用可引起昏睡，知觉丧失。有时还可引起血压下降及心脏传导阻滞，所以用量一定要适当。

11. 杜仲

本品为杜仲科植物杜仲的树皮。主产于四川、云南、贵州等地。4～6月剥取，刮去粗皮，堆置“发汗”至内皮呈紫褐色，晒干。切块成丝，生用或盐水炙用。

【性味】甘，温。

【功效】补肝肾，强筋骨，安胎。

【配伍及应用】

（1）中医认为，肝主筋，肾主骨，肾气充实则骨髓强健，肝血充盈则筋脉疏通、活动自如。用于肝肾不足引起的腰膝酸痛、乏力、眩晕、阳痿、小便多等症，就可用杜仲温补肝肾，强筋健骨。

（2）杜仲配牛膝、续断、狗脊、五加皮，使补肾强筋的疗效增强，常用于治疗肝肾不足的腰腿疼痛、关节不利、足跟酸痛、下肢无力等。

（3）配伍补骨脂、胡桃、菟丝子，可以治疗腰部、膝盖冷痛怕凉、滑精遗精、小便淋漓不尽、阳虚腹泻等等。

（4）据近代研究，杜仲还有降血压作用，这是它在临床应用上新的发展。

【用法用量】

煎服，10～30克，泡酒、煲汤、茶饮。

【特别说明】

炒杜仲又称盐杜仲、盐水炒杜仲等，是把杜仲洗净切丝用盐水淋喷拌匀，待其把盐水吸尽，再用文火（小火）炒至黄褐色入药。引药走下，补肝肾、壮筋骨作用增强。而杜仲炭则是把洗干净的杜仲丝用武火（大火）炒至黑褐色，然后取出，用清水淋洒灭尽火星，晒干后入药。它的功用偏于止血。杜仲炒制比生用效果好。

【贴心提示】

△不要与蛇皮、玄参同用。

△肾虚火旺，盗汗烦躁潮热严重者或者发热、火气较旺者不宜用。如果用，应当与黄柏、知母同入煎剂。

12. 山楂

为植物山里红的成熟果实，有北山楂和南山楂之分。全国大部分地区有产。秋季果实成熟时采收。北山楂切片、干燥，南山楂直接干燥。生用或炒用。

【性味】酸、甘，微温。

【功效】消食化积，行气散瘀。

【配伍及应用】

（1）用于食积停滞。山楂味酸而甘，消食力佳，为消化食积停滞常用的重要药物，尤其能消化油腻肉食积滞，在临床应用方面，常与麦芽、神曲等配伍应用；如因饮食而引起腹痛腹泻，可用焦山楂（炒过的山楂）10克研末，开水凋服，有消化饮食、止痛止泻的效果。

（2）现代研究表明，山楂中含有的药物成分，具有明显的扩张血管及降压作用，有增强心肌、抗心律不齐、调节血脂含量的功能。

【用法用量】

煎服，10~30克。

【特别说明】

山楂还有不同制法：焦山楂、山楂炭、焦楂肉，都是指炒至外黑内呈深褐色而应用的山楂，而生山楂、生楂肉是洗干净后晒干用的；蜜炙山楂炭，是取山楂炭用蜜拌炒。

山楂是防治心血管病的理想保健食品，近来应用于高血脂、冠心病、高血压等的防治方面，效果较好。每天取50克山楂，分两次水煎服，可有效地降低血清胆固醇。

老年人、消化不良尤其适合食用山楂。因为老年人肠胃功能一般较弱，如果吃到一些粘腻多油、不好消化的食物，常会引起胃中胀痛、消化不良、大便不调等症状，而且持续的时间较长。所以，首先应该随时注意饮食的节制，恰逢节日喜庆，免不了要多吃些，那您就别忘了饭后吃些山楂，帮助消化。

【贴心提示】

△中医认为，山楂只消食而不补脾，所以脾胃虚弱者不宜多食。健康的人食用山楂也应有所节制，由于山楂片、果丹皮中含有大量糖分，糖尿病患者不宜服用，可适当吃些山楂鲜果。食用后要注意及时刷牙，以防酸性伤害牙齿。

△生山楂很强的消化作用，可以刺激胃酸增多，故有胃酸过多症、消化性溃疡和龋齿者，及服用滋补药品期间忌服用。

（二）养生常用方剂

不同药性和功效的药味各具其妙，但将它们配伍组方而形成的中药方剂，才能更集中、更充分地反映和体现中医整体调理、通盘考虑、趋利避害、用药如用兵、治病养生如治国安邦的思想体系。因而，在中药方剂中，上述思想和理念，甚至命名都有相当程度的体现。

1. 补气方剂

（1）四君子汤

【组成及用法】人参9克，白术9克，茯苓9克，甘草6克。用水煎服。

【功用】益气健脾。用于脾胃气虚证。面色发白无光，语声低沉细小，气短乏力食少，大便稀溏，舌淡苔白，脉虚弱。

【适用病证】本方常用于慢性胃炎、胃及十二指肠溃疡等属脾气虚者。四君子汤加陈皮、半夏就成为了六君子汤，重在益气和胃，燥湿化痰，适用于脾胃气虚兼有气逆火痰湿证者。香砂六君子汤是六君子汤再加上木香、砂仁，则适用于脾胃气虚，呕吐，胃中满闷，食欲不振，腹胀或消瘦等。

（2）参苓白术散

【组成及用法】莲子肉（去皮）9克，薏苡仁9克，砂仁6克，桔梗（炒）6克，炒甘草9克，白茯苓、人参、白术、山药各15克，白扁豆12克。研成细末，用水煎服。儿童根据年龄大小用量会有加减不同。

【功用】益气健脾，渗湿止泻。

【适用病证】常用于慢性胃肠炎、慢性支气管炎、慢性肾炎者。饮食不消化，胸部胃脘憋闷不适，肠鸣腹泻，四肢乏力，形体消瘦，面色发黄无光泽，舌苔白腻等症状，都是此方的适应症。

（3）补中益气汤

【组成及用法】黄芪18克，炙甘草9克，人参6克，当归3克，橘皮6克，升麻5克，柴胡5克，白术9克。用水煎服。一日2次。

【功用】补中益气，升阳举陷

【适用病证】应用范围很广，比如胃下垂、子宫下垂、长期腹泻、脱肛、慢性肝炎等，出现饮食减少，精神疲倦，面色发白无光，气短乏力等症状，均可服用。

（4）玉屏风散

【组成及用法】防风6克，黄芪、白术各12克。

【功用】益气固表止汗。

【适用病证】适用于自汗怕风，面色苍白，反复感冒者。过敏性鼻炎、上呼吸道感染也可以加入一些清热解毒药物同时治疗，比如金银花、连翘等。

2. 补血方剂

（1）四物汤

【组成及用法】熟地黄12克，当归9克，白芍9克，川芎6克。水煎服。

【功用】补血和血

【适用病证】心慌，失眠，头晕目眩，面色无光泽，妇女月经不调，量少或闭经，脐腹部疼痛，本方适用时以心悸头晕、面色无华、舌淡，脉细为要点。此外，荨麻疹等慢性皮肤病、骨伤科疾病、过敏性紫癜、神经性头痛等属于营血虚滞者，也均可应用。但对于阴虚引起的发热以及血崩（即子宫不规则的出血）引起的元气虚脱之证，不宜使用。

（2）归脾汤

【组成及用法】白术9克，茯苓9克，黄芪12克，桂圆12克，酸枣仁10克，人参6克，木香6克，炙甘草3克，当归、远志各6克。用水煎药时，加入生姜片3片，大枣三个同煎。一日2次。

【功用】益气补血，健脾养心。

【适用病证】心慌、失眠、饮食减少、体倦便血等症者。常用于胃及十二指肠溃疡出血、神经衰弱、心脏病等病中出现上述症状者。

3. 气血双补方剂

八珍汤

【组成及用法】人参、白术、白茯苓、当归、川芎、白芍、熟地黄各9克，炙甘草5克，加生姜3片，大枣5枚。水煎服，一日2次。

【功用】益气补血。

【适用病证】气血两虚证。面色苍白或萎黄（黄而无光泽），头晕目眩，四肢倦怠，常感气短，懒言少语，心内悸动不安，饮食减少，舌淡苔薄白，脉细弱或虚大无力。常用于病后虚弱、各种慢性病属气血不足者。

4. 补阴方剂

（1）六味地黄丸

【组成及用法】熟地黄24克，山萸肉、山药各12克，泽泻、牡丹皮、茯苓各9克。研末炼蜜丸，温水送下。

【功用】滋阴补肾

【适用病证】肾阴虚证。腰膝酸软，头晕耳鸣，口燥咽干，舌红少苔，脉沉细为要点，伴耳鸣耳聋，盗汗遗精，糖尿病口渴，潮热，手足心发热，牙齿松动，小便淋漓不尽。慢性肾炎、高血压病、糖尿病、肺结核、肾结核、甲状腺功能亢进、更年期综合征等属肾阴亏虚，出现以上症状者，都可以服用六味地黄丸。六味地黄丸有很多加减方，分别偏重于不同的证型。知柏地黄丸是六味地黄丸加盐炒的知母、黄柏，偏于滋阴降火，适用于阴虚火旺较明显，烦躁，潮热等症；杞菊地黄丸是六味地黄丸加枸杞子、菊花，偏于养肝明目，适用于肝肾阴虚引起的两目昏花，视物模糊，眼睛干涩流泪；麦味地黄丸是在六味地黄丸基础上加麦冬、五味子，适用于肺肾阴津不足的咳嗽哮喘，咽干口燥。

【提示】目前在药店，六味地黄丸、杞菊地黄丸、麦味地黄丸都有成药，您可以根据自觉症状，选择适合的药物，并按照上面的服用剂量服用。丸药有水丸和蜜丸，功效差别不大，只是蜜丸作用缓和，更适合长期服用，而水丸吸收快，易吞服。

（2）金匮肾气丸

【组成及用法】干地黄24克，山药、山茱萸各12克，泽泻、茯苓、牡丹皮各9克，桂枝、附子各3克。研末炼蜜丸，温水送下。

【功用】补肾助阳。

【适用病证】肾阳不足，出现腰酸腿痛、下半身常有冷感、小便多而清稀，夜晚尤甚，水肿，阳痿等，都可以服用肾气丸治疗。慢性肾炎、糖尿病、慢性支气管哮喘、更年期综合征等出现上述症状者。口燥咽干，虚火过旺者不宜应用。

【提示】服用补药的注意事项。

①病证属于纯粹的实证、火证而没有虚弱表现的患者，一般不宜用补虚药。

②服用补虚药应注意用量用法，以免应用不当而产生不良反应

③服用人参者须忌用萝卜、萝卜子及茶叶等。

④平常作为进补取单味药物服用的人，如果遇到感冒、饮食积滞等情况，或者发热者，应该暂停服用。

⑤补虚药的品物众多，性能又各不相同，有适用于气虚、血虚、阴虚、阳虚的区别，还有适用于肺、肝、脾、肾之不同，在应用时必须根据病情适当选用。

5. 安神方剂

（1）酸枣仁汤

【组成及用法】炒酸枣仁30克，茯苓6克，知母9克，川芎6克，甘草3克。水煎，睡前服。

【功用】养血安神，清热除烦

【适用病证】用于虚烦失眠，心悸盗汗，头目眩晕，咽干口燥，舌红，脉细弦者。神经衰弱、心脏神经官能症、更年期综合征等，属肝血不足，虚热内扰，心神不安者，均可使用。

（2）甘麦大枣汤

【组成及用法】甘草9克，小麦30克，大枣5枚。水煎服。

【功用】养心安神，和中缓急。

【适用病证】适宜于心气不足，阴虚血少，肝气郁滞所致的“脏躁”证。所谓脏躁症，就是精神恍惚，常悲伤欲哭，心中烦乱，不能自主，睡眠不宁，呵欠频作，记忆力减退，不耐思考，或失眠，盗汗，舌红苔少，脉细而数者。往往以精神恍惚，悲伤欲哭为特点。癔病、更年期综合征等，属心阴不足，肝气失和者，宜用。

【提示】体内湿热较重，比如痰多咳喘、水肿者不宜服用。

6. 理气方剂

（1）柴胡疏肝散

【组成及用法】柴胡6克，芍药5克，枳壳5克，炙甘草3克，陈皮6克，川芎5克，香附5克，水煎服。

【功用】疏肝解郁，行气止痛。

【适用病证】肝气郁结的表现为胁肋疼痛，喜欢叹气，脉弦。或同时伴有忽冷忽热，胃脘、腹部胀满，饮食减少，多食又不易消化等症状。此外，胃中虚寒所致的呕吐、打嗝也可使用，可改生姜为干姜，并加丁香、柿蒂。胃肠神经官能

症、胃扩张，胃、十二指肠溃疡病所出现的嗳气、呃逆、呕吐等出现上述症状者，可用本方加减治疗。

（2）逍遥散

【组成及用法】柴胡 12 克，白芍 12 克，当归 12 克，茯苓 12 克，白术 12 克，炙甘草 6 克。水煎服。也可将以上药物都做成散，每次 6 克，加生姜、薄荷少量水煎汤冲服。每日 3 次。

【功用】疏肝养血健脾。

【适用病证】肝郁血虚脾弱所致的两胁疼痛、头痛目眩、口燥咽干、精神疲惫，饮食减少等症。如果属于本方的适应症又兼有虚热征象明显的时候，加用丹皮、炒栀子，名为丹栀逍遥散，又叫加味逍遥丸。治疗肝郁血虚之痛经，加用生地黄或熟地黄，名为黑逍遥散。慢性肝炎、胃肠功能紊乱、神经官能症等病症，出现由于肝郁血虚脾弱引起的上述症状者，可以服用此方。

7. 调经方剂

乌鸡白凤丸

【组成及用法】乌鸡、人参、牡蛎、当归、熟地黄、香附、银柴胡等。

【功用】补气养血、调经止带

【适用病证】用于气血两亏引起的月经提前或推迟、痛经、白带清稀而少、月经间期出血、小腹冷痛、体弱乏力、腰酸腿软、产后虚弱、阴虚盗汗等。用温黄酒或温开水送服，一次 50 粒，1 日 2 次。

8. 市售常用成药

（1）感冒清热颗粒

【组成及用法】荆芥穗、薄荷、防风、柴胡、紫苏叶、葛根、桔梗、苦杏仁、白芷、苦地丁、芦根。制成棕黄色颗粒，开水冲服，一次 1 袋，一日 2 次。

【功用】疏风散寒，解表清热

【适用病证】风寒感冒、头痛发热、恶寒（穿衣盖被，怕冷仍然不缓解）身痛，流清涕，咳嗽咽干。根据经验，一般在风寒感冒初起，嗓子微疼发热恶寒不明显时，服用感冒清热颗粒，并且大量饮水，可以有效控制感冒的发生。一旦病邪入里化热，就是常见的清鼻涕变成黄稠鼻涕，痰多而黄时，就不是感冒清热颗粒的适应症了。

（2）板蓝根冲剂

【组成及用法】板蓝根、大青叶等。本品为冲剂，每袋 15 克。一次 15 克，一日 2～3 次，重症加倍，开水冲服。

【功用】清热解毒，凉血消肿。

【适用病证】主治痄腮，痈肿，发热，头痛，咽喉肿痛，舌质红，苔黄等症。现在临床主要用于治疗普通感冒、流行性感冒、急性咽喉炎、急性扁桃体炎、急性腮腺炎等属温热毒邪所致者。

(3) 藿香正气散

【组成及用法】大腹皮、白芷、紫苏、茯苓（去皮）各30克，半夏曲、白术、陈皮、厚朴、苦桔梗各60克，藿香90克，甘草（炙）75克。上药共研成细末。每服6克，用水150毫升，加生姜3片，大枣1枚，同煎至100毫升，热服。如果感到要出汗，就多盖衣被，帮助发汗。

【功用】解表化湿，理气和中。

【适用病证】外感风寒，内有湿邪，发热、怕冷，头痛，胃中胀满疼痛，恶心呕吐，肠鸣腹泻，舌苔白腻等。市面上常用的成药有藿香正气水、藿香正气胶囊。建议初到暑湿之地，尤其夏天到成都、重庆等地，应常备此药，或饭前服用，以免水土不服，被湿气所伤。

另外，目前有研究，头癣、手足癣，可以用藿香正气水治疗。现代医学认为皮肤癣是皮肤癣菌感染引起，而此方成分中的藿香、紫苏、白芷、桔梗等药对多种真菌有较强的抑制作用，所以在临床中有一定疗效。用藿香正气水涂擦患处，每日3~4次。

(4) 保和丸

【组成及用法】山楂180克，神曲60克，莱菔子60克，半夏80克，陈皮30克，茯苓90克，连翘30克。上七味，共研细末，做成丸剂，每丸重10~20克。可作煎剂服用。

【功用】消食化滞，清热利湿

【适用病证】伤食积滞，胸部胃部痞硬胀满，腹胀时痛，胃中反酸，不愿进食，或大便泄泻，舌苔厚腻而黄，脉滑等症。是由饮食过度，消化不良的伤食证。目前常用的中成药有加味保和丸，可以健脾消食，用于饮食积滞，消化不良。另外还有香砂养胃丸，偏于理气，治疗胃胀胃痛，消化不良，效果较好。

9. 养生偏方验方推荐：

“验、便、廉”是中药的一大特色，许多偏方、验方不仅应用方便，而且只要使用得当，常会起到“四两拨千斤”的奇妙效果。您不妨一试。

(1) 单味人参4~6克，炖服。可用于糖尿病，降低血糖，改善口渴虚弱的感觉。

(2) 人参3克（单煎），白术12克，山药12克，茯苓12克，附子6克（先煎），生姜9克，大枣3枚。用水煎服。治疗脾肾阳虚引起的四肢发冷，腹痛腹泻。

(3) 人参25克（切片用），枸杞子300克，冰糖400克。在锅中加水加热，加入白酒1000毫升放入坛中，将人参、枸杞放入布袋中，加入坛中，密封浸泡15天。取出药袋，加入冰糖即可饮用，每日15~20毫升。有滋阴养血之功效。

注意：体质较实，肝火过旺头晕目眩，胃胀腹胀腹泻者，体质正常者都不宜服用，因为本方的补气作用较强，如误用或过量服用，常会出现胸闷腹胀等症。另外，服用人参时，不能同时服食萝卜、茶叶等食物。

（4）党参 12 克，当归 10 克，母鸡 1 只。制作时，将当归、党参装填入已经处理干净的母鸡腹中，并加入调味料，后将鸡放入砂锅，加清水适量，炖 2~3 小时，等到鸡肉煮烂，汤汁浓郁，就可以关火饮用了。补气养血，抗衰老，健脾温胃，用于中、老年日常保健及大病初愈，久病体衰者。每周 1~2 剂。

（5）党参 12 克，枸杞子 15 克。泡入 500 克黄酒中一周。早晚各服 1 次，适用于气血两虚、神经衰弱。

（6）生白术切成薄片，泡在牛奶中半小时，拿出来晾干，每次取 15 克，用水煎服。适用于脾胃虚弱，胃胀胃痛，食欲不振，慢性腹泻等症。

（7）山药 200 克，羊肉 150 克，粳米 100 克。先将山药去皮洗净，切成小块，羊肉去筋膜剁成肉茸备用；再将粳米下入砂锅，加清水适量，等开锅后，先下羊肉茸，煮沸片刻，放山药，煮到肉香飘出，加调料即可。此粥可以益气温阳，滋阴养血，羊肉补火，山药补益脾肾，可用于中老年日常保健。

（8）当归 20 克，黄芪 30 克。泡在黄酒中，半月之后饮用，每次服用适量，可以补气养血，用于大病、久病之后，气血虚弱，时感虚热头痛。

（9）熟地、当归、威灵仙、白术、何首乌各 30 克。用水煎服，每日 1 剂，治疗老年气虚或血虚引起的便秘。

（10）熟地黄 12 克，沙苑子 15 克，枸杞子 15 克，小茴香 10 克，远志 12 克，沉香 9 克，淫羊藿 10 克，白酒 1 升。将上述药物装入布袋中，放到容器内（最好选不透光的瓷制容器，不要用铜器）用酒浸泡密封，4 周之后即可饮用。每日剂量为 30~40 毫升。饮用此酒，可以补肾壮阳，治疗阳痿、早泄。

（11）用制首乌 50 克，洗干净切长条，用水浸泡 20 分钟，放入 2 个鸡蛋，加葱再加入葱、姜、盐、味精等调料，大火煮沸后，再用小火煮直至蛋熟。剥去蛋壳再于锅内煮 2~3 分钟食用，吃蛋喝汤，每天一次，可以起到补肾益精、增加营养的作用。

（12）治疗脱发：用制首乌 50~60 克，切碎，放入保温瓶内用开水浸泡一天，颜色成棕红色即可饮用。饮用的同时，在患处用生姜片涂擦，每天数次。治疗头发花白：用制首乌、熟地各 30 克，浸于 1000 毫升的粮食酒中，半月后开始饮用，每天约 20~30 毫升，饮至见效为止。另外，黑芝麻 30 克，制首乌 10 克，桑椹 10 克，共用水煎服，每日 1 剂。

（13）南沙参、麦冬、天冬、熟地黄、山药各 15 克。用水煎服。适用于肺结核、慢性气管炎、等病后体虚者，如出现干咳、痰少、咽干咽痛、气短乏力等症。

（14）北沙参20克，大米50克，枸杞子20克，冰糖依个人口味适量。先将北沙参切片，放到砂锅中，加水煎煮1小时，去渣留汁；再下粳米煮至成粥，放入枸杞子、冰糖调味即可。此粥可以补养肺阴，治疗咽干咽痛、干呕、胃脘不适等症。

（15）决明子10克炒至微黄，取出待冷却后熬汁。将汁与大米50克同煮，放入冰糖少量，粥熟即可服用。清肝明目、通便。每日1次，连服2周。对于眼睛红肿、见光流泪、习惯性便秘、高血压、高血脂等症，效果都不错。

（16）把决明子5克用小火炒，晾凉之后，与苦丁茶叶几片，共同放入杯中，到入沸水，加盖焖泡10分钟后，慢慢饮用。此茶口感微苦，具有清肝明目、润肠通便、降脂降压的功效。适用于视物模糊、大便秘结、高血压、高脂血症等。决明子炒时有香气溢出即可，不要炒糊，以免影响疗效。此茶药物偏于苦寒，容易伤胃，所以脾胃虚寒、气血不足者不宜服。夜晚也不宜饮茶，防止失眠。

（17）晚上睡觉前冲服酸枣仁粉10克，连续服用数天，可以治疗失眠。

（18）酸枣仁末15克，粳米100克，制做时，先将粳米倒入砂锅，加水适量，煮至粥将熟时，下酸枣仁末再煮片刻即可。可以益气和中，养心安神，适用于心脾两虚，气血不足所致的心悸失眠，少寐多梦，烦躁不安，每日1剂，早晚时分服。

（19）炒杜仲300克，米酒3000毫升。将炒杜仲洗净，切成细条后，放入盛酒的瓷坛中，加盖密封，浸泡半月，即可开封饮用。此酒可以强腰壮骨，用于中老年男性日常保健；也可用于因肝肾不足所致的关节冷痛，腰背疼痛。

（20）党参12克，大枣8枚，砂仁6克。用水煎服，代茶饮，每日1剂，服用1周，党参可以健脾、大枣可以养心，此饮可以治疗心脾两虚，阳痿伴头晕、耳鸣、心慌、食欲不振等。

（21）炒杜仲10克，五味子6克，放砂锅中，加水200毫升，煎至50毫升取汁；羊腰子300克，切成腰花，加入药汁、盐拌匀；油至八成热，放入腰花，加料酒、酱油、葱、姜、蒜，翻炒至熟，加入味精即成。可以补肾健腰膝，适用于腰膝酸软、阳痿、尿频等症。

（22）猪小肚2个，生车前草50克，小茴香5克，丹参10克。用水煎服，每日服用1次，可以治疗前列腺炎。

（23）焦山楂15克，开水冲服，每日2次。或者生山楂10克，炒麦芽10克。用水煎服，每日2次。用于治消化不良，食后胃中胀满不适。

（24）小便不通，用半根大葱捣烂，连葱带汁敷在小腹上，可以用于排尿困难之症。

（25）治高血脂症：山楂12克，杭菊10克，决明子15克。稍煎后代茶饮，每日1次。

(26) 枸杞子20克，红枣10枚，粳米100克。把枸杞子和红枣洗净，粳米淘干净，用温火煮沸后，放入枸杞子和红枣，小火慢慢煮熟，每日1次，适合长时间服用。适用于肾性高血压，可以滋补肝肾。

(27) 肉苁蓉20克，猪肾2枚，女贞子、旱莲草各50克。共置一砂锅中，煲汤服用，可以补肾气，适用于肾阳不足的阳痿症。

(28) 南瓜100克，面粉200克，南瓜煮熟，剥皮，捣碎与面粉混合制成面饼，上锅蒸熟即可。南瓜被公认可以降脂，如此服用可以辅助治疗，避免服用过多主食而加重糖尿病。

排毒养生

近年来，不管是为了美，还是保健，抑或是为了长寿，社会上出现了一个很时髦的词“排毒”，让人感到似乎人体内必然有些毒素或者是废物，排出这些废物后就可以长寿与远离疾病。但“排毒”对我们真是那么重要吗？所谓的“毒”是什么？从何而来？又如何正确地“排毒”呢？这些都是需要深究的问题。

所谓“毒”主要指的是存于体内各种影响身体的细胞、组织、器官结构和功能的物质，比如宿便和过多脂肪、糖、蛋白质等物质在新陈代谢过程中产生尿素、肌酐等废物。尤其现在便秘的人群已越来越广，宿便的毒素致病比较突出，因此人体内和肠道内食物残渣的腐败产物是体内毒素的主要来源。此外，还有象污染的空气粉尘，一些食品添加剂等由外部环境带入人体内的有害物质都可视为毒素。中医认为肠中留毒导致早衰和疾病。

所谓“排毒”，就是打通人体与外界相通管道，将毒素排出体外，或者能使毒素转变为一种人体可利用的物质吸收利用。因为绝大部分的毒素来自于自身新陈代谢而产生的各种各样人体所不需要的废物，人体通常存在自我保护机制，就是通过排便、排尿、出汗等途径以及呕吐、咳嗽、腹泻等非正常“排毒”方式，能及时地把体内毒素排出体外。绝大多数情况下，只要人体自身机能运转正常，就完全可以依赖自身“排毒”功能，将毒素全部排出，无需借助外力“排毒”。如肝脏是人体重要的解毒器官，血液中的有毒物质经过肝脏变成无毒或低毒的物质，酒精在肝脏也可得到降解；体内产生的尿素、尿酸、肌酐都通过肾脏以尿液的形式由体内排出。但是这些排毒脏器功能受损或毒素产生过多超过这些脏器的解毒能力就会导致毒素稽留于体内，妨碍您美貌健康长寿。这就是一个恶性循环，所以我们应及早认识到“排毒”的重要性，重视它。

（一）六腑以通为顺

《黄帝内经》："六腑者，传化物而不藏"。六腑指胃、小肠、大肠、胆、膀胱、三焦，这六个空腔脏器的功能，主要是消化和传导饮食物，所谓传化水谷，泻而不藏，以通为顺，饮食物通过六腑得以正常的消化吸收和排泄，这就像一个工厂的流水线。在饮食物的消化吸收及废物的传导排泄过程中，六腑之间相互配合，维持协调平衡。饮食入胃，胃液分泌，饮食物初步消化，向下传于小肠而泌别清浊，取其精华，去其糟粕。其清者为水谷之精微就是人体所需的营养，通过脾的转输，营养全身。其浊者，分为废水及食物残渣两部分。其中，多余的水液通过肾的过滤作用，生成尿液由膀胱排出体外。而食物残渣则下降到大肠，大肠吸收其多余的水分进行燥化，形成粪便排出于体外。在饮食物的消化吸收过程中，还需依靠胆汁排入肠中以助消化，脂肪等物质的消化都离不开胆。三焦为水谷运行的道路，为气化的场所。在此不作介绍。当然，六腑以通为顺是针对六腑的生理特点而言，就饮食物的消化吸收过程还是强调平衡，太过或不及均属病态。六腑不通则邪气滞留，气血津液随之郁阻发病。

发生疾病和衰老的重要原因之一就是肠胃中食物消化代谢所产生的废物和毒素引起的。中医认为，有津液的润泽，气血的濡养，以及肠道的推动力才能保证大肠排泄糟粕。在除了需要合理的饮食和不能过食辛辣油腻之品，这容易生湿助热，伤津耗血。长期坚持适量的运动可以加强消化系统的功能，增强胃肠的蠕动，改善血液循环，增加胃液的分泌，使营养物质充分吸收，还可提高肝脏的代谢功能。近年来美国某营养学家研究大麦嫩叶具有返老还童的神奇功效，它富含各种营养素，可促进胃肠分泌，协调五脏六腑，不仅可助自身的排毒还是一味安全有效的保健品。

（二）皮肤是重要的排毒器官

皮肤占人体面积是最大的，皮肤上丰富的汗腺和皮脂腺，能够通过出汗等方式排除其他器官无法解决的毒素，因此是人体最大的排毒器官。就皮肤而言，它与脏腑之中的肺和大肠关系密切。中医认为肺主皮毛，主宣发肃降，与大肠相表里。其主宣发，意即向上向外布散，肃降有下降之意，相表里即肺通过经络与大肠密切相连，两者功能相互影响。通常肺能将人体吸收的津液和水谷精微物质布散到全身，外达于皮毛，令皮肤看上去滋润、有光泽。一旦肺的宣发肃降功能受影响，则会影响皮毛的润泽和大肠的排泄功能。肺气的宣发肃降及大肠传化正常与否，直接影响皮肤的健康。许多面部痤疮（有时波及胸背部）的病人，往往伴有便秘的毛病。通过中药清肺热，通降腑气，或宣肺润肺，滋阴润肠，不仅帮助排出了体内毒素，皮肤上的痤疮也随之消失。因此改善肺脏的功能，增加吸氧，改善肺脏的通气和换气功能，从而提高全身内脏器官的新陈代谢。当肌肤莫名其妙地出现暗沉、油腻或痤疮时，表明您的皮肤很可能已经中毒，且中毒不浅。我们大都会将“加强保湿”作为保养重点，然而现在生物学家却发现，只靠单纯的滋润对肌肤是不够的，应该以加强皮肤的排毒解毒为重。所谓“有诸内必行诸外”当身体的外部和内部环境发生变化时，一些皮肤和其他的疾患随之而来，具有攻击性的物质如自由基、污染的脏污、油脂、脂肪废弃物等就会开始攻击皮肤细胞，导致皮肤细胞提早死亡，肌肤表面也随之出现干燥、斑点、痤疮、肤色不匀等多种问题。肌肤自身就能排毒：健康的肌肤不需要借助外力来排毒。如果肌肤需要加强与补给，那应该是伴随排毒而来的。所以正确的保养与积极锻炼都有助于肌肤的洁净。平日注意运动，应适当地跑步、健身，通过运动出汗，加快人体新陈代谢，帮助皮肤排毒。还有几种帮助皮肤排毒的方法：

1. 沐浴。可在浴液中加入你喜欢的成分，如含有香料、海盐、渴泥或海藻的浴盐，这些浴盐可帮助肌肤排毒。身体浸入浴液中，保持15~20分钟，注意深呼吸，让肌肤吸收养分，加强与外界交换。不过，这样的排毒沐浴一周不要超过两次，以免身体被过度激活。

2. 洗脸或面膜。一些含有果酸和水杨酸的护肤产品都能达到深层清洁，尤其水杨酸是目前惟一能够真正深入毛囊进行清洁的复合体成分，可以增进角质细胞的新陈代谢，活化细胞循环系统来增强细胞天然的再生与排毒，任何存留在肌肤上层的毒素，都可以通过这种形式剥落。

3. 按摩。按摩可以加强循环系统和淋巴管道的功能，帮助你燃烧脂肪。按摩的最佳时间是沐浴之后，身体温度比较高的时候。这样可以促进血液循环，达到最佳效果。可以加入一点（5滴左右）精华油，例如柠檬油，能帮助激发皮肤的自我清洁。按摩持续的时间要取决于精油的吸收时间，以胃部、膝盖以及腹部的肌肤为按摩重点。如果有时间的话，你可以一天进行两次这样的按摩。这样您就可以拥有美丽的肌肤，健康的身体。

（三）多管齐下的排毒

排毒一直被认为是养颜美容、强身健体的有效方法。中医治病有八个基本方法，中医也用这八法排毒，它排除的不光是毒素，也可以理解为是驱除邪气，化解疾病。

汗法：汗水中含尿素，钠等无机盐。用出汗的方式可排除多种毒素。通过运动或者服用药汤发汗排毒。

吐法：就是呕吐。有时误食了药物或者霉变、有毒食品，人体自我保护机制可诱发反射性呕吐，排除毒品，另外胃里有炎症无法泄下的时候只能靠呕吐排毒。可以把大量食盐放入温开水中饮用诱发呕吐。

中醫養生宝典

下法：胃肠道里毒素，病位靠下时可用下法，即使是急性肠炎腹泻时，可以用下法以泄制泄，毒素清除了，大便自然就恢复正常了。这是中医常说的“通因通用”。

和法：感冒的时候，通常有发热，头痛鼻塞等病在表的表现但也会见口苦，食欲不振等症状，这时用的就是和法，表里两解，事半功倍。

温法：主要用于脾胃、胃肠虚寒可见怕冷，胃痛，喜热饮，大便不成形。可用暖水袋或者饮用热水敷肚脐等物理方法，或者服一些生姜等暖胃食物。

清法：就是大家都听过的清热解毒，病人出现发热烦躁、口干舌燥、口舌生疮，大便干，或数日未解时，用清法。可试用绿豆汤凉拌鱼腥草之类的食品。

消法：人吃东西多了，胃里消化不了或者腹胀，或者身体出现浮肿，就得用消法，常用的食物是山楂，帮助消除食积。

补法：病人气血虚弱，出现手脚麻木或者身体本身虚弱、消瘦、乏力，就得用补法，常服一些山药、大枣、人参等。但凡是补药大都是温热的，乱服补药的结果是失去阴阳平衡、导致上火等新的疾病。主要掌握自身的虚实，或咨询医师。

现代医学也有许多排毒的方法，主要有以下几种。

1. 助肝排毒　肝脏是重要的解毒器官，它就像一个化工厂，各种毒素经过肝脏的一系列化学反应后，变成无毒或低毒物质。我们在日常饮食中可以多食用胡萝卜、大蒜、葡萄、无花果等来帮助肝脏排毒。

2. 助肾排毒　肾脏也是排毒的重要器官，血液中的毒素和蛋白质分解后产生的废料通过肾脏的虑过，形成尿液排出体外。黄瓜、樱桃等蔬果有助于肾脏排毒。

3. 润肠排毒　肠道可迅速直接排除毒素。魔芋、黑木耳、猪血、苹果、蜂蜜、糙米等众多食物都能帮助消化系统排毒。魔芋：又名“鬼芋”，在中医上称为“蛇六谷”，是有名的“胃肠清道夫”、“血液净化剂”，能清除肠壁上的废物。

4. 饮水排毒　多饮水可以促进新陈代谢，溶解水溶性的毒素，缩短粪便在肠道停留的时间以减少毒素的吸收。最好在每天清晨空腹喝一杯温开水。此外清晨饮水还能降低血液粘度，预防心脑血管疾病。

5. 素食排毒　给肠胃休息的机会。植物中含有纤维素可增强胃肠蠕动，促进排便。而过多的油腻或刺激性食物，会在新陈代谢中产生大量毒素，导致肠胃的巨大负担。

6. 眼泪排毒　眼泪中也有毒素，人伤感时，不要强忍，让它流下来。

正常情况下，只有人体每天的摄入与排泄保持一个动态的平衡，各脏腑组织器官才能正常运作，保持身体的健康。但现实生活中，由于工作紧张，心理压力大，饮食不合理，运动量减少等各方面的影响，许多人忽略或无法维持这种动态平衡，往往饮食营养不均衡，排便次数减少或时间延长，从而造成毒素的蓄积，多种疾病随之而来。所以养成良好的生活习惯，尽量排除心理因素和情绪的影响，保证充足的睡眠，通过养生来自我排毒，这是治本。在必要的情况下，借助一些药物，尤其是中草药帮助我们渡过“难关”，但不能依赖它，因为这只是治标。

宫廷养生秘法管窥

（一）亦真亦幻的仙丹——皇家的长寿术

健康、长寿是人们从古至今都向往的目标，而历代帝王身居至尊之位，锦衣玉食，荣华富贵，他们为了永坐王位，永享富贵欢乐，所以特别重视健康长寿。有些皇帝还幻想长生不老、永葆青春，为此差人在宫廷中“提炼仙丹”，以寻求保健养生、延年益寿之物及配方，乃至长生不老羽化成仙的秘方。从秦汉一直到明，历朝宫中大多信奉江湖方士炼丹长生。秦始皇统一中国后，自称始皇帝，为了自己长生不老，多年热衷于寻觅长生仙丹，汉武帝也多次诏令全国各地寻找长生不老药。其实，大多皇帝所要寻求的长寿方法，不在于追求长生不老的仙丹，而在于养生和服用补益之品。特别是清朝的几位皇帝，都能从起居、性情、膳食、药饵等不同的方面综合注意养生，而并非一味的只是追求似乎虚渺的仙丹，而达到了延年益寿的目的。清朝的乾隆皇帝寿达八十九岁，其长寿年龄为我国历代皇帝之最，至今他的一些养生之道就仍被人所称道。

在古代帝王的对养生延寿的追求下，太医院里的太医们必定会潜心研究，积累了丰富的养生保健的经验，传下不少经典的养生验方，这使得宫廷内的养生长寿术有其独特的优势。由于古代宫廷的医方医术皆只为皇室服务，不能外传，又使宫廷养生的秘方笼罩了一层神秘色彩，更令人不禁想窥视皇家养生护体的秘密所在。

（二）把梦变成现实——后宫的驻颜术

皇宫内院中的王后、嫔妃、宫女等女人，为了讨得皇帝的恩宠，于是纷纷注重保持年轻貌美的面容和身材，努力将自己的姿色和魅力全展现出来。这种追求美与健康的需求，就成为了宫廷医学的一大特色，宫廷御医为顺应这种特色，相对外界平民主要治病的医生就多了一项研究领域。他们会按照要求，精心研究，应用特别的药材和方法配制出一些美容养生的方子，供娘娘们美容养颜，其中，不乏大量有效的验方。另外，我国历史上有两位曾一统天下的女人——武则天和慈禧，作为女人爱美的天性，她们凭借自己高高的地位和权势，要求御医们更加的注重驻颜术的研究，极大发展了宫廷的美容养生文化。也因此，宫廷里流传下来许多有效的美颜驻容的秘方妙术。历代后宫妃嫔多有自己的养生驻颜法，因而才会传下来“杨太真红玉膏”这样以美人名字命名的药方。据《新唐书》记载：武则天“虽春秋高，善自涂泽，左右不悟其衰”，武则天八十高龄，仍不见衰老之相，由此可窥得宫中养身美容术之神奇力量。

（三）奢靡中见匠心——宫廷养生方药摘录

1. 宫廷延年益寿秘方

益寿丹

【处方】远志、菖蒲、巴戟、白术、茯苓、地骨皮、续断、枸杞子、甘菊花、细辛、熟地黄、车前子、何首乌、牛膝、苁蓉、菟丝子、覆盆子，以上药物各15克。将上药共研为细末，炼蜜制成药，丸如梧桐子大。

【用法】每次服20丸，空心温酒送下，每天服2次。

【功效】补益五脏，美容养颜，乌发养须，强壮筋骨。久服能延年益寿，保持青春活力。

【来源】此方出自《御药院方》。

延寿丹

【处方】松脂（依法煮炼令为黄白色）900克，茯苓300克．甘菊花300克。柏子仁300克。

【用法】上药共研细末，炼蜜和为丸，如梧桐子大，每次服20丸，空心温酒送下，或用盐汤送下，每天服3次。

【功效】补肾填精，益气壮阳。长期服用可以延年益寿，轻身耐老。

【来源】此方选自《御药院方》。

交藤丸神方

【处方】何首乌300克，茯苓150克，牛膝60克。上药共研细末，炼蜜为丸，丸如梧桐子大。

【用法】每次30丸，温酒送下。每天服1～2次。

【功效】补气血，健脾胃，壮筋骨，祛百疾，驻容颜，延年益寿。也可用于治疗诸虚劳损、未老先衰、神疲乏力，作为虚损性疾病的补益方。

【来源】此方选自《华佗神医秘传》。

延生护宝丹

【处方】菟丝子90克，肉苁蓉60克，韭子60克，蛇床子60克，晚蚕蛾60克，木香15克，白龙骨30克，鹿茸15克，桑螵蛸30克，莲子（去皮炒熟）30

克，干莲花15克，胡芦巴30克，丁香15克，乳香15克，麝香6克（另研）。

【用法】以上药物（除麝香外）共研细粉。加入麝香末，炼蜜为丸，丸如梧桐子大。每次服30丸，于清晨太阳未出时温酒加入炒盐少许送下，净坐少时，想药至丹田，以意引之。斟量渐加丸数。如阳道衰、精滑者，空心临卧各进1次。

【功效】补益元气，强壮筋骨，固精壮阳，润泽肌肤，久服益寿延年。

【来源】此方出自《御医院方》。

菊花酒

【处方】家菊花、生地黄、地骨皮各1500克。将上药共捣碎，用水3000克煎药，煮取药汁2500克；再取糯米2500克蒸成米饭，加细面曲末拌匀，放入坛内密封三七日。如做酒法，视天气冷热，候熟榨出清酒。另用小瓶贮存备用。

【用法】随各人酒量饮，不醉为度。或每次饮30~100克。

【功效】补肝益肾，明目补髓，强壮筋骨，延年耐老。也可治疗因肝虚而至的目暗不清，未老先衰，酸困乏力等。

【来源】此方出自《经验良方全集》。

神枕

【处方】川芎、当归、白芷、辛夷、杜衡、白术、藁本、木兰、蜀椒、桂枝、干姜、防风、人参、桔梗、白薇、牡荆子、肉苁蓉、飞廉、柏实、薏苡仁、款冬花、白芍、秦艽、麋芜（以上24味以应二十四节气）各30克；乌头、附子、黎芦、皂角、茵草、矾石、半夏、细辛（此8味药有一定毒性，以御八方之风邪）各30克。

【用法】以上32种药共研粗末、待用。另于每年五月五日，或七月七日取出山林之柏木，令木匠以此柏木制成柏木盒（此即药枕盒），枕长约一尺二寸，高与宽均为四寸，枕盒盖厚二分，与枕盒密切配合、可开可闭。盒盖上钻120孔。钻三排孔，每排40孔，孔的直径约3毫米。枕盒制好后，将药末装布袋内。然后将药袋放入枕盒中，装好盒盖，上铺毛巾，即可枕之，常枕为宜。

【功效】延年益寿，乌须黑发，祛病强身，润泽肌肤，防止风疾。乃一良好的外治法。

【来源】此方选自《御药院方》。

萃仙丸

【处方】白莲芯（阴干）120克，川续断90克，韭菜子90克，枸杞子120克，芡实（乳汁拌蒸）120克，沙苑子（微炒）120克，菟丝子60克，覆盆子（酒炒）60克，莲肉（乳汁拌蒸）90克，怀山药（乳汁拌蒸）60克，赤何首乌（九蒸九晒）120克，破故纸（酒炒）90克，核桃肉60克，龙骨90克，金樱子

（去毛）90克，白茯苓（乳汁拌蒸）50克，黄花鱼鳔（炒成珠）90克，人参6克。

【用法】以上诸药，共烘干研为细末，炼蜜为丸，丸如梧桐子大，每次用淡盐汤送服6克，每天服2次。

【功效】健脾补肾，延年益肾，壮阳益智。乃老年人的养生佳品。

【来源】此方乃康熙皇帝搜集的养生秘方。

2. 宫廷强身补益秘方

未央丸

【处方】黑芝麻、巴戟天、川椒（去椒目）、枸杞子、甘菊花、菖蒲、人参（去芦头），以上各30克。

【用法】上药共研细末，好酒调糊为丸，丸如梧桐子大，每次服60～100丸，空心酒或米汤送下。

【功效】补养气血，振奋精神。治气血虚弱，肢体沉重，情思少乐，饮食减少及肾气衰惫，腰腿沉重。

【来源】选自《御药院方》。

保神丹

【处方】白术250克（去皮），鹿茸120克（酥炙），柏子仁120克。

【用法】上药共研细末，用菖蒲末120克酒熬膏（亦可加适量蜂蜜），与药粉和成药丸，如梧桐子大小，每次服50丸，温酒送下，吃饭前服用。

【功效】补肾壮阳，壮气养精，调和心肾。老年体虚者服之尤宜。

【来源】选自《御药院方》。

益寿膏

【处方】附子90克，肉桂90克，法半夏30克，陈皮30克，羊肾3对，虎骨240克，吴茱萸30克，川椒30克，白附子30克，小茴香30克，白术90克，苍术60克，艾绒30克，当归90克，破故纸60克，香附45克，川芎45克，杜仲120克，续断60克，巴戟天30克，黄芪45克，党参45克，芍药30克，五加皮45克，益智仁30克，白蒺藜45克，川楝子30克，桂枝30克，硫黄90克，干鹿尾3条，胡芦巴30克，川乌30克，鹿角240克，云苓60克，川萆薢30克，菟丝子30克，干姜30克，茵陈30克，胡桃仁60克，公丁香30克，生姜120克，五味子30克，枸杞子60克，大葱120克，缩砂仁30克，甘草30克。

【用法】用香油15斤将药炸枯，去滓再熬，至滴水成珠时，加飞黄丹5斤即成。将膏贴腰部、脐部均可。

【功效】补养强身，益气壮阳，舒筋活血，调经止痛。善治五劳七伤，先天不足，或后天失调，脾肾虚寒、精神短少、行步无力、耳鸣蝉声、面黄肌瘦、腹大膨胀，男子诸虚劳损，女子经血不调，崩漏带下，痛经；寒湿侵犯经络所引起的寒湿脚气、痿软痹症、腰痛腿痛，跌打损伤及诸虚无力等。

【来源】根据清官医疗档案记载。本方由御医李鸿藻为慈禧太后所拟，慈禧试用数年后，觉得此药补益之效很好，特传旨将本方命名为“益寿膏”。

四君子汤

【处方】人参（去芦）、甘草、茯苓、白术各等份。

【用法】共研粗末。每取10克，用水150毫升，煎至100毫升，温服之。

【功效】益气补中，温养脾胃。治疗营卫气虚，脏腑怯弱，面色白，四肢无力，心腹胀满，全不思食，肠鸣泄泻，呕哕吐逆。现代用于慢性胃炎、十二指肠溃疡、慢性肠炎、各种慢性消耗性疾病或慢性病引起的机能低下、营养不良、神经衰弱以及胃肠衰弱的食欲不振、消化不良等。

【来源】此方源于《和剂局方》。由于效果显著、治疗范围广泛，已成为历代中医师最常用的方。

噙化人参方

【处方】人参3克。

【用法】含化。每天1次。

【功效】补气强身，延年益寿。凡气虚体质及气虚诸证皆宜服食。

【来源】此方为清宫慈禧太后常用的长寿养生方之一。

白雪糕

【处方】大米、糯米各500克，山药、芡实、莲肉各200克。

【用法】上品共研细末，入白砂糖750克，搅和令匀、入笼蒸糕，任意食用。

【功效】补气健脾，固本还元。用于调理病后脾胃虚弱，气虚乏力者。

【来源】此方乃明清宫廷养生保健糕点，《古今医鉴》收载此方。

党参膏

【处方】党参480克，当归240克，熟地240克，升麻60克。

【用法】先用水将上药浸泡2天，再以慢火熬透，然后去滓，加蜂蜜适量熬稠。每次服三至五匙，白开水冲服，每天2次。

【功效】大补元气，养血生津，开心益智，定惊悸，添精神。治疗气血不足，虚劳内伤，身热心烦，头痛恶寒，厌食，倦怠乏力。

【来源】此方出自《清太医院配方》。

熟地膏

【处方】熟地500克。

【用法】慢火煮熟地，煎取浓汁，去滓，加蜂蜜收膏。每天清晨用黄酒或白开水冲服3~5匙。

【功效】补血滋阴，填骨填精，通利血脉，利耳目，黑须发。治疗血虚阴虚，腰酸盗汗，血虚发热，月经不调，须发早白。

【来源】此方出自《清太医院配方》。

三才丸

【处方】天门冬（去心）、熟干地黄、人参。

【用法】上药各等分共研细末，炼蜜为丸，如梧桐子大。每次服70丸，米汤下。每天服2次。

【功效】滋阴养血，润补不燥。治疗血虚阴亏。

【来源】此方出自《御药院方》。

3. 宫廷四季养生秘方

生津代茶饮

【处方】青果5个，金石斛6克，甘菊6克，荸荠5个（去皮），麦冬9克，鲜芦根2支，桑叶9克，竹茹6克，鲜藕1片，黄梨2个。

【用法】水煎代茶饮。

【功效】生津润操，润肺止咳。用于冬春气候干燥，或温病热盛，肺胃阴伤，口中燥渴，咳唾白沫，粘滞不爽等。

【来源】此方出自《慈禧光绪医方选议》。

八珍粉

【处方】薏米240克，茯苓240克，建莲肉480克，芡实480克，扁豆480克，山药180克，白术120克，白糖300克。

【用法】上药共研细末，即为八珍粉。每取适量熬粥食，也可用开水冲调服用。

【功效】健脾开胃，营养补虚，补肺益肾。婴儿缺乳，以此熬服代乳。除作婴幼儿的代乳品外，男女老少、有病无病均可服用。

【来源】此方出自《清太医院配方》。

香薷汤

【处方】香薷45克，甘草45克，扁豆45克，赤茯苓30克，黄芪6克，厚朴6克，陈皮6克，菊花3克。

【用法】以水熬汤，供多人饮用。

【功效】预防中暑，健脾去湿。为暑月养生佳品。清宫的旧例，夏月（五月至七月）于乾清宫、寿安宫、养心殿、颐和园等处发放暑汤，王公大臣、宫中人等用以预防中暑。本方乃《和剂局方》香薷饮加味。暑挟湿，易伤气，故加黄芪、赤苓、陈皮、甘草等味药益气调中，清暑而不伤气，去湿而不伤阴，实乃夏月之妙品。

【来源】此方选自《慈禧光绪医方选议》。

长春益寿丹

【处方】天冬、麦冬、大熟地、山药、牛膝、大生地、杜仲、山萸肉、云苓、人参、木香、柏子仁、五味子、巴戟各60克。川椒、泽泻、石菖蒲、远志各30克。菟丝子、肉苁蓉各120克。枸杞子、覆盆子、地骨皮各45克。

【用法】以上药物合一处共研细末，蜜丸如桐子大。初服50丸，一月后加至60丸，百日后可服80丸便有功效，每早空心以淡盐场送下。

【功效】滋阴润肺，补肾健脾，延年益寿，乌发提神。治疗腰酸体倦，神疲乏力，未老先衰等。健康人若用以养生防病，则秋季服食最宜。

【来源】据清代宫廷医药档案记载，此方是光绪六年御医为慈禧太后所制。

菊花延龄膏

【处方】鲜菊花瓣适量。

【用法】用水熬透，去渣再熬浓汁，少兑蜂蜜收膏，每次服10克，白开水冲服。

【功效】清肝明目，疏风清热，解毒消炎，抗血栓，抗衰老。治疗头昏神疲，眩晕目赤，痈疖肿毒，两目昏涩等。为秋季良好的养生保健膳食。

【来源】此方选自《慈禧光绪医方选议》。

4. 宫廷房中养生秘方

太和膏

【处方】当归、黄精、枸杞子、远志、胡桃仁、淫羊藿、肉苁蓉、鹿角胶各等量。

【用法】上药用水煎三次、滤取药汁，将药汁熬成稠液，加适量蜂蜜即成。

【功效】治诸虚不足，气血虚衰，精神减少，肢体瘦悴，行步艰难。久服益精髓，壮元阳，兴欲畅意。

【来源】此方载于多种医籍，《御药院方》也有记载。

荣芝丸

【处方】鹿角霜150克，鹿茸90克，麝香30克，沉香30克，白术30克，当归30克，熟干地黄30克，苁蓉30克，牛膝30克，菟丝子30克，菖蒲30克，川芎30克，五味子30克。

【用法】上药共研细末，用面100克，并炼蜜和丸，如梧桐子大，每次服30丸，空心粥水下，或温酒盐汤送下，逐渐增加服量，每次增服至50丸即可。

【功效】补肾壮阳，安神定魄，强骨生力，补五脏，和六腑，活血脉，填骨髓，驻颜色。久服轻身，延年不老。

【来源】选自《御药院方》。

5. 宫廷美容秘方

（1）护肤养颜

七白膏

【处方】白芷、白蔹、白术各30克，白茯苓9克，白及15克，白附子9克，细辛9克。

【用法】上药共研极细粉，以鸡子白调和为丸，丸如黄豆大，阴干备用。每夜净洗面后，温浆水于钵中磨汁，涂之极妙。

【功效】祛斑美白，柔润皮肤。能退面部黑斑、黄褐斑等。

【来源】选自《御药院方》。

玉肌散

【处方】白芷6克，白附子6克，绿豆粉120克。

【用法】上药共研极细粉，洗面或加香豆面洗之，或兑入粉内用之，其效甚速。

【功效】此散专治面貌粗涩不润、黑暗无光，雀斑，常洗能润肌肤，悦颜色，光洁如玉，面如凝脂。

【来源】方出《太医院秘藏膏丹丸散方剂》。

玉容散（1）

【处方】白及45克，白蔹、白僵蚕（生）、钟乳粉各15克，白附子、冬瓜子、韶脑（别研）各7.5克，楮桃6克，麝香3克（别研）。

【用法】上药共研极细末，用玉浆调匀，临卧涂患处，第二天用温淡浆水洗去。

【功效】祛斑，除痘，防皱，治面上斑点、黄褐斑。

【来源】方出《御药院方》。

玉容散（2）

【处方】生牵牛120克，香白芷15克，甘松（去土）15克，零陵香30克，天花粉23克，川芎15克，细辛7克，阿胶7克，猪牙皂角60克，藿香15克，楮桃60克，藁本15克。

【用法】上药共研极细末，每次用3克，如洗面药用，早晨、晚上各用1次。

【功效】祛粉刺，润肌肤，治面上粉刺、瑕疵。

【来源】方出《御药院方》。

玉容散（3）

【处方】细辛、白芷、白敛、白及、防风、荆芥、僵蚕、栀子、藁本、天麻、羌活、独活、檀香、菊花、枯矾各3克。白附子、甘松、山柰各6克，大枣8枚。

【用法】上药共研极细末，每日清晨洗面，久用自愈。

【功效】专治面上诸斑点瑕疵，或生小疮，或生痤疮、粉刺之类，也治皮肤瘙痒。

【来源】方出《太医院秘藏膏丹丸散方剂》。

玉容粉

【处方】绿豆粉60克，滑石60克，元明粉30克，白丁香30克，白附子30克，白芷30克，僵蚕30克，朱砂5克，铅粉9克，冰片1.5克。

【用法】上药共研极细粉。每日早晚将面洗净，用末1.5克，以牛乳调敷面上，也可用鸡蛋清兑水少许。忌食椒、姜、羊肉、烟、酒、辛热等物。

【功效】敷面色野气，黑暗不光，粗色不润，风痒干燥，或如虫行。久久敷之，面色湿润，容颜光滑，有似美玉。

【来源】方出《清太医院配方》。

杨太真红玉膏

【处方】杏仁、滑石、轻粉各等份。

【用法】上药共研极细粉。蒸锅过，入龙脑、麝香各少许，以鸡子清调匀，每日晨起洗面后敷之。旬日后色红如玉。

【功效】令面容红润悦泽。

【来源】选自《鲁府禁方》。

常敷面脂

【处方】细辛、玉竹、黄芪、白附子、山药、辛夷、川芎、白芷各0.3克，瓜蒌、木蓝皮各0.6克，猪油2000克。

【用法】上药切碎，用纱布包裹，白酒浸泡一夜，取出诸药放入猪油中煎之，另取一片白芷，观其色泽，色黄药即成，除去药渣，搅匀，凝固后即成面脂。敷面。

【功效】润肤嫩白，去皱增白。主治面肤粗涩，面皱黑斑。

【来源】此方是唐高宗与武则天的御医张文仲所拟外用美容良方。

（2）乌发固齿方

常敷面脂

【处方】首乌500克，茯苓、牛膝、补骨脂、当归、枸杞子、菟丝子各120克。

【用法】共研细末，炼蜜为丸。每服6克，用淡盐汤送下，黄酒亦可。

【功效】填精益肾，固齿乌须，充养气血，调和荣卫。

【来源】出自《本草纲目》。

三圣膏

【处方】黑附子、蔓荆子、柏子仁各15克。

【用法】共研细末，乌鸡脂和匀，捣研干置瓦盆内，封固，百日后取出，涂在髭发脱落处，三五日即生，自然劳壮不脱。

【功效】治髭发脱落，能令再生。

【来源】出自《御药院方》。

柏叶散

【处方】侧柏叶120克，何首乌、地骨皮、白芷各60克。

【用法】上为粗末，每用15克，入生姜10片，水一大碗煎五七沸，去滓，淋洗头发，临睡前用。

【功效】荣养毛发。

【来源】出自《御药院方》。

老佛爷香发散

【处方】零陵草30克，辛夷15克，玫瑰花15克，檀香18克，川大黄12克，甘草12克，粉丹皮12克，山柰9克，公丁香9克，细辛9克，白芷90克。

【用法】上药共研细末，用苏合香油适量调匀，晾干后再研细。用时均匀地将药面撒在头发上，然后梳头。

【功效】养发护发，预防白发，去油垢，避秽气。

【来源】此方出自《清太医院配方》。

固齿秘方

【处方】生大黄30克，熟大黄30克，生石膏30克，熟石膏30克，骨碎补30克，杜仲30克，青盐30克，食盐30克，明矾15克，枯矾15克，当归身15克。

【用法】上药共研极细末，每天早晨，先以此散擦齿，然后洗脸，净毕用冷水漱口吐出。

【功效】清热解毒，固齿洁口。

【来源】此方为黄幼农家祖传秘方，后被御医呈给慈禧太后使用，确有效应。故《慈溜光绪医方选议》收载此方。

（3）芳香养生方

澡豆

【处方】黄豆150克，苜蓿、零陵香、赤小豆各60克，丁香15克，麝香3克，冬瓜仁、茅香各17克，猪胰5具（细切）。

【用法】上九味，捣细过罗，与猪胰混合，曝干再捣，筛取细末。用时加水洗手及面部。

【功效】润肤香身，治疗手干燥，汗臭。

【来源】此方选自《备急千金要方》。

香药澡豆方

【处方】零陵香、甘松、白芷、瓜蒌仁、冬瓜仁、豌豆、大豆各等份。

【用法】上药共研细末，用此药粉洗手、洗脸或洗澡。

【功效】滋润柔软皮肤。预防痤疮疖肿，香身避浊。

【来源】此方是古人洗脸、洗澡用的一种洁肤香身，润肤防病的粉剂。能使皮肤光滑、润泽、细腻。宫廷中的妃嫔宫女多喜应用此品。故《普济方》收载此方。

五香丸

【处方】豆蔻、丁香、藿香、零陵香、青木香、白芷、桂心各30克，香附子60克，甘松、当归各15克，槟榔2枚。

【用法】上药共研末，炼蜜为丸，丸如黄豆大。常含1丸于口中咽汁，日三夜一。五日口香，十日体香。

【功效】芳香保洁。治口臭、体臭。

【来源】此方选自《备急千金要方》。

榜样的力量是无穷的——长寿老人的养生经

古今中外，健康长寿一直是许多人们共同追求的目标。

在古代文明的长河里，有许多关于长生不老的美丽传说，在西亚苏美尔神话，西方凯尔特神话，北欧神话，爱尔兰民间传说中都有传说长生不死的仙人，而中国古代也有不少皇帝纷纷苦寻长生之路，耗费大量人力财力只为求一颗长生不老丹。到现代，世界上也有无数的科学家正呕心沥血地探索长寿的奥秘，然而衰老是生命运动的必然规律，不以人的意志为转移。但是，在众多有心人的摸索和切身实践下，长寿过百的事例还是于古今中外不时出现。在这里，一些老寿星们的亲身经历为人类延长寿命提供了许多值得借鉴的经验。就让我们来看看从古至今，这些长寿老人的秘诀吧！

孟子——因仁爱而长寿

中国古代人的平均寿命不过35岁，一般人在青壮年时期就由于种种原因死去，可在春秋战国时期，就曾出现一位养生的典范。他活了84岁（比孔子多活11岁），他就是孟子。继孔子后的又一名儒。在孟子德养生理念里，仁爱占了最主要的位置。

孟子品德高尚，善养成德，一生善养“浩然之气”。他提倡：要保持善良的心，减少私欲；先正已而后正人，要与人为善；与品德端正人交朋友；安分守己，不嫌弃贫穷；要“苦其心志，劳其筋骨”；不说大话，不骄傲自满；要与民同乐，与他人共享快乐；要有同情心，羞耻心，敬爱心，辨别是非之心。

同时他认为，音乐礼仪有益健康。在生活方面，生活平淡，喜好运动。

三国三叟长寿语

三国时候，有一故事，说是有一行路人，在田埂上遇见三位老人，年纪都有一百余岁，还在田间除草耕作，于是就问三位老人，如何能如此长寿啊？

三位老寿星每人只说了一句话给他。第一位百岁老人说的是“室内姬粗丑”，第二位老寿星说的是“量腹接所受”，第三位百岁老人说的是“暮卧不覆首”。

三位长者的长寿之道对于今天的我们仍有可以借鉴的地方。

“室内姬粗丑”，意思并不是说他的妻子长相丑陋，而是说要节制房事。当然，男女结合，乃是生理的本性，美满的性生活可以使人更加乐观和自信。

“量腹接所受”，亦强调生活中饮食与养生的关系。讲究适量的进食，营养均衡，为达到养生的目的，适量进食是很重要的。

“暮卧不覆首”，乍看起来似乎是说夜间睡觉时不要把棉被盖过头。

实际上是倡导呼吸新鲜空气，“吐故纳新”。“吐纳”是“祛病养生”的特殊手段。

由此可见，凡是都要适量，不可太过，也不可不及，度量适宜。

孙思邈养生有妙法

药王孙思邈是在西魏时代出生，著有两部医学巨著——《千金要方》和《千金翼方》，流传至今。但鲜有人会知道他也是中国古代一个大寿星，相传活到141岁才仙逝。其长寿心得必有过人之处。

孙思邈幼时体弱多病，因此而去学医。他曾提出“十二少”作为养生长寿之道，即：少思、少念、少欲、少事、少语、少愁、少乐、少喜、少怒、少好、少恶行。这“十二少”，虽有其不足，但主要是叫人豁达舒畅，有节制、有规律的生活。孙思邈还自己编制了养生秘诀，下面我们看看他具体的养生之法：

发常梳。将手掌互搓36下令掌心发热，然后由前额开始扫上去，经后脑扫回颈部。早晚各做10次。如此坚持“梳发”，对预防多种脑血管疾病、防止白发、脱发有一定的保健作用。

目常运。合眼，然后用力睁开眼，眼珠按左、上、右、下的顺序转动；再合眼，用力睁开眼，眼珠再按右、上、左、下的顺序转动。重复3次。此法有助于保护视力，增强眼睛自我调节能力。

齿常叩。口微微合上，上下排牙齿互叩，无需太用力，但牙齿互叩时须发出声响，做36下。这个运动可以疏通面部经络，使头脑清醒，还可以增强肠胃的吸收，防止蛀牙和牙骨退化。

漱玉津。口微微合上，将舌头伸出牙齿外，由上面开始，向左慢慢转动，一共12圈，然后将口水吞下去。之后再由上面开始，反方向做12圈。此法能健胃肠、助脾生津。

耳常鼓。双手掌掩住双耳，用力向内压，然后放手，会出现"噗"的声响。重复做10下；双手掩耳，将耳朵反折，双手食指扣住中指，以食指用力弹后脑风池穴10下。每天临睡前后做，可以增强记忆力和维护听觉。

腰常摆。身体和双手有韵律地摆动。当身体扭向左时，右手在前，左手在后，在前的右手轻轻拍打小腹，在后的左手轻轻拍打"命门"穴位，反方向重复。每次做50~100下。此法可以强化肠胃、固肾气，防止消化不良、胃痛、腰痛。

腹常揉。搓手36下，手暖后两手交叉，围绕肚脐顺时针方向揉。揉的范围由小到大，做36下。可以帮助胃肠消化、吸收，消除腹部胀气。

摄谷道（即提肛）。吸气时，将肛门的肌肉收紧。闭气，维持数秒，直至不能忍受，然后呼气放松。无论何时都可以练习。最好是每天早晚各做20~30次。可以防止脱肛，提升阳气。

膝常扭。双脚并排，膝部紧贴，人微微下蹲，双手按膝，向左右扭动，各做20下。可以强化膝关节，预防关节炎的发生。

脚常搓。右手擦左脚，左手擦右脚。由脚跟向上至脚趾，再向下擦回脚跟为一下，共做36下；两手大拇指轮流擦脚心涌泉穴，共做100下。脚部可以映射全身的脏器，经常搓脚可以强化各器官，治失眠，降血压，消除头痛等。

姜子牙垂钓中悟养生之道

"姜太公钓鱼，愿者上钩。"人们都认为它是一种为人处事之道，其实它还包含了养生之道。姜子牙80岁时被周文王拜为丞相，直至97岁还身体健康，精力充沛，这与他几十年的垂钓生涯是密不可分的。垂钓，作为修身养性的方法，益处很多：一是健身。垂钓时，往来江湖之间，可活动气血，舒展筋骨，呼吸新鲜空气，起到强健体魄的作用。二是养性。姜子牙钓鱼不用饵，不弯钩，名为钓鱼，实为养性。远眺江湖之波涛，近闻林中之鸣鸟，心平气和，宁静以致志。三为固志。姜子牙以垂钓磨其性，固其志，韬光养晦。由此可见，保持一颗心态平和的心是长寿的关键和秘诀。

陆游长寿养生趣法

我国南宋著名诗人陆游，虽然一生波折坎坷，饱受流离之苦，但寿达85岁，还能在山野中尽游生活，是我国古代诗坛上少见的寿星之一。陆游曾写下许多关于养生的诗句，由其中可以看出他别具一格的养生之法，细看来，他养生的方法大致有以下几种：

素食粥餐：陆游有一首诗写到："世人个个学长年，不悟长年在目前。我得宛丘平易法，只将食粥致神仙。"他几乎三餐食粥，其间，又偏爱豆粥。对陆游来说，喝粥是一件很惬意的事情。

扫地："一帚常在旁，有暇即扫地。既省课童奴，亦以平血气。按摩与导引，虽善亦多事。不如扫地去，延年直差易！"陆游以扫地作为健身的必修课。

雅俗情志，悠然自得："整书拂几当闲嬉，时取曾孙竹马骑。朝夕小劳君会否，户枢流水即吾师。"陆游晚年隐居山野中，无世事纷争，每日从事耕锄、养花、牧鸡、钓鱼、爬山、书法等活动，以各种兴趣和劳作怡冶情志。

洗脚：陆游还养成睡前用热水洗脚的好习惯，也是他养生的一法宝。

苏东坡的养生四言口诀

我国的著名诗人苏东坡不仅在文学上有极大的造诣，他还善于钻研医药之道，特别专于养生之道的总结。他曾赠友人一养生四言口诀，从中看到苏轼的一些有关养生的独特观点。这四言口诀是："无事以当贵，早寝以当富，安步以当车，晚食以当肉。"其实，这四句分别强调了情志调节、生活起居、身体锻炼、饮食规律四个方面的养生要点。

"无事以当贵"，知足者常乐。人在情致上应保持快乐平和，与人无争。凡事应当做到有劳有逸，劳逸结合。不要把名利得失看得过于重要，为的某些眼前利益而疲于奔命。做事要有计划有顺序，忌盲目行事。

"早寝以当富"，起居作息应该保持良好的习惯，按时睡觉起床，最好能早睡早起，切忌夜生活过度，甚至无度。

"安步以当车"，适当的体育锻炼很重要，而健步行走是很好的养生保健方法。步行式健身可以舒筋活络，畅通气血，健脾护胃，增强抵抗能力。如果持之以恒的锻炼，大有裨益。

"晚食以当肉"，如果尚未感到饥饿，可以不用进食，直到有饥饿感再吃饭，这时即使是粗茶淡饭、蔬菜野果也会像吃肉一样鲜美。这是苏东坡个人的养生观点，我们可以理解为吃饭不要饥饱无常，反而会增加脾胃的负担。

宫廷长寿帝王的养生之道

人人皆有长寿延年的愿望，况乎位及最高的帝王。历代皇帝为了享尽世间荣华，保护自己的权利，对养生求寿的要求更是迫切，我们就来看看几位既能权倾朝野、又生活有道的寿星皇帝是如何养生的吧！

乾隆——乾隆皇帝是清朝的第四代皇帝，在位60年，之后还当了3年的太上皇，活了89岁，是中国历代帝王中最长寿的一个。他的养生法里最突出的就是食疗养生。他的御膳食谱都是经过精挑细选，合理搭配，根据时令选择适时的食材，配上强身健体的药膳。重食补的养生之道使乾隆寿达近九旬。

康熙——康熙皇帝是我国统治时间最长的一位皇帝，在位61年。他一生勤于治理朝政，生活淡泊，不尚豪华奢靡。日理万机的同时，康熙很会调剂自已的生活，他喜博群书，写字作诗，对新鲜知识有浓厚的兴趣。兴致高时，还在宫廷内种花种草，时而到木兰围场狩猎骑射。丰富多姿的活动，加上节饮食、慎起居、重医道，康熙亦算潇洒一生。

武则天——作为中国唯一的女皇帝，武则天执掌朝政45年，享年81岁。这在女性寿命不到40岁的唐代，可谓首屈一指。武则天的健康体魄是其在自幼习武的基础上，又坚持练养身气功，特别在被贬到感恩寺为尼的岁月，更是练功不止，这都是她有着健康身体的原因。武则天为人宽容大度、处事不惊，她不仅不愠于柳洲司马骆宾王写的讨伐她的“战书”，反而赞颂骆宾王的过人才华。健康体魄加豁达胸襟，是武则天延年养生的秘诀。

百岁翁陈立夫谈养生

旧中国的“蒋、宋、孔、陈”四大家族之一的陈立夫，是国民党的元老之一。他生于1900年，去世于2001年2月9日，享年103岁。

陈立夫身体并不是很强壮，步入老年时，他就患有糖尿病。也曾因胆结石及膀胱结石动过外科手术，还患过其他的疾病。他在总结自己养生方法中提到：

1. 保持充足的睡眠时间。睡眠的好坏影响着疲劳的恢复。

2. 控制情绪。遇到困难麻烦，只怪自己，不怪别人，不发脾气，不与别人发生冲突。

3. 多用脑。陈立夫先生很小在私塾读书时，记忆力就比其他同学强。例如一本《孟子》，别人需要半个月才能背熟，他则只需三四天就背熟了。这样不仅能保持记忆力，还能使神志清晰。

4. 做事持之以恒。

5. 静以养心，动以养身。古人云户枢不蠹，流水不腐，他每天5时半即起，做全身按摩之后，再进行其它运动。如跑步、游泳、滑冰、打拳等。年纪大了以后，每日3顿饭后由护士陪同走路，每次约走600步。远离是非，淡泊以明志。

6. 多食水果蔬菜，少肉食，不吃生冷食物。陈立夫老人则坚持“物熟始食，水沸始饮”，从不破例。

7. 头部宜凉，足部宜热。中国老年人睡眠前以热水洗脚，非特别寒冷之日，不戴帽子，就是这个原因。

8. 知足常乐，无求乃安。古人云，“登天难，求人更难”，求人常使心不安，而受制于人，欲求心之安乐，必从知足无求做起。

陈老在80岁后，还自己定下了“不为”之事：不剪彩；不证婚；参加婚礼及寿宴不发言；不任治丧委员会主任委员。这样做的目的，很大的减少了年高之时的麻烦，以保持心境的轻松。

医者自有养生经

来春茂——云南省中西医结合医院主任医师来春茂养生注重养性修身，借用佛教的“三戒”，提出养生一要“戒郁”，二要“安心”，三要“耐性”。年近九旬的来老，虽患原发性高血压已20余年，但经过练气功、服中药控制后，一直保持正常，至今身体硬朗。谈及如何养生，来老很有心得：

1. 生活规律。几十年来，来老坚持早睡早起，每天睡眠6~7小时，从不午睡。每早5点起床即解大便，洗漱毕，练气功、打太极拳约1小时。每晚9.10点入睡，很少失眠，偶尔失眠也不紧张，想些愉快的往事，自然就会睡着。食量很好，以吃饱为止，没什么特殊嗜好，也不挑食，喜吃蔬菜。70岁以后，食量有所节制，每餐二两，晚餐吃得少些，长年如此。经常吃苦荞面粉和生粉做成的饼，蒸熟蘸蜂蜜吃；或生粉炒香后调成糊状吃，不论咸甜均可。从不吸烟，不饮酒。喜饮云南绿茶，特别是粗加工的大叶子浓茶，每日换2次茶叶，饮5磅开水，已有50多年的习惯。

2. 未病先防。来老以“正气存内，邪不可干”的理论为指南，预防感冒等疾病。每于气候交替时服几剂玉屏风散，以预防感冒发生。经常食用苦荞面以预防肠炎。经常口含云南三七，每次1~5克，待含软嚼碎吞下，每月2~3次，可畅血脉、强身体。

3. 注重保肾固精。保肾固精的关键在于节制房事，房事要双方和谐，以身不疲倦、头不昏沉、精力充沛为度。

4. 养身重在养性修身。“戒郁”、“安心”、“有耐性”是来老喜欢的养生方法。“戒郁”，就是要保持心情舒畅。是根据《丹溪心法》所云：“气血冲和，万病不生，一有怫郁，诸病生焉，故人身之病，多生于郁”。“安心”，即心平气和，不因外界干扰而大悲大喜，思前忖后，像东坡诗中就有“安心是药更无方”的讲法。“耐性”，急躁伤肝，易生内火攻心，留存温性，不急不躁，才能延年益寿。他把佛教的“三戒”作为做人的规范，一戒“贪”，不食非分利禄；二戒“憎”，不嫉妒别人，仁爱是生命的源泉，给人一份爱心，自己将增添十分生机；

三戒“痴”，不痴心妄想，不热衷名利，心情舒畅，便能健康长寿。

“童稚之时，脏腑娇嫩，重在调寒暖、适饥饱；少之时，血气未定，重在戒色；壮年之时，精力充沛、血气盛，重在戒逞强好斗；老年之时，血气渐衰，重在戒急躁、练耐性。应以仁爱之心对人，豁达开朗，笑口常开，生病时注意休息好，健康时运动莫忘了。如此必获健康长寿。”这就是来老对自己的养生经验精辟概括。

赖显明——四川太平乡的老中医赖显明时年110多岁了，至今仍健壮神清，老当益壮。据赖老讲，他一生只得过两次病，但没几天就痊愈了。在103岁以前，冬天都没穿过棉衣棉裤，就算现在，他也只是穿夹衣过冬。他的长寿要诀就是“持五戒”：一戒懒惰。用赖老的话说就是：“勤劳好动，血脉流通，脏腑清爽，延年增寿。”二戒烟酒。赖老常年食素，粗茶淡饭，丝毫不沾烟酒。三戒纵欲。赖老认为七情六欲都需有所节制，特别是情欲，万不可放纵。40岁后，赖老就与太太分房，停止了房事。四戒名利。赖老有着救死扶伤、一心为病人的高尚医德。五戒忧愁。赖老性情豪爽，从不与人计较，遇事心气平和、泰然处之。

朱良春——江苏南通九旬高龄的老中医朱良春至今仍活跃在治病的诊室和教书育人的讲台间。他的养生论点是：动则延年，乐则长寿。朱老认为，运动可以促进血液流畅，提高机体新陈代谢，加强抗病防御机能，从而达到延年的目的。因此，他坚持每天体育锻炼，骑车、散步成了他的爱好。朱老坚持“活到老、学到老”的原则，多用脑，勤用脑成为了习惯，“每日必有一得”，如果哪天没有新的体会和见解，就无法安心入睡。至今，朱老都孜孜不倦的治病和学习，使得他的思维清晰又有独到的见解，是中医界的典范。

中国自古都是一个注重养生的国度，早在春秋战国时，中国的养生文化就已经形成。在物质文明日益发达的今天，越来越多的人关注起了健康，关注起了日常生活的保养，从饮食搭配到作息生活方式，都讲究科学合理营养搭配。从这些长寿老人的身上，大家是不是有所收获和启发呢？

健康“老三篇”——养生箴言集萃

大家在平时的生活中都会听到这样或那样的养生谚语，比如“饭后走一走，活到九十九”、“饱不剃头，饿不洗澡”、“鱼生火，肉生痰，青菜豆腐保平安”等等。这些都是大家广为相传的健康“老三篇”。

这里所记载的健康“老三篇”，历经了千百年的代代续延、点滴积累。或是口授相传民间谚语、或是著书立说经典理论。箴言虽用词不多，但富含哲理，寓意深刻，形象生动，通俗易懂；且富有韵律、节奏，易于诵读、朗朗上口。这些都是健康长寿的金玉良言、不二法则，时时吟读，常常照做，就会少生疾病，健康长寿。

【饮食篇】

少吃多滋味，多吃坏肚皮——民间谚语

饭吃八成饱，到老肠胃好——民间谚语

人愿长寿安，要减夜来餐——民间谚语

冬吃萝卜夏吃姜，不劳医生开药方——民间谚语

吃得快，咽得慌，既伤胃口又伤肠——民间谚语

若要身体壮，饭菜嚼成浆——民间谚语

桃饱人，杏伤人，李梅树下抬死人——民间谚语

冬吃萝卜夏吃姜，不劳医生开药方——民间谚语

宁吃鲜桃一口，不吃烂杏一篓——民间谚语

怒时勿食，食时无怒，醉后勿饮冷，饱食无便卧——《勿药元诠》

早饭淡而早，午饭厚而饱，晚饭须要少，若能常如此，无病直到老——《陆地仙经》

饮食的科学性也极大的影响着我们的健康，一日三餐按时摄取，注意合理饮食，平衡营养，在保证各种营养成分充足的情况下限制热量的摄入，适度的节食有延缓衰老的作用。过食会让您与肥胖症、糖尿病、高血压、高脂血症以及冠心病走得很近，因此，给自己的肠胃留出自己空间，缓解消化系统的压力，不失为一种时下最流行的饮食保健方法。

【运动篇】

运动好比灵芝草，何必苦把仙方找——民间谚语

竹从叶上枯，人从脚上老，天天千步走，药铺不用找——民间谚语

铁要趁热打，人要自幼炼；少年不锻炼，老大病来缠——民间谚语

站如松，坐如钟，睡如弓，走如风——民间谚语

水停百日生毒，人闲百日生病——民间谚语

生命在于运动——伏尔泰

运动可以改善我们的呼吸功能，有利于人体维持旺盛精力，推迟身体的老化过程。可以使肌肉发达，使骨骼的弹性和韧性增加。能强健消化系统，加速血液循环，提高肝脏、胰腺的功能。

【精神篇】

千保健，万保健，心态平衡是关键——民间谚语

怒伤肝，喜伤心，悲忧惊恐伤命根——民间谚语

一日三笑，人生难老；一日三恼，不老也老——民间谚语

心胸里头能撑船，健康长寿过百年——民间谚语

情急百病生，情舒百病除——民间谚语

树怕剥皮，人怕伤心——民间谚语

宠辱不惊，任庭前花开花落；去留无意，看天上云卷云舒——刘海粟

人老心不老，保证积极的心态，保持乐观的情绪，克服不良的情绪，正确的看待周围的事物，寻找心理平衡，淡泊名利，少思寡欲，静心养神，培养自己的兴趣爱好，陶冶情操，才能达到心身皆健康的状态。

【起居篇】

睡觉不蒙头，清晨郊外走——民间谚语

欲得长生，肠中常清；欲得不死，肠中无屎——民间谚语

娱乐有制，失制则精疲力竭；快乐有度，失度则乐极生悲——民间谚语

饭前要洗手，饭后要漱口；习惯成自然，百病全赶走——民间谚语

饱不剃头，饿不洗澡——民间谚语

若要小儿保平安，常带三分饥与寒——民间谚语

坐有坐相，睡有睡相，睡姿要像弯弯的月亮——民间谚语

不可太饱入房，太饱入房伤脾胃；不可大醉入房，大醉入房伤骨胳；不可大疲入房，大疲入房伤其溺；不可大怒入房，大怒入房伤其精——民间谚语

睡觉有头向，四季须不同，春夏头向东，秋冬转归西——民间谚语

男子破阳太早，则伤其精气；女子破阴太早，则伤其血脉——《千金方》

生活作息上的点点滴滴，都有养生的小窍门，衣食住行，这些我们每天都在做的事情，其内容丰富，包罗万象。如果您是个生活的有心人，您的居室布置会更加舒适宜人，您的衣着服饰会更加漂亮大方，长寿与您相伴。

【其他】

刷牙用温水，牙齿笑咧嘴——民间谚语

饭后一支烟，害处大无边——民间谚语

吃药不忌口，枉费医生手——民间谚语

三分吃药，七分调理——民间谚语

吃药不如戒烟，治病不如防病——民间谚语

肥人湿多，瘦人火多——叶天士

【中年保健歌】

中年到老年，只是转瞬间，
趁早爱身体，到老无遗憾；
自感虽然好，细察会发现，
做事易疲倦，记忆不如前；
不能靠自觉，谨防潜危险，
无病要早防，有病莫怠慢；
长寿买不来，养生能保健，
紧记康而寿，赶快养天年；
心情要舒畅，坚持常锻炼，
每餐不偏食，不能贪无厌；
衣食住行乐，处处皆学问，
勤学养生道，健康有保证；
生活讲科学，心理要平衡，
健康为中心，长寿过百年。

【老年保健歌】

食要节，勿过饱，有益消化肠胃好。
居有时，睡足觉，精神饱满胜吃药。
能制怒，心情好，豁达大度防衰老。
糖盐脂，要适量，心脑疾病就减少。
心气和，不急躁，悠然放松身心好。
扭秧歌，把舞跳，不怕人说老来俏。
要知足，私欲少；淡泊名利无烦恼。
散散步，做做操，坚持锻炼筋骨好，
勤读书，常看报，纸笔为伴情趣高。
霜叶红，夕阳好，锻炼如诗人未老。

【三七养生歌】

吃饭：三分肚饥七分饱；
遇事：三分忧虑七分欢；
吃菜：三分咸度七分淡；
外出：三分坐车七分行；
饮食：三分荤菜七分素；
健身：三分娱乐七分练；

穿着：三分凉意七分暖；
交际：三分性急七分宽；
夫妻：三分相别七分伴；
情欲：三分欢乐七分免。

【养生三字经】（苏轼）

软蒸饭，烂煮肉；
温羹汤，厚毡褥；
少饮酒，惺惺宿；
缓缓行，双拳曲；
虚其心，实其腹；
丧其耳，立其目；
久久行，金丹熟。

第三部分　探究疾病的本质

一、中医的疾病观

（一）疾病的本质是什么

随着人们对疾病概念认识的深入，以及疾病谱的不断变化，现代医学将疾病分为机体生物疾病、心理疾病、社会疾病三个大类。

其中，生物疾病也就是指我们传统意义上的疾病，主要关注的是人的生物属性，而心理疾病和社会疾病则对人的社会属性给予了更多的关注。现代研究也已经越来越多地证实，这三者之间存在着极其密切的关系，相互影响，相互作用。对这种影响和作用的深入研究，也使我们更多地认识到多数疾病都应划归于心身疾病、身心疾病之列，因此一些交叉学科如：医学心理学、医学社会学等应运而生，并在疾病病因、诊断、治疗和预防中发挥着越来越重要的作用。

由于历史背景、文化特性及理论基础的不同，中医对于疾病的认识方法与西医有很大不同。中医从其发展之初就特别强调疾病过程中人的重要性，也就是说它始终关注的是人，而非病。正是基于这样的认识观念，中医认为当人体脏腑、经络的生理活动出现失常，以及气血阴阳之间的协调平衡被打破时，即“阴平阳秘”受到影响而导致“阴阳失调”时，人就会患病，“疾病”只不过是人的一种特殊状态而已。人体状态的平衡与失衡，永远处于不断的变化之中，而失衡的程度和影响平衡各因素之间的力量对比及动态变化，就决定了“患病之人”的状态以及动态变化的趋势。也正因为如此，中医在看病的时候，更多要强调的是抓住反映这种状态及变化趋势的规律，这就是中医常讲的“辨证论治”。

（二）疾病发生的根本和条件——内因和外因

中医认为人作为与自然和谐相处的一部分，人体各脏腑组织之间，以及人体与外界环境之间相互作用，处于一种相对的、动态的平衡中，从而保持着人体正常的生理活动。而这种平衡的保持又是会受到来自人体内部与外部、个体与群体之间诸多因素影响的。中医形象地采用了“正”与“邪”这两个高度概括，又易于领会的概念来描述影响人体平衡状态的因素。

世界上没有无缘无故的爱，也没有无缘无故的恨。任何事情的发生、发展、变化，都是有其深层根源的。中医把在疾病过程中所有具有积极意义、正面影响的因素，统归为“正气”，它们在疾病发生、发展、演变过程中起着根本的作用，因而是“内因”；而将所有具有消极意义、负面影响的因素，统称为“邪气”，它们是疾病发生、发展、演变的必要条件，是不可忽视的“外因”。

唯物辨证法认为外因是变化的条件，内因是变化的根据，外因通过内因起作用。而且“内因”、“外因”都有其多样性，二者相互影响、相互关联，并且是可变化的，并处在不断运动之中的。这就是中医所讲“正气存内，邪不可干；邪之所凑，其气必虚”的含义所在。

当然，若要把“内因”和“外因”看成是一对矛盾的两个方面的话，那么健康或疾病状态的趋向，则主要取决于“取得支配地位的矛盾的主要方面”。这话有些拗口，但道理还是比较明确的，在通常意义下，“内因”、“外因”共同作用的结果决定我们健康的状况，但是一些非常规的状况，如地震、车祸、意外伤害等，并不会因为某个个体的体质强盛、正气旺盛，而不被伤害，因为这时“取得支配地位的矛盾的主要方面”是“外因”，而非“内因”。但这并不妨碍我们将治病、养生的重心放在“培育正气”、“注重内因”上，因为这是我们“人力所及”的最重要、最有效的方式和手段，这也就是中医强调“上工治未病”的核心所在。

（三）疾病发生的重要条件——病因

相对于我们通常所讲的“病因”而言，在上面我们所讲的“内因”和“外因”是广义的，而“病因”是包含在广义的“外因”之内的。同时我们又根据“病因”性质和来源等，将其进一步细分为“内因”、“外因”和“不内外因”，这里所讲的病因中的“内因”和“外因”是狭义的，与广义的“内因”和“外因”的概念是完全不同的。

病因中的外因：中医病因学中的外因主要包括了“六淫”、“疠气”和“外伤”三个方面。

六淫：中医用自然界六种不同的气候变化，即“风、寒、暑、湿、燥、火”来描述自然界对人体健康的影响。在正常的情况下，这六种自然现象，也被称为“六气”，是万物生长的条件，对人体是无害的。而当气候变化出现异常，出现反常表现（如春天应温而反寒，秋天应凉而反热等）、气候变化过于急骤（如过剧的骤热、暴冷），都会破坏人体正常的防御机能，引起多种“外感性”疾病的发生。因此，中医常用“六淫”来描述属于外感病类疾病的致病因素。在这里，淫有太过和浸淫的含意，有时还被称其为“六邪”。

六淫致病，一般具有下列几个特点：

①多与季节气候、居住环境有关。如春季多风病，夏季多暑病，长夏初秋多

湿病，深秋多燥病，冬季多寒病等。另外，久居湿地常有湿邪为病，高温环境作业又常有燥热或火邪为病等。

②六淫为病，具有外来邪气的共性特点，其首先受邪的途径多为肌表或口鼻等直接与外界接触的器官或组织，而其引起的疾病又多为“外感性”疾病，故而又有“外感六淫”之称。

③在发病过程中，六淫不仅可以互相影响，而且在一定条件下可以相互转化，如寒邪入里可以化热；暑湿日久可以化燥损伤人体的“气”与“阴”等。

④在“六淫”邪气中，两种以上的“邪气”合并侵犯人体而致病的情况比较多见。如风寒感冒、湿热泄泻、风寒湿痹等。

疠气：即疫疠之气。中医将具有强烈传染性的病邪称为“疠气”或“瘟疫”、“疫毒”、“戾气”、“乖戾之气”等。

疠气致病，具有发病急聚、病情较重、症状相似、传染性强、易于流行等特点。如大头瘟、虾蟆瘟、疫痢、白喉、烂喉丹痧、天花、霍乱等都属于疠气致病。

造成疫疠发生与流行，常见的影响因素有：气候因素（如久旱、酷热、湿雾、瘴气等）、环境和饮食（如空气、水源、食物的污染）、社会因素，以及发生后没有及时做好预防隔离工作等。

外伤：多种物理的、化学的、生物的因素都有可能造成人体的伤害，从而造成多种外伤性疾病的发生。如枪弹、金刃、跌打损伤、持重努伤、烧烫伤、冻伤和虫兽伤等都属于此列。

病因中的内因：中医病因学中的内因主要包括了“七情内伤”和“劳逸损伤”两方面。

七情内伤：中医用“七情”（即喜、怒、忧、思、悲、恐、惊）这七种精神状态来概括人的情志变化。在正常的情况下，七情是人体对客观事物的正常反映，并不会使人致病。只有突然、强烈或长期持久的情志刺激，超过了人体本身的正常生理承受范围，使人体气机紊乱、脏腑阴阳气血失调，才会导致“内伤性”疾病的发生。

七情致病，一般具有下列几个特点：

①与内脏气血有关，中医认为，人的精神活动与内脏密切相关，情志活动必须以五脏精气作为物质基础。不同的情志变化又对各脏腑有不同的影响，而脏腑气血的变化，也同样会影响情志的变化。

②与六淫致病不同，七情内伤多直接影响相应的内脏，以影响脏腑气机为主要表现，使脏腑气机逆乱，气血失调，导致多种病变的发生。如：怒则气上、喜则气缓、悲则气消、恐则气下、惊则气乱、思则气结。

③情志所伤的病证，以心、肝、脾三脏的气血失调为多见。如思虑劳神过

度，常损伤心脾，导致心脾气血两虚，出现神志异常和脾失健运等症；郁怒伤肝，怒则气上，血随气逆，可出现肝经气郁的两胁胀痛，善太息等症。

④情志内伤容易化火，即“五志化火”，出现阴虚火旺等证候。

劳逸损伤：劳逸，包括过度劳累和过度安逸两个方面。正常的劳动和体力锻炼，有助于气血流通，增强体质。必要的休息，可以消除疲劳，恢复体力和脑力，不会使人致病。只有比较长时间的过度劳累，包括体力劳动、脑力劳动及房劳过度，或过度安逸，完全不劳动、不运动，才能成为致病因素而使人发病。过劳包括劳力、劳神和房劳过度三个方面。

病因中的“不内外因”：除了以上所述的“外因”、“内因”，中医将其它的病因统归为“不内外因”。常见的有包括饮食（饮食不节、营养性因素）、寄生虫，以及病理性代谢产物（如痰饮、瘀血）等。

饮食不节：饮食是人体气血、营养最主要的供应源，是生存的基本需求，但人类的饮食要遵循“均衡、规律、有节制”的原则。均衡主要指各种食物的均衡搭配；规律则是要使进食与人体、脏腑的生物钟节律和功能节律相适应；有节制则更强调了人的主观能动性，不可恣意而为，饥饱无度。

营养性因素：由于饮食或人体吸收、消化、代谢等多个环节的因素，造成维持机体正常代谢和生命活动所需的各种营养物质出现缺乏、过剩或代谢障碍，并可以进而引起脏腑、器官，以及全身的病理性改变。

寄生虫：中医很早就已经认识到寄生虫能引起疾病，并将之称为“虫积”，可由饮食不慎、恣食生冷瓜果及不洁食物等，而致湿热内生，蕴酿生虫，久而成积。

痰饮和瘀血：痰饮，是人体脏腑功能失调，津液代谢障碍，由津液凝聚而成的病理产物；瘀血，是指全身血脉运行不畅、局部血液停滞或体内存在离经之血未能消散等，而出现的病理状况。二者在中医病因学中，既是因为“病”而产生的病理性产物，同时又是引起新的疾病，或反过来加重原有疾病的致病原因。

引起痰饮的原因有肺、脾、肾等脏的功能障碍，影响水液的正常代谢，致使水湿停聚，酿成痰饮；此外由于情志内伤，肝气郁结，气郁化火，煎熬津液也可灼液成痰；素食肥甘厚味、嗜酒，也能引起湿聚而生痰。其中若再细分的话，一般以质稠浊者为痰，清稀者为饮。

痰饮一旦产生，便能流窜全身，停聚各处，导致多种疾病发生。停留在肺，则出现喘咳、胸闷、咯痰；蒙蔽于心，可见胸闷、心悸、失眠、神昏、甚则狂癫；停聚于胃，会致脘闷痞胀、恶心呕吐、食欲不振；流于经络筋骨，可出现肢体麻木，半身不遂，或成痰核瘰疬，阴疽流注；痰饮上扰，可致眩晕、昏迷；痰气郁结于咽喉，则咽部不适，常有如物梗喉感；饮停胸胁，可见胸胁胀满，咳嗽引痛；若留聚肠间，则肠鸣漉漉，甚至便溏腹泻。可见其害甚多，故中医有“百病多因痰作祟”之说。

瘀血形成后，除影响血液的运行外，还能导致脏腑功能失调而引起各种病证。如瘀阻心络，会出现胸闷、心痛、口唇青紫、脉多结代；瘀阻肺络，可见胸痛、咳血；瘀阻于肝，则见胁痛、痞块癥瘕；瘀阻于胃，可见呕血，胃脘作痛，大便漆黑；瘀阻胞宫，可致小腹疼痛、月经不调、经闭、痛经，甚至崩漏；瘀在肢体，局部可见肿痛或青紫，甚则活动不利。

瘀血致病的共同特点：疼痛多如刺如割，且痛处不移而拒绝按触；出血多紫暗而不鲜，或挟带血块；局部则可见青紫或瘀斑、瘀点，日久易于形成肿块，且按之不移。

（四）中医对疾病发生机理的高度概括——病机

中医所讲的病机，就是指中医对疾病发生、发展、变化及其结局这一过程机理的认识。

主要包括以下几方面的内容：

邪正盛衰：在疾病过程中，致病邪气与机体正气之间的盛衰变化，决定并直接影响病人的虚实表现，以及疾病的发展变化和转归。

实与虚：中医把邪气亢盛，正气也盛，邪正之间剧烈抗争的阶段及其相应的病理变化，统称为“实证”。与此相反，由于正气不足，人体抗御致病邪气的能力低下，致使邪正之间的抗争不够剧烈，从而表现出了一系列正气虚衰的病理变化，这种状况，就是中医的“虚证”。

外感病的早、中期；食积停滞不化等都属于实证。多可见到高热、狂躁、声高气粗、腹痛拒按、二便不通、脉实有力等临床表现。

平素体质虚弱或疾病的后期，或因大病、久病、大汗、吐利、大出血等耗伤机体的正气；或因致病邪气的久留不去而耗伤正气等，均可导致正气虚衰而成虚证。多可见到神疲乏力、形容憔悴、神思恍惚、心悸气短、自汗盗汗、二便失禁、脉微弱无力，或五心烦热、畏寒肢冷等临床表现。

由于“正气”与“邪气”力量对比的变化，还可导致虚实的转化，从而出现因实致虚、因虚致实、虚实错杂等多种复杂交错的情况。

阴阳失调：由于各种致病因素的作用，而使人体阴阳平衡出现障碍，表现出阴阳偏胜、阴阳偏衰、阴阳互损、阴阳格拒和阴阳亡失等多种复杂情况。中医常用“阴阳失调”来高度概括机体的病理状态。

气血失常：气或血的亏损、生理功能的异常，以及二者互根互用关系的失调等都是疾病过程中常见的病理变化。

气的失常主要包括气的生化不足、耗损过多或气的某些功能减退所导致的气虚，及气的运动失常，即气机失调，形成气滞、气逆、气陷、气闭或气脱等病理状态。

血的失常，主要表现在两个方面：一为血的生化不足或耗伤太过，或血的濡养功能减退，从而形成血虚的病理状态。二为血的运行失常，或血行迟缓，或血行逆乱，从而导致血瘀、血热及出血等多种病理变化。

此外，气血互根互用功能的失调也是重要的病机因素。常见的有：气滞血瘀、气不摄血、气随血脱、气血两虚、气血不荣经脉等。

津液代谢失常：津液是机体正常代谢的重要组成部分，津液代谢的失常，必然会导致机体一系列生理活动的障碍。常见的有津液不足、津液的输布与排泄障碍等。

津液不足是指体内津液在数量上的减少，导致内则脏腑，外则皮肤、孔窍缺乏津液，失其濡润滋养，产生一系列干燥失润的病理现象。多因燥热、内火等灼伤津液；或因久病、精血不足而致津液枯涸；或过用燥热之剂，耗伤阴液而致。

津液的输布与排泄障碍，可导致津液在体内的环流缓慢，或是停滞于体内某一局部，以致湿从内生，为痰成饮，或水液潴留、泛而为肿等。

脏腑病机：脏腑的阴阳，代表各脏生理活动的功能状态，脏腑的气血，是其生理活动的物质基础。由于五脏六腑，以及奇恒之腑的生理功能各有特点，因此各脏腑的阴阳、气血失调的表现和特点也各不相同，主要表现为其相应的生理功能的失调和障碍。

此外，中医还认为各脏之阴阳，皆以肾阴肾阳（先天之本）、脾胃之气（后天之本）为人身之根本，因而各脏腑的阴阳失调，久必及肾；各脏腑之气血虚亏，与脾胃气血生化之源关系密切。

总之，中医有关疾病发生的机理，博大精深，自成逻辑，不深入研讨难解其妙。只有深求精髓，才能渐入佳境，受益良多。

二、司外揣内、四诊八纲——中医独特的诊病方法

（一）司外揣内——中医看病的思维模式

与西医重病理检验结果、重定量指标、重逻辑论证的诊断思维有所不同，中医诊断的原理及思维特点是司外揣内和整体恒动。

司外揣内：就是通过对人体外表征象的观察，来揣测和分析内在生理、病理变化的一种认识方法。这种无创伤性获取病理信息的诊法是在长期的医疗实践中体会、总结并不断提炼的，它可以在不借助任何精密探测仪器、化验方法的条件下，充分利用各种可能的渠道和方式，无创伤性地获取病理信息，以作为分析判断的依据，再运用逻辑思维进行分析综合，并作出判断。事实证明，仅仅根据人

体形态解剖可见的结构联系，并不能完全解析病理情况下所出现的复杂病情及症、病、证之间的有机联系。即使再精细的解剖学，也不可能穷尽人体生命科学的一切。所以，中医通过司外以揣内的思维模式可以有效地避开技术手段的障碍，更深刻地认识到疾病的本质。

整体恒动：中医看病，并不局限于病变的局部，而是立足于整体的、动态的、可控的思路，来观察、研究、判断疾病对人的影响、二者相互的关系，以及其根源和规律。不但要诊察、判断“人之病”，更要诊察、分析“病之人”，因而避免了割断联系、静态认识和分析的方法缺陷。

同时，中医诊断还特别注重对病因、病性的综合分析，从整体上把握病、证的本质。虽然缺少定量指标，但中医诊断的逻辑论证，是在已有的中医理论和已掌握的临床资料基础上的思维过程。这种直觉思维与逻辑思维的统一，比西医偏重逻辑的证明，忽视直觉思维的诊断思维有一定长处。

（二）四诊八纲——中医独特的诊察分析方法

中医在长期的医疗实践中，形成了自己独特的、医患互动的、以医生思维为主的诊察、分析、判断疾病的方法和手段，主要可以概括为“四诊八纲”。

“四诊”是中医四种主要的诊察疾病、获取病情信息的方法，包括望诊、问诊、闻诊和切诊。

望诊：中医通过对全身和局部神色、面色、形态等的详细观察和对比，以获得有助于分析、判断的有价值的身体和疾病状况信息。望舌（即舌诊）也是中医特色的诊断方法。

中医将机体生命的活力高度概括为“神”，并通过目光神态、面部表情、形体动作、语言气息、反应能力等观察、分析病人生命活力的大小、强弱。目光灵活、明亮有神、语言清晰、神志清楚、呼吸调均、肌肉润泽等都是生命活力旺盛、脏腑功能强盛或正在恢复的表现，即使偶有小恙，也会预后良好。相反目光迟钝、眼球呆滞不灵活、面色晦暗、呼吸异常、反应迟钝、甚至神志昏迷等都说明脏腑功能衰败，病情趋重，预后不良。

面色是人体“体色”最有代表性的体现。正常人面色红润光泽，表示人体气血充盈、脏腑功能旺盛。常见的病色有青、赤、黄、白、黑五种。

面色发青表明经脉瘀阻、气血不通，多见于寒证、痛证、瘀血证、小儿惊风和肝病。

红赤是血液充盈于皮肤脉络的表现，多见于发热性疾病。满面通红者属实热证，两颧潮红，伴有低热者属虚热。

面色淡黄无光是脾胃气虚，气血不足所致，多见于湿证、虚证。黄如桔皮，眼白发黄为湿证；黄而色淡者为胃病虚寒的表现。

面色白而浮肿多见于虚寒证、血虚证。面白而消瘦多是气血不足不能养荣机体的表现；面色苍白、大量出汗、四肢冷是阳气虚脱，或失血过多的急症。

面色黧黑多因肾阳虚衰，水饮不化，血行不畅而致，常见于肾虚证、寒证、痛证、瘀血证、水饮证。

中医学认为“舌为心之苗”，舌象就是反映五脏六腑状况的一面镜子，因而舌诊也是中医极具特色的诊察方法。

中医将舌的不同分区与人的脏腑相对应，即舌尖区属心、肺，舌中部属脾、胃，舌根区属肾，舌的两边属肝胆。正常人的舌呈淡红色，质地柔软，活动自如，舌面上有一层薄薄的、颗粒均匀、干燥适中的白苔，中医将其描述为“淡红舌，薄白苔”。

舌体淡白多为虚寒之象；红色或深红色的，多表现为热病；青紫色的斑点或斑块多与瘀血有关；舌体胖大，两边有齿痕者，为脾虚之象；舌体瘦薄的，多为阴血亏虚的表现；舌尖红属心火；舌两侧红则为肝胆有热；舌体出现裂纹、芒刺则是热伤阴液、阴虚血枯的一种表现，其病情多偏重。

舌苔也是舌诊的重要组成部分，俗话说“不怕舌上脏，就怕舌上光”。中医认为舌苔可以直接反映人体胃气的强弱。加厚的白苔，多为寒湿之象；黄苔则为热象；腻苔则为痰湿偏重的表现；水滑苔多是水饮泛溢的征象。而舌苔的有无与消长变化，这反映了机体抗病能力与病邪力量对比和互为消长的变化。

此外，病人的形体、姿态也可反映其内脏、气血阴阳的盛衰，疾病的程度及预后等，也是中医望诊的重要方面。

闻诊：包括听声音和嗅气味。

听又包括听语音、听啼哭声、听痰鸣和听鼻息四个方面。实热之人多声音高亢而话多，病多在心、肝；虚寒之人多声音低窃，沉默寡言，反应较慢或迟钝，呼吸细微短促，涕稀薄且多，病多在肺、脾、肾；气结痰阻之人则声音重浊，其病多在肝、胆；痰热之人多痰鸣喘促，呼吸粗重且时间较长，其病多在肺、胃。

嗅气味也是闻诊的重要方面，胃有积食积热之人，多口气臭秽，痰浊粘稠，异味刺鼻；实热之人多大便秘结，小便黄赤，且气味臊秽。

问诊：中医看病除了像西医一样，要了解病人的年龄、职业等基本状况和发病时间、原因、病程、治疗经过、既往病史、家族病史、生活习惯等一般情况外，尤其对患者在疾病状态下的自我感受和自觉症状，极为重视，而且有许多极具中医特点，如问疼痛一定要问是否喜温按？问饮水则要问是喜饮热水？还是喜饮凉水？问味觉，则要问到是否有口淡无味？口中粘腻？口苦？口甜？等等，这些都是中医诊病所必须参考的重要资料。

切诊：包括了中医的脉诊和按诊。脉诊也被称为“号脉”，需要医生的悉心体察和很深的功底，是最具中医特色的诊疗方法之一。

中医脉诊的部位在手腕后桡动脉搏起动处，从腕后依次分为寸、关、尺三部，分别反映五脏的功能状态，左侧寸、关、尺分别代表心、肝、肾，右侧寸、关、尺分别代表肺、脾、命门（肾）。又据医生手指力量的强弱，每一部位的脉象又分为浮、中、沉三种表现，因而也叫“三部九候”。脉诊时间以清晨为宜，若白天则宜休息 15 分钟后再诊。

健康人脉象应为一次呼吸跳 4 次，寸关尺三部有脉，脉不浮不沉，和缓有力，尺脉沉取应有力。常见病脉有浮脉、沉脉、迟脉、数脉、虚脉、实脉、滑脉、洪脉、细脉、弦脉等。

除此之外，中医还常通过手指的触摸、按压可了解身体各部的冷热、软硬、胀满、肿块及压痛等情况，以助病情诊断，也是切诊的一部分。

八纲：中医把“阴阳、表里、寒热、虚实”作为诊断时大纲性的标尺。以“阴阳”来进行疾病的整体分类，并进而揭示疾病与人体的相互关系和演变规律；以“表里”来判断病变的部位；以“寒热”来区分疾病的性质；以“虚实”确定正邪之强弱对比，并据此推断疾病的预后可能。

在临床上，望、闻、问、切四诊各具特性，但又各有局限性，以四诊并用，互为参照为好。“阴阳、表里、寒热、虚实”这八纲也常与脏腑、经络等其它辨证的方法结合使用，多种方法纵横交错，互为补充，可以更为准确、真实地反映病人的客观实际，以便更好地指导相应的治疗。

三、未病先防，既病防变，平衡为期——中医独特的治疗观

（一）预防疾病

1. 未病先防

中医强调“上工治未病”，就是强调要在人体未发生疾病之前，充分调动人的主观能动性增强体质，颐养正气，提高机体抗病能力，同时能动地适应客观环境，采取各种有效措施，做好预防工作，避免致病因素的侵害，以防止疾病的发生。

具体来讲，应该做到以下几个方面：

（1）增强正气。

（2）调养精神。

（3）健身锻炼。

（4）调节生活。

（5）营养均衡。

（6）药物预防。

（7）防止病邪。

（8）四时调养。

2. 既病防变

是指人体在患病之后，要及时采取有效措施，早期诊断，早期治疗，截断疾病的发展、传变或复发，同时注意疾病痊愈后预防复发，巩固疗效。尤其是对传染性疾病，更应防止恶性或不良性变化，以防止传播条件的产生。具体应该从以下几方面着手：

（1）早期诊断：在患病初期，如外感热病的传变，多为由表入里，由浅入深，因此，在表证初期，就应该抓住时机，及早诊断。

（2）早期治疗：有些疾病在发作前，每有一些预兆出现，如能捕捉这些预兆，及早作出正确诊断，可收到事半功倍的效果。如在临床上，常见的中风病发生之前，常有眩晕、手指麻木等症状；如能抓住这些预兆，早期治疗，可使病人减少痛苦，增加康复机会。

（3）控制病情：是根据五行相生相克原理，掌握疾病传变规律，先保护人体正气和未受病邪侵犯之处。如在治疗肝病时，采用健脾和胃的方法，先充实脾胃之气概不致因脏腑病变，迁延日久，损至肾脏等。

（4）愈后防复：在人患大病之后，脾胃之气未复，正气尚虚者，除慎防过劳以外，常以补虚调理为主。如果余邪未尽而复发者，应以祛邪为主；或根据正气之强弱，二者兼顾之。如在外感热病治疗愈后，因劳累过度等，易引起旧病复发，出现虚烦、发热、嗜睡等，应当采取预防措施，清除病根，消除诱因，以防止疾病的进一步发展。

（5）医护结合：人们常说，三分治疗七分养，中医尤其注重护理工作，如中医讲究引导病人的思想情绪，从精神上对病人给予安慰和鼓励，使病人树立康复信心；注意饮食宜忌；注意调节寒温以适应环境等，这样可能利于疾病的康复。

（二）中医治病的原则

1. 治病求本

治病求本，就是要在错综复杂的临床表现中，探求疾病的根本原因，并采取针对疾病根本原因确定正确的治本方法，这是几千年来中医临床辨证论治一直遵循着的基本准则。

疾病的标本关系不是绝对的，在一定条件下，可以互相转化。因此，在临床中要认真观察，注意掌握标本转化的规律，以便正确地不失时机地进行有效的治疗。

2. 扶正祛邪

邪正的盛衰变化，对于疾病的发生、发展及其变化和转归，都有重要的影响。疾病的发生与发展是正气与邪气斗争的过程。正气充沛，则人体有抗病能力，疾病就会减少或不发生；若正气不足，疾病就会发生和发展。因此，治疗的关键就是要改变正邪双方力量的对比，扶助正气，祛除邪气，使疾病向痊愈的方向转化。

3. 调整阴阳

疾病的发生，从根本上来说，是机体阴阳之间失于相对的协调平衡，故有“一阴一阳谓之道，偏盛偏衰谓之疾”的说法。调整阴阳，即是根据机体阴阳失调的具体状况，损其偏盛，补其偏衰，促使其恢复相对的协调平衡。

阴阳是中医辨证的总纲，疾病的各种病理变化均可以用阴阳的变化来说明，病理上的表里出入、上下升降、寒热进退、邪正虚实以及气血、营卫不和等等，都属于阴阳失调的表现。因此，从广泛的意义来讲，解表攻里，越上引下、升清降浊、寒温热清、补虚泻实和调和营卫、调理气血等诸治法，亦皆属协调阴阳的范畴。

4. 因时、因地、因人制宜

治疗疾病，必须从实际出发，即是必须从当时的季节、环境、人的体质、性别、年龄等实际情况，制定和确定适当的治疗方法。三者是密切相关而不可分割的。它既反映了人与自然界的统一整体关系，又反映了人与人之间的不同特点。在治疗疾病的过程中，必须将三者有机地结合起来，才能有效地治疗疾病。

四、值得警惕的危险地带——亚健康是病吗

（一）什么是亚健康状态

按世界卫生组织的说法，人的健康可以分成三种状态：健康人、病人和处于亚健康状态的人。疾病的发生和发展有一个过程，不少疾病是由于健康状态逐渐恶化，日积月累演变而成。如果从发展的眼光来看问题，疾病状态之前有些表现，尽管还没有构成疾病，但显然已经处于不健康的状态，就是亚健康状态。

随着人们物质文化生活的改善和提高，亚健康已成为人们日常生活中一个热门话题。资料表明，人群中健康者约占15%，患有各种疾病者也约占15%，而处于亚健康状态者却占70%。

1. 亚健康状态多种多样，各脏器的症状都有可能出现。

（1）心血管症状：一上楼或稍走动多些就感到心慌、气短、胸闷、憋气。

（2）消化系统症状：见到饭菜没有胃口虽觉得饿但不想吃。

（3）骨关节症状：经常感到腰酸背痛，活动脖子时“格格”作响。

（4）神经系统症状：经常头痛，记忆力差，全身无力，容易疲劳。

（5）泌尿生殖系统症状：性功能低下，没有性要求，尿频，尿急。

(6) 精神心理症状：莫名其妙心烦意乱，遇小事易生气，易紧张，恐惧，遇事常往坏处想。

(7) 睡眠症状：入睡困难，凌晨早醒，噩梦频频，往往被吓醒。

2. 引起亚健康状态的原因，常见的有：

(1) 心理失衡。

(2) 营养不全。

(3) 环境混乱、噪音。

(4) 高楼与空调。

(5) 生物钟失调。

(6) 运动失当。

(7) 滥用药品。

(8) 内劳外伤。

(9) 气候变化。

(二) 亚健康人群的中医保健

亚健康状态的保健治疗，是防止疾病发生的重要手段之一，这也是中医学“治未病”的目的，对身体的阴阳失调及时调整，可以使机体逐渐达到“阴平阳秘，精神乃治”的健康状态。

1. 在医生指导下，制定适合自己的“亚健康→健康”干预计划。强调摆脱亚健康状态，不能依赖医生或药物，要不断增强其自我保健意识，纠正影响健康的不良生活方式与不健康行为“误区”，从而建立起良好的生活节奏、健康习惯、均衡营养、体育锻炼和心理卫生，提高健康水平。

2. 物理疗法：用光、热、电、磁、声、气体、水等因子作用于机体，进行保健和疾病治疗，改善不适感及症状，通过对机体进行神经或体液调节，从而恢复和维持人体平衡。

3. 精神疗法：通过各种方法，应用语言和非语言的交流方式，影响对方的心理状态，改变其不正确的认知活动、情绪障碍，解决其心理上的矛盾，达到治疗疾病目的。

4. 饮食疗法：通过食疗，使阴阳、气血处于相对性的平衡状态，在具体的人性本色的需求中，体会生活的饮食快感，调节自己的生活情感，达到舒缓和化解亚健康状态的目的。

5. 中医保健：针灸是我国传统医学中一门独特的疗法，依据是“虚则补之，实则泻之”的辨证原则。百会、四神聪、内关、涌泉、足三里、三阴交、阳陵泉、太冲、命门、神阙等穴位配伍和治疗最为常用。按摩对于消除“亚健康”状态疗效显著，尤其对消除疲劳、振奋精神、恢复体力、预防疾病、延缓衰老都有较好的效果。

6. 自我调理：可依据自身实际状况，主动自觉地去进行自身生活规律的调节。做到均衡营养、保障睡眠、善待压力、培养兴趣、户外活动，对尽快摆脱“亚健康”困扰，大有裨益。

五、现代社会隐忧多——中医如何面对现代病

（一）纷繁复杂的现代病

快餐病、空调病、星期一综合征、莫名其妙的疼痛、计算机病、高楼综合征、办公室综合征、肌肉饥饿症、过劳死……众多以往非常陌生的疾病名词，一个个地出现在了人们的视野里，它们有一个突出的特性，就是与人们的“现代生活方式”有关，因而被统称为“现代病”。

现代病，又称“富贵病”，或者“生活方式病”。高血脂、高血糖、高血压、心脑血管病是这类病的典型代表。

据调查，中国人的死因构成中来自生活方式的原因高达47%，其中“不良的消费类型”占89.1%，现代人多吃少动，“想吃什么就吃什么”的饮食观念，给富贵病的爆发流行提供了物质基础，热量摄入过多而运动太少导致了人的肥胖，而肥胖则是造成糖尿病、高血压、冠心病的催化剂。据文献报道，肥胖病患者得糖尿病的可能性是非肥胖者的4倍，有比正常人多4倍的心脑血管病发生机率、多出10倍的中风危险、多出17倍患尿毒症的可能、多出25倍的致盲机率。40%的肥胖症患者由于脂肪代谢异常，脂肪合成增加，分解变慢而致使血管硬化，导致高血压、冠心病的发生。因此富贵病已成为人类健康的隐形和潜在杀手，若不及时消除，不仅富贵病患者会有增无减，导致人口素质降低，更为国家、社会、他人带来巨大影响和沉重负担。

高血压、糖尿病、血脂紊乱、肥胖，这四种病中任何三种同时发生，就称为代谢综合征，是一种典型的“富贵病”，由于其导致心脑意外等死亡率较高，因此被称为“死亡四重奏”。虽然“富贵病”多见于中老年人，但代谢异常的平均发生年龄其实从30多岁就已开始。要预防“富贵病”，关键在于早期预防，从自由基大量产生、出现代谢异常开始，就应进行针对性地治疗。

对这些出现代谢异常的人来说，减肥是第一有效的办法，远比降糖、降压、调脂药的效果要好。根据临床统计，减肥对控制代谢异常的成功率达到50%，而常用的内分泌调整药物有效率只有33%，胰岛素和胰岛素增敏剂有效率也只有40%多。在门诊中有不少20多岁的Ⅱ型糖尿病病人，其中年龄最小的仅8岁，他们的共同特点是体重超重，医生通常先不用药，要求他们减肥，最后发现，只

要体重一降下来，相当一部分病人的血糖也就恢复了正常。

现代病所包含的病种非常繁杂，它的“极端版本”就是越来越引起人们关注的“过劳死”。多少正值事业巅峰的科学家、企业家、艺术家，一个个英年早逝，而其罪魁却是不曾被重视的“过劳死”。

（二）不健康的生活方式已成为“新杀手”

1. 每吸一支烟，减寿5分钟，终身吸烟减寿18年。

2. 生活不规律者患消化性溃疡的可能性比生活规律者高出3倍以上。

3. 对任何事物都不感兴趣，患肝病的可能性比对生活充满兴趣的人增大3倍。

4. 每天吸烟，患消化性溃疡、心血管疾病的人比不吸烟的人能增加4~5倍。

5. 不吃早餐而患糖尿病的危险比按时吃早餐的人要高出4倍以上。

6. 每天喝咖啡5次以上，发生腰痛的可能性比少喝或不喝咖啡的人高出3倍。

7. 心理素质较弱、常受到精神刺激的人，患消化性溃疡的危险比心理素质好的人高出4倍，患心血管病比心理素质好的人高出2倍。

8. 每天吃的食品过咸可以导致患心血管、高血压疾病的几率比正常人高出4~5倍以上（每天盐的摄入量在30克以上者，几乎都会患高血压病）。

（三）养生——对付现代病的法宝

1. 顺应自然：包括顺应四时调摄和昼夜晨昏调养，生活起居要顺应自然的变化，动静和宜，衣着适当，饮食调配合理，体现春夏养阳、秋冬养阴的原则。

2. 形神共养：中医学的生命观倡导形神合一。中医养生学主张动以养形，以形劳而不倦为度，用劳动、舞蹈、散步、导引、按摩等，以运动形体，调和气血，疏通经络，通利九窍，防病健身。静以养神，动以养形，动静结合，刚柔相济，以动静适宜为度。形神共养，动静互涵，才符合生命运动的客观规律，有益于强身防病。

3. 保精护肾：保养肾精之法甚多，除节欲保精外，尚有运动保健、导引补肾、按摩益肾、食疗补肾和药物调养等。就是要利用各种手段和方法来调养肾精，使精气充足，体健神旺，从而达到延年益寿的目的。

4. 调养脾胃：脾胃为后天之本，气血生化之源，故脾胃强弱是决定人之寿夭的重要因素，中医养生历来十分重视调养脾胃，通过多种方式的调摄，达到调养后天，延年益寿的目的。

先天之本在肾，后天之本在脾，先天生后天，后天养先天，二者相互促进，相得益彰。调补脾肾是培补正气之大旨，也是抵御形形色色现代病的重要途径。

5. 自然疗法：主要靠改变饮食和生活方式进行治疗，要在均衡营养、有氧运动、补足水分（成年人每天应喝水7~8杯）、沐浴阳光、戒烟戒酒、避开污染、充分休息、乐观情绪、加强自我心理调节、补充维生素和矿物质等方面予以高度重视。

要更多地了解自己的生物钟周期，逐步熟悉并掌握自己精力、体力的峰谷变化规律，合理安排每日的生活、工作。令人愉悦的环境、香味、音乐也有助于改善不良的身心状况，不妨一试。

深呼吸不仅可以摄取更多的氧气，同时能刺激副交感神经系统，有助于放松，是一种不错的自我调节方法。深呼吸时可以躺下或端坐，一只手放于体侧，另一只手放于腹部，用鼻子吸气，同时排除杂念，想象胸部充分扩展、肺内正充满氧气，然后感觉二氧化碳从体内排出，同时颈肩放松，每次不少于3~5分钟。

六、自己动手，赢得健康——做个家庭“准医生”

要增进健康，抵御疾病，提高生活质量，家庭保健非常重要。许多传统的医疗保健方法，简便易行、行之有效，千百年来，为人民的健康事业做出了不可磨灭的贡献。

下面介绍几种可以家庭使用或自疗的方法。

（一）按摩

1. 认识按摩

按摩又称“推拿”，是以中医的脏腑、经络学说为理论基础，并结合西医的解剖和病理诊断，而用手法作用于人体体表的特定部位以调节机体生理、病理状况，达到理疗目的的方法，从性质上来说，它是一种物理的治疗方法。

（1）保健按摩

保健按摩的目的是消除疲劳，调节体内信息，增强体质，健美防衰，延年益寿。其方法很多，如常用的表面按摩法、揉捏肩颈法、棉布摩擦法、背腰部揉法、拍打法、四肢抽抖法等。它动作轻柔，运用灵活，便于操作，使用范围甚广，不论男女老幼、体质强弱、有无病症，均可采用不同的施术手法，进行保健按摩。

（2）医疗按摩

医疗按摩又称推拿，主要针对一定的疾病状况而进行治疗，属于中医外治法的一种。有健脑明目、宽胸理气、平肝益心、健脾和气、补肾壮腰、顺肠通便、调经暖宫、行气活血、舒筋养肌、滑利关节及散瘀消肿等作用。

（3）自我按摩

自我推拿，系指本人通过自己的双手，运用推、拿、摩、按、揉、捶等简单手法在自身体表经穴与特定部位进行推拿，以达到保健、养生及治疗疾病的目的。自我推拿要根据自身的具体情况，准确地选择好经穴与部位，认真操作，循序渐进，持之以恒地进行，就能取得理想的效果。

2. 按摩的一般手法

按：用手指或手掌在皮肤或穴位上有节奏地按压。

摩：用手指或手掌在皮肤或穴位上进行柔和的摩擦。

推：用手指或手掌向前、向上或向外推挤皮肤肌肉。

拿：用一手或两手拿住皮肤、肌肉或筋膜，向上提起，随后又放下。

揉：用手指或手掌在皮肤或穴位上进行旋转活动。

搓：用单手或双手搓擦肢体。

掐：用手指使劲压穴位。

点：用单指使劲点按穴位。

叩：用掌或拳叩打肢体。

3. 下列情况不宜按摩

（1）皮肤破损处，以及湿疹、癣、疱疹、脓肿、蜂窝组织炎、溃疡性皮肤病、烫伤、烧伤等。

（2）有感染性疾病者如骨髓炎、骨结核、化脓性关节炎、丹毒等。

（3）内外科危重病人如严重心脏病、肝病、肺病患者，急性十二指肠溃疡、急腹症者及有各种恶性肿瘤者。

（4）有开放性损伤者，有血管、神经的吻合术者。

（5）有血液病及出血倾向者如恶性贫血、紫斑病、体内有金属固定物等按摩后易引起出血者。

（6）妇女妊娠期及月经期均不宜作腹部按摩。

（7）体质极度虚弱、疲劳、醉酒后神志不清、饥饿及饭后半小时以内的人也不宜作按摩。

（8）诊断不明的急性脊柱损伤或伴有脊髓空洞症者。

（二）刮痧

刮痧是用特制的刮痧板蘸刮痧油反复刮动，摩擦患者某处皮肤，以治疗疾病的一种方法。刮痧板用水牛角制成，长方形，边缘钝圆。它是根据中医十二经脉及奇经八脉、遵循“急则治其标”的原则，运用手法强刺激经络，使局部皮肤发红充血，从而起到醒神救厥、解毒祛邪、清热解表、行气止痛、健脾和胃的效用。感冒、发烧、中暑、头痛、肠胃病、落枕、肩周炎、腰肌劳损、肌肉痉挛、风湿性关节炎等病症等等都是刮痧的适应症。

人体可以刮痧的部位很多，常用的有第七颈椎上下左右四处，喉骨两旁，两臂弯，两腿弯，脊椎两旁，前胸肋骨间，后背肋骨间，两足内外踝后的足跟肌腱处，左右肋下肝脾区，以及两肩胛岗上和岗下等处。背部刮痧取俯卧位，肩部取正坐位。刮拭后会出现青紫色出血点。

先将准备刮痧的部位擦净，用刮痧板的边缘蘸上刮痧油或按摩油，在确定部位进行刮痧。刮痧要顺一个方向刮，不要来回刮，力量要均匀合适，不要忽轻忽重。如有痧症，连刮两臂弯十几下，即出现暗紫色的条条痧痕。按上述刮痧部位，一般每处可刮 20 下。如患有头痛或喉痛，则取坐位；头晕眼花或胸腹疼，则取仰位；如肩背腰骶等处疼，则取俯卧位。

一般是按照前面介绍的刮痧部位，如能依次刮完，病人立即感到轻松，可让病人休息几分钟，在前胸、后背肋间、颈椎上下，或两肩肿岗上岗下，再每处刮动十余下，再饮姜糖水或白开水，病人会异常舒畅。

注意事项

(1) 刮痧治疗时应注意室内保暖，尤其是在冬季应避寒冷与风口。夏季刮痧时，应回避风扇直接吹刮拭部位。

(2) 刮痧出痧后 30 分钟以内忌洗凉水澡。

(3) 前一次刮痧部位的痧斑未退之前，不宜在原处进行再次刮试出痧。再次刮痧时间需间隔 3~6 天，以皮肤上痧退为标准。

(4) 刮痧出痧后最好饮一杯温开水（最好为淡糖盐水），并休息 15~20 分钟。

（三）拔罐

拔罐是传统中医常用的一种治疗疾病的方法，非常适合家庭使用。它有逐寒祛湿、疏通经络、祛除瘀滞、行气活血、消肿止痛、拔毒泻热、调整人体的阴阳平衡，解除疲劳、增强体质的功效。

拔罐疗法所用的罐有许多种，如玻璃罐、陶瓷罐、竹罐、橡胶罐等。另外还需要准备一个引火工具——探子，用来蘸酒精、点火。

拔罐时，一只手持罐，另一只手拿已点着火的探子在罐中晃上几晃后，撤出，将罐迅速放在要治疗的部位，然后用手轻轻拔一拔罐子，看是否嘬上了。

除了普通的拔罐外，还有闪罐、走罐、放血拔罐等多种手法，则最好由医生来实施。

心脏病、血液病、皮肤病及皮肤损伤者、精神病或神经质的人、肺结核及各种传染病、各种骨折、极度衰弱、过度疲劳、孕妇、妇女月经期、过饱、过饥、过渴、醉酒等状况，均应慎用或禁用拔罐疗法。

注意事项

(1) 千万不要将探子上的酒精抹在罐子口上，也不要将探子上的酒精滴落在病人的皮肤上，否则，将会烫伤病人。

（2）注意保暖，治疗时应保持室内的温度，避免有风直吹。

（3）心前区、皮肤细嫩处、皮肤破损处、皮肤瘢痕处、乳头、骨突出处均不宜拔罐。

（4）同一部位不能天天拔。在拔罐的旧痕未消退前，不可再拔罐。

（5）在给患者拔罐时，应密切观察病人的情况，如有晕罐等情况，应及时处理。

（四）指压

指压就是用手指沿着经络压迫穴位，以求达到调节气机与能量平衡，疏通经络，达到治病、防病和保健的目的，其简便易行，应用非常广泛。

指压疗法疗效明显而且非常安全。它不仅有显著医疗效果，而且具有旺盛精力、提高活力和增强气脉流通的作用。它与按摩不同，没有柔软的移动。除按压外，还需利用压迫或牵拉手、脚、背等技术，常要沿着经络线给数百个穴位施加压力。为了增加力度，还用手掌、拇指、指关节、肘、膝盖按压，甚至用脚进行按压。

七、以和平方式战胜对手——慢性病对策

（一）高血压病

1. 认识高血压病

高血压病又称原发性高血压，是以动脉血压升高，尤其是舒张压持续升高为特点的全身性慢性血管疾病；在未用抗高血压药情况下，收缩压≥140mmHg 和/或舒张压≥90mmHg，即可诊断为高血压，并按血压水平将分为1、2、3级。

血压水平的定义和分类

类别	收缩压（mmHg）	舒张压（mmHg）
正常血压	<120	<80
正常高值	120～139	80～89
高血压：	≥140	≥90
1级高血压（轻度）	140～159	90～99
2级高血压（中度）	160～179	100～109
3级高血压（重度）	≥180	≥110
单纯收缩期高血压	≥140	<90

若患者的收缩压与舒张压分属不同的级别时，则以较高的分级为准。单纯收缩期高血压也可按照收缩压水平分为1、2、3级。

高血压病是一种常见病、多发病。在发达国家和比较发达的国家，其患病率可高达20%以上，就是在许多发展中国家，近年来高血压的患病率也在不断增长。据2002年全国居民营养与健康状况调查资料显示，我国成人高血压患病率为18.8%，全国有高血压患者约1.6亿。长期高血压易导致心、脑、肾等重要脏器产生严重的、危及生命或招致残疾的并发症，也是引起冠心病、心肌梗死、脑卒中和肾功能衰竭的主要原因。因此，对高血压的预防与治疗应引起足够的重视。

影响高血压病预后的因素较多，通常依据危险因素等进行分层，并指导治疗决策的制定。

影响高血压病预后的因素

心血管病的危险因素	靶器官的损害（TOD）	糖尿病	并存的临床情况（ACC）
收缩压和舒张压水平（1~3级）	左心室肥厚	空腹血糖 = 7.0mmol/L	脑血管病
男性 > 55岁	心电图	（126mg/dl）	血性卒中
女性 > 65岁	超声心动图：LVMI	餐后血糖 = 11.1mmol/L	脑出血
吸烟	或X线	（200mg/dl）	短暂性脑缺血发作
血脂异常	动脉壁增厚		心脏疾病
TC = 5.7mmol/L	劲动脉超声 IMT = 0.9mm		心肌梗死史
（220mg/dl）	或动脉粥样硬化性斑块		心绞痛
或LDL－C > 3.6mmol/L	的超声表现		冠状动脉血运重建
（140mg/dl）	血清肌酐轻度升高		充血性心力衰竭
或LDL－C < 1.0mmol/L	男性115~133mmol/L		肾脏疾病
（40mg/dl）	（1.3~1.5md/dl）		糖尿病肾病
早发心血管病家族史	女性107~124mmol/L		肾功能受损（血清肌酐）
一级亲属，发病年龄 < 50岁	（1.2~1.4mg/dl）		男性 > 133mmol/L
腹型肥胖或肥胖	微量白蛋白尿		（1.5mg/dl）
腹型肥胖 * WC 男性 = 85cm	尿白蛋白30~300mg/24h		女性 > 124mmol/L
女性 = 80cm	白蛋白/肌酐比：		（1.4md/dl）
肥胖 BMI = 28kg/m²	男性 = 22mg/g		蛋白尿（> 300mg/24h）
缺乏体力活动	（2.5mg/mmol）女性 = 31mg/g		外周血管疾病
高敏C反应蛋白 = 3mg/L 或C反应蛋白 = 10mg/L	（3.5mg/mmol）		视网膜病变：出血或渗出，视乳头水肿

TC：总胆固醇；LDC－C：低密度脂蛋白胆固醇；HDL－C：高密度脂蛋白胆固醇；LVMI：左室质量指数；IMT：颈动脉内膜中层厚度；BMI：体重指数；WC：腰围。* 为中国肥胖工作组标准

按危险分层，量化地估计预后

其它危险因素和病史	血压（mmHg）		
	1级高血压 SBP140～159或DBP90～99	2级高血压 SBP160～179或DBP100～109	3级高血压 SBP＝180或DBP＝110
Ⅰ无其它危险因素	低危	中危	高危
Ⅱ1～2个危险因素	中危	中危	很高危
Ⅲ≥3个危险因素 靶器官损害或糖尿病	高危	高危	很高危
Ⅳ并存的临床情况	很高危	很高危	很高危

按危险度将患者分为以下4组：

（1）低危组：男性年龄<55岁、女性年龄<65岁，高血压1级、无其他危险因素者，属低危组。典型情况下，10年随访中患者发生主要心血管事件的危险<15%。

（2）中危组：高血压2级或1～2级同时有1～2个危险因素，病人应否给予药物治疗，开始药物治疗前应经多长时间的观察，医生需予十分缜密的判断。典型情况下，该组患者随后10年内发生主要心血管事件的危险约15%～20%，若患者属高血压1级，兼有一种危险因素，10年内发生心血管事件危险约15%。

（3）高危组：高血压水平属1级或2级，兼有3种或更多危险因素、兼患糖尿病或靶器官损害或高血压水平属3级但无其他危险因素患者属高危组。典型情况下，他们随后10年间发生主要心血管事件的危险约20%～30%。

（4）很高危组：高血压3级同时有1种以上危险因素或兼患糖尿病或靶器官损害，或高血压1～3级并有临床相关疾病。典型情况下，随后10年间发生主要心血管事件的危险最高，达≥30%，应迅速开始最积极的治疗。

高血压病属中医“眩晕”的范畴。中医认为七情所伤、饮食失节和内伤虚损等因素是引起该病的主要原因。

2. 高血压病的药物治疗原则

（1）自最小有效剂量开始，以减少不良反应的发生。如降压有效但血压控制仍不理想，可视情况逐渐加量以获得最佳的疗效。

（2）强烈推荐使用每日1次、24小时有效的长效制剂，以保证一天24小时内稳定降压，这样有助于防止靶器官损害，并能防止从夜间较低血压到清晨血压突然升高而导致猝死、脑卒中和心脏病发作。这类制剂还可大大增加治疗的依从性，便于患者坚持规律性用药。

（3）单一药物疗效不佳时不宜过多增加单种药物的剂量，而应及早采用两种或两种以上药物联合治疗，这样有助于提高降压效果而不增加不良反应。

（4）判断某一种或几种降压药物是否有效以及是否需要更改治疗方案时，应充分考虑该药物达到最大疗效所需的时间。在药物发挥最大效果前过于频繁的改变治疗方案是不合理的。

（5）高血压是一种终身性疾病，一旦确诊后应坚持终身治疗。应用降压药物治疗时尤为如此。

（6）临床上常用的降压药物主要有六大类：利尿剂、α－受体阻滞剂、钙通道阻滞剂、血管紧张素转换酶（ACE）抑制剂、β－受体阻滞剂、以及血管紧张素Ⅱ受体拮抗剂。

（7）降压药物的疗效和不良反应情况个体间差异很大，临床应用时要充分注意。具体选择哪一种或几种药物应参照前述的用药原则全面考虑。

（8）中医按辨证分型施治：肝阳偏盛型：治以平肝潜阳，用天麻钩藤饮加减。肝肾阴虚型：治以育阴潜阳、滋养肝肾，用六味地黄汤加减。阴阳两虚型：治以温阳育阴，用地黄饮子加减。

3. 高血压病的调护和保养

（1）自我按摩：可调节大脑皮层功能，改善脑内血液循环，使微血管扩张，血液增加，血压降低，防止动脉硬化。按摩方法有两种，一是按摩手指甲根部，二是按摩涌泉穴。

按摩手指甲根部的方法是：在手的大拇指的指甲根部，以另一只手的大拇指与食指夹住，转动的揉搓，然后，自指甲边缘朝指根方向慢慢地揉搓下去，勿用力过度，吸气时放松，呼气时施压，尽可能于早起、午间、就寝前做三次，这样可使血管扩张，血压下降。

按摩涌泉法简单、实用，方法是取坐位于床上，用两手拇指指腹自涌泉穴推至足根，出现局部热感后再终止操作，每日1～2次。足浴、足按摩涌泉两者可同时进行。

另外，以下三种自我按摩法也常被采用：

①浴面分抹法：搓热双手，从额部经颞部沿耳前抹至下颌，反复20～30次。然后再用双手四指指腹从印堂穴沿眉弓分抹至双侧太阳穴，反复多次，逐渐上移至发际。手法轻松柔和，印堂穴稍加压力以局部产生温热感为度。本法可降低血压，增进面部光泽。

②揉攒竹穴：用双手拇指端部分别按揉双侧攒竹穴约100次，用力要均匀。此法可减轻头痛、头晕等症状。

③抹桥弓：头偏向一侧，用双手四指指腹分别在对侧耳后隆起处沿大筋向下推抹至胸廓上口处，双手交替进行，反复多次。此法有显著的降压作用。

（2）刮痧疗法：主要适应于Ⅰ、Ⅱ期高血压。一般选取风池、肩井、头后部及肩部，背部、膀胱经、曲池、足三里、三阴交。风池、肩井行气活血、主治高血压、耳鸣、头痛、眩晕等症；足三里、三阴交调理气血；曲池调和营卫，可对脑血流有不同程度的改善。刮拭顺序：先刮风池、头后部、肩井及肩部，再刮背部膀胱经，然后刮手臂曲池穴，最后刮下肢的三阴交穴、足三里。

（3）药膳疗法

①芹菜500克水煎，加白糖适量代茶饮；或芹菜250克，红枣10枚，水煎代茶饮。

②山楂30~40克，粳米100克，砂糖10克。先将山楂入砂锅煎取浓汁，去渣，然后加入粳米、砂糖煮粥。每日服2次，可作上、下午加餐用，不宜空腹服，每日服1次，7~10日为一疗程。

③莲子15克，糯米30克，红糖适量。将上3味同入砂锅内煎煮，煮沸后即改用文火，煮至粘稠为度。每日早晚空腹服。

④新鲜荷叶1张，粳米100克，冰糖少许。将鲜荷叶洗净煎汤，再用荷叶汤同粳米、冰糖煮粥。早晚餐温热食。

⑤绿豆、海带各100克，大米适量。将海带切碎与其它2味同煮成粥。可长期当晚餐食用。

⑥糖、醋浸泡1个月以上的大蒜瓣若干，每天吃6瓣蒜，并饮其糖醋汁20毫升，连服1个月，适用于顽固性高血压。

⑦水发海参50克，冰糖适量。海参炖烂后加入冰糖，再炖片刻。早饭前空腹1次食。

⑧海带20克，草决明10克，加水2碗，煎至1碗，去渣饮汤，每日2次。

⑨煮熟的黄豆浸于食醋中，2~3日后食之，每次10~15粒，每日3次，坚持服食，有降压作用。

⑩罗布麻叶6克，山楂15克，五味子5克，冰糖适量，开水冲泡代茶饮。常饮此茶可降压，改善高血压症状，并可防治冠心病。

⑪何首乌60克，加水煎浓汁，去渣后加粳米100克，大枣3~5枚，冰糖适量，同煮为粥，早晚食之，有补肝肾、益精血、乌发、降血压之功效。

（4）注意事项

①合理膳食：要控制高热量、高脂肪食物的摄入，适量摄入蛋白质。高血压病人每日蛋白质的量为每公斤体重1克为宜。

可多吃海鱼，海鱼含有不饱和脂肪酸，能使胆固醇氧化，从而降低血浆胆固醇，还可延长血小板的凝聚，抑制血栓形成，防止中风，还含有较多的亚油酸，对增加微血管的弹性，防止血管破裂，对防止高血压并发症有一定的作用。

多吃含钾、钙丰富而含钠低的食品，如土豆、茄子、海带、莴笋。含钙高的食品，如牛奶、酸牛奶、虾皮。少吃肉汤类，因为肉汤中含氮浸出物增加，能够促进体内尿酸增加，加重心、肝、肾脏的负担。

要限制盐的摄入量：每日应逐渐减至6克以下，适当的减少钠盐的摄入有助于降低血压，减少体内的钠水潴留。

多吃新鲜蔬菜，水果。每天吃新鲜蔬菜不少于400克，水果100～200克。

②适量运动、戒烟限酒、心理平衡。

③自我管理：定期测量血压，1～2周应至少测量一次；治疗高血压应坚持“三心”，即信心、决心、恒心，只有这样做才能防止或推迟机体重要脏器受到损害；定时服用降压药，自己不随意减量或停药，可在医生指导下及现病情加以调整，防止血压反跳；自备血压计、学会自测血压并要及时纪录，找出规律；有情况要及时就医，并在医生指导下用药。

（二）冠心病

1. 认识冠心病

冠心病全称为冠状动脉粥样硬化性心脏病，又称为缺血性心脏病。是由于冠状动脉发生严重粥样硬化造成管腔狭窄或阻塞（狭窄程度≥50%），或在此基础上合并痉挛，血栓形成加重管腔阻塞，引起营养心脏的冠状动脉供血不足，心肌缺血、缺氧或发生梗死的一种心脏病。

冠心病常分为五种类型：无症状型冠心病、心绞痛型冠心病、心肌梗死型冠心病、缺血性心肌病型冠心病、猝死型冠心病。

冠心病的诊断，除了要根据典型的临床表现（包括症状和体征）和心电图外，心肌酶学检查，以及放射性核素检查、超声心动图、冠状动脉造影等对明确诊断也极有帮助。

心绞痛是冠心病的重要症状之一，它是一种由于冠状动脉供血不足导致心肌急剧的、暂时的缺血与缺氧所引起的临床综合征。心绞痛的典型部位是在胸骨体上段或中段之后，疼痛范围常不是很局限的，而是约有拳头和手掌大小，可波及整个心前区，甚至横贯前胸，界限不很清楚。常放射至左肩、左臂内侧达无名指和小指。或向上放射至颈、咽、下颌骨、牙齿、面颊，偶见于头部；向下放射至上腹部，少数也可放射至双腿及脚趾。一般而言，每次发作的疼痛部位是相对固定的。疼痛的典型表现为压榨样或紧缩样疼痛，约占心绞痛患者的60%左右，常伴有焦虑或濒死的恐惧感。不典型的症状是将疼痛描述为烧灼样或钝痛等，但很少形容为针刺样、刀割样疼痛。发作时诉胸憋、胸闷的也不少见。心绞痛多呈阵发性发作，疼痛出现后常逐步加重，在3～5分钟内逐渐消失，很少超过15分钟，舌下含化硝酸甘油多在3分钟之内缓解，而在熟睡中发生的卧位型心绞痛，需立即坐起或站立才可逐渐缓解。

心绞痛最常见的诱发因素是体力活动或情绪激动（如焦急、愤怒、过度兴奋等）。此外，饱餐、便秘、寒冷、吸烟、心动过速或过缓、血压过高或过低、休克等也可诱发。疼痛发生于劳累、用力或激动的当时，而不在一天或一阵劳累之后。

中医认为，本病是一种由于肾气亏损、寒邪内侵、饮食不节、情志失调等因素而引发心脉气血不通畅或闭阻的病证。

2. 冠心病的治疗原则

常用的治疗药物有：硝酸酯制剂（硝酸甘油、消心痛、5－单硝酸山梨醇、长效硝酸甘油制剂等）、肾上腺素能β受体阻滞剂（普萘洛尔、氧烯洛尔、烯丙洛尔、吲哚洛尔、美托洛尔、阿替洛尔、纳多洛尔等）、钙通道阻滞剂（维拉帕米、硝苯地平、地尔硫卓、尼卡地平等）、抗血小板药物（阿斯匹林、双嘧达莫、苯磺唑磺等）、调整血脂药物（烟酸、普伐他汀、洛伐他汀、辛伐他汀等）、溶血栓药物（华法令、肝素、尿激酶、链激酶等）。中成药，以活血（常用丹参、红花、川芎、蒲黄、郁金等）和化瘀（常用苏合香丸、苏冰滴丸、宽胸丸、保心丸、麝香保心丸等）最为常用。

3. 冠心病急性发作的家庭急救

（1）如果一个冠心病患者在家中突然出现心前区疼痛、胸闷、气短、心绞痛发作，则应立即平卧，舌下含化硝酸甘油片，如果一片不解决问题，可再含服一片。如果发作已缓解还需平卧一小时方可下床。

（2）如果患者病情险恶，胸痛不解，而且出现面色苍白、大汗淋漓，这可能不是一般的心绞痛发作，恐怕是发生心肌梗死。要立即和急救中心联系，切不可随意搬动病人，如果距医院较近可用担架或床板抬去。如果患者情绪紧张，可给一片安定口服。有条件快速吸氧。

（3）千万注意，当冠心病心绞痛发作或心肌梗死时，一定要让病人平卧，不要随意搬动，更不能勉强扶病人去医院。可在家中按上述方法首先抢救，如果是心绞痛发作，经过处理可缓解。如果是心肌梗死则不缓解，必须和急救中心联系。

4. 冠心病的预防建议

不吸烟，少吃油，每周最多只吃三只鸡蛋，多吃水果、蔬菜，减少盐的摄食量。经常运动，寻求各种途径来调解生活上的压力，控制高血压、高胆固醇血症和糖尿病。

定时检查身体并遵照医生的指示去做。

5. 冠心病的调护和保养

（1）按摩

①点揉内关：用一只手的拇指，置于另一只手的内关穴上（前臂正中，腕横纹上2寸，掌长肌腱与桡侧腕屈肌腱之间），稍向下点压用力后，保持压力不变，继之旋转揉动，当产生酸胀感，即为中医所讲的“得气”，点揉约1分钟，两手交替点揉对侧。

②点揉神门：点揉神门（在腕部，腕掌侧横纹尺侧端，尺侧腕屈肌腱的桡侧

凹陷处）的操作方法同点揉内关，此手法最适合晚间睡前操作。

③分擦上胸部：两手掌放松伸开，分别置于同侧上胸部，由上向两侧腋窝部斜行分擦。手掌要紧贴皮肤，力量和缓、均匀，分擦20次为佳。擦完后感觉上胸部皮肤微微发热即达到治疗目的。

④擦双侧胁部：双手掌放松至于胸胁部。从后向前，用力均匀地分擦。分擦20次为宜。

⑤点揉膻中：膻中在胸部，当前正中线上，平第4肋间，两乳头连线的中点。手法同点揉内关。

⑥点揉大包：动作同点揉内关，大包位于侧胸部腋中线上，第6肋间隙处。

⑦扣两胁：用双手10个手指，均匀地轻叩双侧两胁部。共计1分钟。

⑧点揉足三里：点揉足三里（在小腿前外侧，当外侧膝眼下3寸，距胫骨前缘一横指），手法同点揉内关，只是力度要更大。

⑨点揉血海、三阴交：方法同上，血海：屈膝，在大腿内侧，髌底内侧端上2寸，股四头肌内侧头的隆起处。三阴交：在小腿内侧，足内踝尖上3寸，胫骨内侧缘后方。

（2）刮痧：可根据情况，选择如下部位刮痧。

前胸部区：刮拭膻中穴。

两胁区：刮拭大包穴。

背部：刮拭心俞穴、肺俞穴。

前臂内侧：刮拭前臂内侧正中，重点刺激内关穴。

（3）饮食建议

冠心病人宜多吃新鲜蔬菜、水果，适当进食肉、鱼、蛋、乳，禁服烈酒及咖啡、浓茶，不宜进食糖类食品及辛辣厚味之品。

①减体重膳食

限制热量摄入，使体重降低，同时使血清甘油三脂及胆固醇降低，并能减轻症状。适用于超体重、高甘油三脂血症的冠心病患者。开始时，可只供给800千卡/日的热能，对脂肪、碳水化合物和酒均应限制。蛋白质选用植物蛋白质，大豆优选，可占热比15%。体重可降至正常体重以下，可低到平均体重的85%。

②减脂膳食

降低脂肪的供给量，改变脂肪酸的性质，使 $1.5 < P/S < 2$（注：P为不饱和脂肪酸，S为饱和脂肪酸）。适用于高胆固醇症的冠心病患者。胆固醇供给量应限在150毫克/日。蛋白质的热比可在13%。如患者体重正常，可考虑适当减重，达平均体重90%。如系超体重患者，可先用降体重膳食。

③膳食调配

可用食物：粮谷类、豆类、蔬菜、水果、脱脂奶、蛋白、去皮鸡鸭和家禽肉，水煮去汤汁后的瘦肉，小牛肉和鱼、小虾。

少用食品：可见脂肪的牛、羊肉，火腿、大虾以及贝类。

禁用食品：肝、肾、脑、蛋黄、松花蛋、墨斗鱼、鲤鱼、肥肉、肉馅、香肠、巧克力、冰淇淋等。

（4）药膳食疗

①菊楂决明饮：菊花3克，山楂、草决明15克，在沸水中30分钟。

②双耳汤：白木耳、黑木耳各10克，温水发，加冰糖2克，蒸1小时。

③三仁粥：桃仁、枣仁、柏子仁各10克，粳米60克，白糖15克。将桃仁、枣仁、柏子仁打碎，加水适量，置武火煮沸30～40分钟，滤渣取汁，与粳米熬粥。有活血化瘀，养心安神，润肠通便之功。

④丹参饮：丹参30克，檀香6克，白糖15克。武火烧沸，文火煮45～60分钟，滤汁去渣即成，有行气活血，养血安神，调经止痛，清营热除烦满功效，适用于血脂增高，心电图异常，长期心前区闷，时或绞痛，舌质有瘀点等症。还可用于心血不足、心血瘀阻之心悸失眠，心烦不安，妇女月经不调，经期情志不舒等。

⑤薤白炖猪心：猪心1只煮熟，加薤白150克，再用文火煮炖至猪心软透，加入胡椒粉等佐料即成。可佐餐服用，有通阳散结，健脾益心，理气消食功效。

⑥苏丹药酒：苏木10克，丹参15克，三七10克，红花10克，高粱白酒1000克。诸药洗净晾干，放入酒瓶内加盖密封15～20天即可。日服1～2次，每次10～15毫升。有养血活血，化瘀止痛功效。

（5）注意事项

①起床、洗脸：对于安静时也有心绞痛发生的病人，在早晨预先使室内暖和或在床上先服用硝酸盐，以防止起床时骤然发作。

②饮食：由于饭后腹部胀满，腹腔脏器血流增加，从而反射性地使冠状动脉血流相对减少，易诱发心绞痛，故饮食不可过量，饭后亦不要立即工作。

③大小便：由于排便时用力可使胸腔内压上升引起静脉回流减少、心率加快和血压上升，从而诱发冠状动脉痉挛的可能性增加，故应特别防止便秘，对经常便秘的病人可考虑使用缓泻剂。为了减少夜间排尿次数，睡前要限制饮水。

④洗澡：洗澡时的适宜温度是40℃左右，血压、脉搏无明显改变为宜。洗澡能恢复疲劳，但时间不宜过长，以10分钟为好。用淋浴可减少对循环的急剧刺激。

⑤性生活：应节制，但非绝对禁忌。主要根据病人性生活后身体情况，如能耐受而无不适感觉，仍可进行正常性生活。

⑥戒烟：烟草中的尼古丁能刺激交感神经，使心率加快，血压上升，有时可发生心律不齐和心电图改变。吸烟时同时吸入一氧化碳，阻碍血液中氧的运输机

制从而使进入心肌的氧减少，能引起心绞痛发作，故应坚决戒烟。

⑦工作：日常工作强度和活动量应听从医生指导，一般说，既要避免过于紧张以及人际关系的不良刺激，造成过度疲劳，又不要对上班顾虑过多而使意志消沉。如病情许可，应有意识地逐渐增加工作时间，使身体适应环境的变化，改善精神和心理状态。

⑧心理调节：遇事心平气和，想得开、放得下，宽以待人，不求全责备，对子女、金钱、名誉、地位以及对自己的疾病都要坦然、淡化。

⑨放松训练：通过呼吸放松、意念放松、身体放松或通过气功、太极拳等活动，增强自身康复能力。

（三）脑血管病（中风）

1. 认识中风

中风病是急性脑血管疾病（脑血栓、脑梗塞、脑出血）的统称，具有发病急、病情危重、后遗症严重、致残率高、合并症多的特点。

中风分为两大类：一类为出血性中风，也称出血性脑血管病，包括脑出血及蛛网膜下腔出血；另一类为缺血性中风，也称缺血性脑血管病，包括短暂性脑缺血发作（也叫一过性脑缺血发作）、脑血栓、脑栓塞及腔隙脑梗塞等。最主要的有脑血栓形成和脑出血两种。

脑血管病（中风）

（1）脑血栓形成

脑血栓形成是缺血性脑血管病的一种，多见于中老年人，它是由于脑血管壁本身病变引起的，最常见的病因是动脉硬化。

脑血栓形成一般起病较缓慢，从发病到病情发展到高峰，多需数十小时至数天。这种病常在睡眠中或安静休息时发生。一些病人往往睡前没有任何先兆症状，早晨醒来时发现偏瘫或失语。这可能与休息时血压偏低、血流缓慢有关。但也有一些在白天发病的病人，常有头昏、肢体麻木无力及短暂性脑缺血发作等前躯症状。

患者常见偏瘫、面瘫及对侧肢体感觉减退等症状，多数病人神志清楚，头痛、呕吐者较为少见。椎基底动脉系统血栓形成，则多见眩晕、恶心、呕吐、复视、交叉性运动及感觉障碍、构音障碍、吞咽困难、饮水发呛等症状。

脑血栓形成的死亡率较脑出血低得多，而且由于梗塞灶周围可以建立侧支循环，大多数病人在一定时间内，神经功能都有不同程度的恢复。

糖尿病人的病变是微血管损害，大量资料显示糖尿病患者中脑动脉粥样硬化发病率高于正常人，程度比正常人严重，病变速度加快，更易发生脑梗塞，而发生脑出血的相对较少，另外血糖高，血液粘度就高，也就更易发生梗塞。

（2）脑出血

脑出血，是指原发于脑实质内的、非创伤性出血。常形成大小不等的脑内水肿，有时穿破脑实质形成继发性脑室内及（或）蛛网膜下腔出血。主要发生于高血压或脑动脉硬化的病人，是死亡或致残率极高的一种常见病。

长期高血压势必导致小动脉硬化，易破裂造成脑出血。动脉粥样硬化有的也波及小动脉，使血管壁变性，动脉组织周围缺血坏死。在血压升高时可破裂出血。高血压与动脉硬化往往同时存在，相互促进，构成脑出血的最主要病因，称为高血压动脉硬化性出血。

中医认为中风的发生与精神因素、过食肥甘、过度饮酒、饥饱失宜、年迈体衰、肾气不固、劳欲过度、肝肾阴亏、肝阳上亢、久病体虚或禀赋不足、外风乘袭等因素有关。并根据病情症候不同，分为中经络、中脏腑、后遗证三个阶段证型。

2. 中风发病前常见的先兆症状

（1）突然发生的眩晕，突然出现一时性视物不清或自觉眼前一片发黑，甚至一时性突然失明。

（2）头痛突然加重或由间断性头痛变为持续性剧烈头痛。

（3）突发一侧脸部发麻，也可是舌麻、唇麻或一侧上下肢发麻；或一侧肢体突然无力，时发时停；或肢体不由自主地抽动。

（4）突然出现原因不明的跌跤或晕倒；或短暂的意识丧失，个性的突然改变和短暂的判断或智力障碍。

（5）暂时的吐字不清或讲话不灵。

（6）整天昏昏欲睡。

（7）恶心呕吐或呃逆，或血压波动并伴有头晕、眼花、耳鸣。

（8）频繁的鼻出血。

3. 中风的调护和保养

（1）按摩

从患者肩颈部和头脸部开始，从上倒下，依次进行。按摩力度宜先轻后重，循序渐进。

按摩头颈部时，①可用手指拿捏患者肩颈部的斜方肌和相关的督脉、膀胱经、大肠经、三焦经等；②用手指按摩患者肩颈部的肌肉和天柱、哑门、风池、肩井、廉泉等穴；③用手指按揉患者头脸部的肌肉和百会、囟会、印堂、太阳、人中等穴。

按摩背腰部时，用手指或掌跟揉按患者背腰部的竖脊肌、腰方肌、脊柱和相关的督脉、膀胱经等。

按摩上肢时，用手指拿捏、揉按患者患侧上肢的肌肉和天府、曲泽、手三里、外关、内关、合谷等穴。

按摩下肢时，用手指拿捏揉按患者患侧下肢的肌肉和血海、足三里、委中、涌泉等穴。按摩胸部时，揉按患者胸腹部的肌肉和华盖、玉堂、膻中、中脘、天枢、气海等穴。

发病 1 周内取仰卧位进行按摩，头部和上身比下肢稍高；以后可取仰卧、侧卧、坐位。每天按摩 1 次，每次 1 小时。

（2）针灸

针灸治疗中风疗效肯定。传统的观念认为，针刺多在中风后遗症期进行，而目前有一些学者仍对出血性脑血管病急性期的针刺持肯定态度，他们认为只要患者生命指征平稳，意识清楚，病情稳定，早期就可进行针灸治疗。脑梗死患者可在发病 48 小时后即进行针灸治疗；脑出血患者可在发病 1 周后进行针灸治疗。

针灸治疗要医生根据辨证情况开出针灸处方，足三里、三阴交、肝俞、肾俞、太溪、行间、神门、脾俞、中脘、阴陵泉、天枢、心俞、气海、血海都是常用穴位。此外，根据症状，也常增加局部治疗选穴，如上肢瘫选肩髃、曲池、手三里、外关、合谷、大杼、尺泽、曲泽；下肢瘫选环跳、阳陵泉、足三里、解溪、悬钟、昆仑、三阴交、丘墟；吞咽困难选廉泉、扶突、风池、合谷；失语选廉泉、哑门、通里、三阴交、太溪等。

（3）刮痧

①中经络

肝阳暴亢型：先指按面部水沟穴，然后刮腋窝极泉，再刮上肢曲池至外关，刮臀部环跳、下肢内侧三阴交，及下肢外侧阳陵泉，最后刮足部太冲。多选泻法。

风痰阻络型：先按面部水沟，刮腋窝极泉，然后刮下肢曲池至外关，再刮臀部环跳及下肢内侧阴陵泉，三阴交，最后从下肢外侧阳陵泉刮至丰隆。多选泻法。

痰热腑实型：先点按面部水沟穴，然后刮腋窝极泉，刮上肢曲池，并点按劳宫穴，再刮下肢内侧三阴交，然后刮臀部环跳及下肢风市、上巨虚、丰隆。多选泻法。

气虚血瘀型：先点按面部水沟穴，然后从腹部中脘刮至气海，再刮上肢极泉、曲池，刮下肢臀部环跳及下肢内侧三阴交，最后从下肢外侧阳陵泉刮至足三里。宜平补平泻。

阴虚风动型：先点按面部水沟，刮背部肾俞然后刮上肢极泉，曲池，再刮下肢内侧三阴交、太溪、照海，刮臀部环跳及下肢外侧阳陵泉，最后刮足部太冲。宜补法。

②中脏腑

风火闭窍型：先用力点按水沟穴，然后重刮后头部风池，再刮上肢内关、合谷，最后重刮太冲、涌泉。多选泻法。

痰火闭窍型：先重手法点按水沟，然后刮颈部天突，再刮手部合谷，放痧十宣，最后重刮下肢丰隆。多选泻法。

痰湿蒙窍型：先点按水沟，刮颈部天突，然后刮腹部气海，放痧十宣，最后重刮下肢足三里至丰隆。宜平补平泻。

（4）药膳

①田参鸡肉汤：鸡肉90克，田七10克，红参10克，黄芪30克。文火炖煮两小时即可。适用于中风后遗症之半身不遂，见患肢肿胀，疼痛，语言不利，记忆力减退，头晕，心悸者。

②芹菜根5个，红枣10个。水煎服，食枣饮汤，可起到降低血胆固醇的作用。

③山楂加适量蜂蜜泡水当茶饮。具有扩张血管、降压和促进胆固醇排泄的作用。

④生食大蒜或洋葱10～15克，可降血脂，并有增强纤维蛋白活性和抗血管硬化的作用。

⑤饭后饮食醋5～10毫升，有软化血管的作用。

⑥芹菜汁：芹菜适量。将芹菜洗净去根，捣烂取汁。每日服3次，每次3汤匙，对中风、高血压，对血管硬化亦有效。

⑦小米麻子粥：冬麻子、薄荷叶、荆芥穗各50克，小米150克。将冬麻子炒熟去皮研细；砂锅内放水先煮薄荷叶、荆芥穗，而后去渣取汁，再将麻子仁、小米同放汁内，加水煮成粥即可，可助身体恢复。

（5）功能锻炼

①按摩与被动运动。可预防肌肉萎缩，大小关节作屈伸膝、屈伸肘，做弯伸手指等被动运动，避免关节僵硬。稍能活动的病人可在他人搀扶下坐在凳椅上做提腿、伸膝和扶物站立等活动。

②逐渐迈步走路并做上肢锻炼。在第一阶段基础上，可常做些扶物站立，身体向左右两侧活动，下蹲等活动；还可在原地踏步，轮流抬两腿，扶住桌沿、床沿等向左右侧方移步，一手扶人一手持拐杖向前步行。锻炼时，应有意使患肢负重，但要注意活动量应逐渐增加，掌握时间不宜过分疲劳。同时可作患侧上肢平举、抬高、上举等运动，以改善血循环，消除浮肿，平卧床可主动屈伸手臂，伸屈手腕和并拢、撑开手指，手抓乒乓球、小铁球等。

③恢复日常生活能力，达到生活自理。在能自己行走后，走路时将腿抬高，做跨步态，并逐渐进行跨门槛，在斜坡上行走，上下楼梯等运动，逐渐加长距

离；下肢恢复较好的病人，还可进行小距离跑步等。对上肢的锻炼，主要是训练两手的灵活性和协调性，如自己梳头、穿衣、解纽扣、打算盘、写字、洗脸等，以及参加打乒乓球、拍皮球等活动，逐渐达到日常生活能够自理。

(6) 语言康复训练

①口语表达能力的康复训练：先要进行舌肌、面肌、软腭和声带运动的训练，以使语言肌肉的功能得以恢复。发音训练最简单的方法是结合日常生活令患者与人交谈。应利用尚保留的语言功能进行上述训练，如有的老人患中风失语，但还能唱歌，则应鼓励其唱歌。经2~6个月的训练，失语症状可不同程度地恢复，但只要语言未完全恢复，仍应坚持康复训练。有的患者甚至经过5年时间，语言功能才完全恢复。

②听力和理解障碍的康复训练：教患者看训练者发音时的口唇动作与声音的联系，并配以物或图，以达到理解目的。

③文字理解力的康复训练：让患者看物或画，或以指字复述的方式进行朗读训练。

④书写的康复训练：应从写患者的姓名开始，渐至抄写词句，直至写短文，用左手写。

此外，理疗、超声波治疗、针灸及促进神经代谢药物治疗、活血化瘀通经活络的中草药治疗等均可同时采用，以利卒中的康复训练更快取得成效。

多种康复、治疗、训练的方法和手段，宜根据患者具体情况，单独或结合使用；同时还要树立信心，要有耐心和恒心，切不可操之过急或厌烦灰心，半途而废。

(四) 糖尿病

1. 认识糖尿病

血糖是指血液中的葡萄糖，它是人体提供能量的主要物质。正常人的血糖浓度空腹波动在3.9~6.1mmol/L（70~110mg/dl）之间，餐后2小时血糖略高，但应该小于7.8mmol/L（<140mg/dl），因为正常人血糖的产生和利用是在胰岛素和其他激素相互作用下，处于动态平衡之中，因而可以维持血糖相对稳定，既不会过高，也不会过低。

糖尿病是由于遗传和环境因素相互作用，引起胰岛素绝对或相对分泌不足以及靶组织细胞对胰岛素敏感性降低，引起蛋白质、脂肪、水和电解质等一系列代谢紊乱的综合征，其中以高血糖为主要标志。临床典型病例可出现多尿、多饮、多食、消瘦等表现，即“三多一少”症状，但许多患者表现的并不典型。该病大多属于中医“消渴病”的诊断，并且根据临床症状特点，分为上消、中消和下消三类。

(1) 糖尿病的诊断标准：

有糖尿病症状，任何时间（无论上次进餐时间及食物摄入量）的静脉血浆葡萄糖浓度≥11.1mmol/L（200mg/dl）。

空腹（指8小时内无任何热量摄入）静脉血浆葡萄糖浓度≥7.0mmol/L（126mg/dl）。

糖耐量试验（OGTT）口服75克无水葡萄糖2小时后静脉血浆葡萄糖浓度≥11.1mmol/L。

以上三项标准中，只要有一项达到标准，并在随后的一天再选择上述三项中的任一项重复检查也符合标准者，即可确诊为糖尿病。

(2) 有关诊断的几点提示：

儿童的糖尿病诊断标准与成人一致。

查明有否各种并发症和伴随症，并估计其病情轻重、类型、发展阶段和各主要脏器功能状态等，对本病的治疗和预后也非常重要。

在无高血糖危象时，一次血糖值达到糖尿病诊断标准者，必须在另一日按诊断标准内三个标准之一复测核实。如复测未达糖尿病诊断标准，则需在随防中复查明确。

急性感染、创伤、循环或其他应激情况下可出现暂时血糖增高，不能依此诊断为糖尿病，须在应激过后复查。

若空腹血糖6.1~6.9mmol/L（110~125mg/dl），且口服75克葡萄糖2小时后静脉血浆血糖<7.8mmol/L（140mg/dl），则诊断为空腹血糖受损。

若空腹血糖<7.0mmol/L（126mg/dl），且口服75克葡萄糖2小时后静脉血浆血糖≥7.8mmol/L（140mg/dl）但<11.1mmol/L（200mg/dl），则诊断为糖耐量受损。

2. 糖尿病一般对策

正确认识与心理调整。要加强心理调适，正确对待糖尿病；最好既来之、则安之，战略上藐视、战术上重视；既不宜紧张、焦虑，也不能满不在乎，不当回事。

饮食控制是必不可少的基础。一个糖尿病人可能不一定吃药，也可能不锻炼，但是任何一个糖尿病患者都必须饮食控制，否则是不可能取得良好效果的。

(1) 控制总热量。不光是控制主食，同时还要控制副食、油脂，以及零食，也就是说要将所有产生热量的食物都计算在内。

(2) 营养要多样、均衡。不要过多担心能吃什么？不能吃什么？实际上什么都能吃，最主要的是要掌握好合适的“量”，以及吃的时间。

(3) 少量多餐。一天不少于三餐，一餐不多于二两，可以增加吃饭次数，但切不可两顿并成一顿吃，而且每天的总量不能突破。

(4) 食不厌精。多吃粗粮、蔬菜、高纤维饮食，对糖尿病患者是非常有利的。

(5) 不动烟酒。烟不仅可使血糖升高，还更容易引起并发症，因而是十分有害的；一些低度酒可少量饮用，但一定要有自控能力。

(6) 清淡饮食。要控制油脂的摄入量，不仅是肉类，还包括烹调油、干果等。

体育锻炼，贵在坚持。体育锻炼是糖尿病非药物治疗非常重要的方法，但要切记一定要量力而行，循序渐进，有氧运动，持之以恒。锻炼后应不疲劳，且有舒畅感觉为好。

合理用药。药物治疗是患者和医生共同的事情，要一同找出最适合于自己的药物治疗方案，无论是西药还是中药，只有适合自己身体状况和病情状况的，才是最优的，当然也包括胰岛素治疗。

糖尿病的监测。定期监测是治得好不好的最重要指标之一，也是了解、掌握病情变化规律，以及调整应对措施的主要依据。

3. 糖尿病的调节和保养

（1）按摩

有实验提示，按摩可以增加胰岛素的分泌，使糖的吸收降低，并加速糖的利用，还有调整中枢系统，改善微循环，预防并发症等多种功效。

①抱颤腹部：双手抱成球状，拇指冲上，两掌根冲里，放在大横穴（肚脐两侧一横掌处）上，小指放在关元穴（脐下四手指处）。双手微微下压，然后上下快速颤动，每分钟要超过 150 次。最好饭后（或睡前）半个小时做，每次 3 ~ 5 分钟。

②推任脉：双手紧贴腹部，自胸骨下至中极穴（脐下一横掌处）用力推擦 2 分钟左右。

③横推腹：用手掌的掌根沿一侧侧腰部用力推擦至对侧侧腰部，然后改用五指指腹勾擦回远处，按摩 3 分钟左右。

④擦肾俞：用双手虎口自上而下，擦双侧包括肾俞穴（两侧腰眼附近）在内的腰肌 2 分钟左右。

（2）药膳

①淮山药羹：淮山药 30 克，煎汁 150 毫升，打入鸡蛋 1 个，加醋 15 毫升，煮沸后食用。适用于糖尿病伴神疲乏力，手足心热等气阴两虚表现者。

②天花粉粥：天花粉 30 克煎取汁，再入粳米 50 克煮粥食用，有清热生津止渴的作用。适用于糖尿病肺热津伤者。

③萝卜粥：胡萝卜 2 ~ 3 根，与粳米同煮成粥，有明显的降血糖作用，常饮可预防和治疗糖尿病。

④银耳百合粥：银耳 15 克，百合 25 克，粳米 50 克，一同煮粥，有滋阴生津的功效，适用于糖尿病胃阴不足所致的口渴症。

（五）颈椎病

1. 认识颈椎病

颈椎的活动度很大，负重也多，在解剖上是相对比较薄弱、四周又缺乏其他骨性保护，易受外力直接打击。

颈椎病主要由于颈部椎骨与椎骨之间的“垫片”（椎间盘）发生“变性”，引发了颈部骨关节一系列结构和相互位置的改变，并进而压迫临近的神经和血管（神经根、颈部脊髓、椎动脉、颈部交感神经等），从而产生一系列的相关症状和体征。该病常见于中老年人。

外伤、风寒湿邪侵袭颈部、椎间盘等退变增生，以及长期低头工作、姿势不良等导致颈部的慢性劳损，都是颈椎病常见的发病原因。

颈椎病最早期表现以颈部症状为主，颈部疼痛、酸胀不适，常在清晨醒后出现或起床时发觉颈部不适，部分病人颈部活动受限，个别病人上肢可有短暂的感觉异常。不敢主动活动，被动活动时疼痛加剧，休息可以缓解。急性发作时常被俗称“落枕”。X 线、CT 等影像学检查有助于明确诊断。

中医认为，颈椎病主要是人到中年之后，由于肝血不足、肾精衰少，骨髓生化乏源，不能濡养筋骨，导致“骨痿筋弱”；或髓海不足，督脉受损，痹阻不通而发病。

2. 中医外治法

包括中药外治法、药枕疗法、按摩疗法等。

（1）中药热敷：药用威灵仙、五加皮、苍术、乳香、没药、白芷、三棱、莪术、木瓜、细辛、黄柏、大黄、赤芍、红花、冰片各等量，研细末，调匀，加食盐和黄酒适量，炒成糊状，装入两个棉布袋中，在锅中蒸热，敷于患处。两袋交替使用，每次 30 分钟左右，早晚各 1 次。

（2）药枕疗法：取当归、川芎、辛荑花、羌活、藁本、制川乌、乳香、没药、葛根、红花、赤芍、菖蒲、灯心草、桂枝、细辛、白芷、丹参、防风、威灵仙、冰片、合欢花、吴茱萸各 30 克，研为粗末，装枕芯做枕，连用 3～6 个月。此法对颈椎病有很好疗效，对高血压、动脉硬化、腰椎病、风湿性关节炎等也有不同程度的防治作用。

（3）自我按摩

①搓法：坐位，双手对搓 10 次，用一手掌在同侧的颈部搓动，上至后枕部，下达手可够及处，然后用另一手掌在另一侧做同样的搓动。每一侧 5～10 次。

②捏法：用一手的拇指和食指同时捏住颈部的两侧，从后枕部开始往下捏，

捏一下，松一下，直至下颈，然后用另一手的拇指和食指做同样的捏法。每一侧5~10次。

③揉法：用一手的大拇指腹点揉同侧的风池穴5~10次，然后顺势由上而下点揉至肩井穴，点揉肩井穴5~10次，再用另一手的大拇指指腹点揉另一侧。

④旋转法：一手托住后枕部，另一手反掌托住下颌，进行轻柔的颈部旋转运动数次。

⑤提端法：分别用两手的大拇指点按于两侧的风池穴，头往后仰，两大拇指同时用力向上，并按揉数分钟。有头晕症状的患者，可将两手五指分开，用指尖轻叩头部；有手臂麻木症状的患者，可沿上臂、前臂顺序揉搓，并配合曲池穴、合谷穴的点按，以加强疗效。

自我按摩可以每日进行1~2次，每次5~10分钟。颈椎病患者的睡眠体位，最好采取侧卧或仰卧，不宜俯卧。

（4）刮痧

①经脉闭阻型：

取穴：风池、肩井、天柱、大椎、昆仑。

刮拭方法：先刮肩颈部的风池、肩井、天柱、大椎，再刮足部昆仑穴。多采用泻法。

②气滞血瘀型：

取穴：风池、肩井、天柱、大椎、昆仑、血海、膈俞、三阴交。

刮拭方法：先刮肩颈部的风池、肩井、天柱、大椎，再刮背部膈俞、最后刮下肢的血海，三阴交。多采用泻法。

③肝肾不足型：

取穴：风池、肩井、天柱、大椎、肾俞、太溪、太冲。

刮拭方法：先刮肩颈部的风池、肩井、天柱、大椎，再刮腰部的肾俞穴，最后刮下肢的太溪、太冲。多采用补法。

（5）药膳

①葛根赤小豆粥：葛根15克煎汁，与赤小豆20克，粳米30克共煮粥服食，适用于颈项僵硬者。

②枸杞牛肉粥：黄牛肉丁50克，糯米100克，枸杞20克（后下）。共煮粥服食，适用于颈项不利、下肢痿软者。

③紫菜决明子饮：紫菜15克，决明子15克，菊花适量代茶饮服。适用于颈椎病伴高血压、视力模糊者。

④伸筋草鲳鱼汤：当归6克，伸筋草15克，板栗适量，与鲳鱼一条共煮汤，食鱼饮汤。适用于颈椎病引起四肢麻木、足软无力者。

⑤地龙桃红饼：将黄芪100克，红花、赤芍各20克，当归50克，川芎10

克浓煎取汁；地龙 30 克烘干研粉，与白糖、玉米面、白面混匀并以药汁和面，制成小饼，上撒桃仁，入烤箱烤熟食用。适用于脊髓型颈椎病。血压偏高的脑溢血病人则不适宜食用。

⑥桃仁决明蜜茶：桃仁 10 克，草决明 12 克。同煎取汁，兑入适量白蜜调服。适用于脊髓型颈椎病而有内热便干者。脑出血病人则要慎重使用。

（6）颈椎保健操：

①双脚分离与肩同宽，两手臂自然下垂或叠放于下腹，眼平视前方，全身放松。

②缓慢抬头，向上看天，尽可能使头颈伸长到最大限度，并将胸腹一起向上伸（不能单纯做成抬头运动）但要挺胸收腹；然后将伸长的颈慢慢向前向下运动，好似公鸡啼叫时的姿势，下巴打圆圈最好；再缓慢向后向上缩颈。

③恢复到起初的准备姿势。

④每次连续运动约需 1 分钟，每天可做数遍。

3. 注意事项

（1）卧床休息可使颈部肌肉放松，减轻肌肉痉挛，减轻组织水肿，对急性期是必需的；但颈椎病的间歇期和慢性期，应适当参加工作，不需长期休息。

（2）端正坐姿，少坐多动。尽可能保持自然的端坐位，头部略微前倾，保持头、颈、胸的正常生理曲线；使用适合自己身高的桌子和椅子，避免头颈部过度后仰或过度前屈。尽可能少坐多动，切不可躺着看书、看电视。

（3）注意颈部保暖，避免和减少急性损伤，如避免抬重物、不要紧急刹车、不要突然转颈等。

（4）选择适合的枕头非常重要。常言道：“高枕无忧”，其实不然。以中间低、两边高的元宝枕头为宜，可对头颈部起到制动与固定作用；仰卧时头部枕在枕头中间的枕高约 1 拳头（7~8 厘米左右），侧卧时头部枕在枕头两侧、枕高约 1 拳半（12 厘米左右）；枕头长度以超过自己肩宽 10~15 厘米为宜。并可选择决明子，荞麦等充填枕芯。

（5）有研究表明，慢性咽喉部感染也是颈椎病主要发病因素，这可能与软组织慢性劳损炎症相互影响而加重病情有关，因而当应引起注意。

（6）多种治疗方法如牵引、按摩、针灸、磁疗、体疗、热疗（电疗、蜡疗、微波、超声、热敷等）以及口服各种各样的中药西药，要在医生指导下单独使用，或多种方法综合治疗。

（7）若经保守治疗效果不好者，可考虑手术治疗。

（六）腰椎病

1. 认识腰椎病

腰椎具有复杂的结构和重要的生理功能。当其骨性结构和软组织发生病变或损伤时，就会出现症状。腰椎病就是指因脊柱急慢性损伤及椎间盘退变、骨质增生等原因所引起，在临床上表现为以腰腿痛和腰部活动受限为主要症状的一类疾病。

腰椎病种类繁多，大约有50种之多，按病因分类可将脊柱病分为损伤、炎症、退变、畸形、肿瘤和其他原因6大类。较为常见的有：脊柱损伤，脊柱骨折，急性腰扭伤，慢性劳损，椎间小关节扭伤，肌肉、筋膜、韧带以及椎间盘损伤，脊柱滑脱，腰椎间盘突出症，腰骶关节劳损等。

中医认为损伤、外感、内伤，均可导致腰椎病的发生。

2. 腰椎病的调护和保养

（1）自我按摩

①揉摩腰背：以双手掌揉按摩擦腰背肌肉，上下揉摩50～100次，同时扭动腰部，有舒筋活血，促进局部血液循环，改善腰痛的作用。

②揉筋结：用拇指指腹仔细在腰、骶部触摸，如发现有压痛的硬结时，则以指腹压其上，每结揉1分钟。

（2）按摩

①掌压腰骶部：患者俯卧位，按摩者双掌重叠压在疼处腰椎上，以不引起疼痛为度。一呼一吸为1次，做10～15次。

②推下肢：患者俯卧位，按摩者一手固定胯部，另一手以掌根从骶部开始，经臀部沿大腿外侧、小腿外侧用力推按。

（3）灸疗

灸法是利用某些燃烧材料，熏灼或温熨体表一定的部位，通过调整经络脏腑功能，达到防治疾病的一种方法。自我灸疗以艾条灸为主。

将艾条卷一端点燃，对准穴位或患处施灸。腰椎病常采用不接触皮肤的悬灸法。可将点燃的艾条卷对准应灸的穴位或患处，约距离皮肤2～3cm处进行熏烤，使患者局部有温热感而无灼痛，一般每穴灸10～15分钟，至皮肤红晕为度，此为温和灸；还可采用像鸟啄食一样，一上一下施灸的雀啄灸；或与皮肤保持一定距离，但将艾条卷旋转移动施灸的回旋灸。它们既可单独使用也可交替联用。

灸疗注意事项：

①施灸应在通风的环境中进行。

②一般空腹、过饱、极度疲劳和对灸法恐惧者应谨慎施灸。

③体质虚弱者，施灸时刺激量不宜过强，以防“晕灸”，一旦发生应及时处理。

④孕妇的腹部和腰骶部不宜施灸。

（4）提筋

患者俯卧位，颈肩腰背自然放松，术者以右手食、中指呈半屈曲状，提起患者腰椎旁皮肤或肌肉，反复轻揉至局部皮肤出现红润及少量皮下出血。此法可立即使僵硬的腰背部变灵活，缓解疼痛，无任何副作用。

（5）刮痧

将刮痧牛角器具蘸水或植物油，沿腰椎两旁轻柔地刮擦皮肤，使皮肤逐步出现红润及少量皮下出血点。

（6）药膳

①杜仲煨猪腰：将杜仲 15 克切片。分放于 4 个猪腰内，外用湿草纸包裹数层，放入柴火中慢慢烧烤至熟，即可食用。适用于偏肾阳虚者。

②肉苁蓉炖羊肾：将羊肾 1 对，与肉苁蓉片 30 克一起放入砂锅内，文火炖熟。炖好后，加入胡椒、食盐调味即可。适用于偏肾阳虚者。

③补髓汤：先将鳖肉加生姜、葱、胡椒粉用武火煮沸，后用文火煮熟。再放入洗净的猪脊髓 200 克煮熟，调味，吃肉喝汤。适用于偏肾阴虚者。

④鹿筋煲花生：鹿筋 50～100 克，花生米 150～200 克。加水煲汤，调味佐餐食用。

⑤松针蚕砂饮：松针 50 克，晚蚕砂 50 克。用酒、水各 1 碗，将上二药煎为 1 碗饮服。适用于偏寒湿者。

⑥茴香炖猪腰：将茴香、食盐少许纳入猪腰内，隔水炖熟服用。适用于偏寒湿者。

⑦千斤拔狗脊炖猪尾：千斤拔、狗脊各 30 克，猪尾 1 条，煮熟，弃药包，调味，饮汤吃肉，日 2 次，连服数日。适用于寒湿发病者。

（7）腰椎病健身操

①腿操：仰卧，双手抱住一侧腿膝部，尽量屈髋，使大腿前沿贴紧腹部，连续做 5～10 次，再做另一下肢；然后双手同时抱紧双膝，同时做 5～10 次。每晚 1 次，或晨起加做 1 次。

②起坐操：仰卧，收腹。注意不能用上肢帮助，下肢保持伸直，次数不定。

③滚腰操：仰卧，保持屈曲双腿的姿势，把身体蜷曲成团状，前后滚动 10～20 次。

做完以上动作后，可局部热敷腰间疼痛部和稍下面的骶部，约 10 分钟，注意温度以不烫伤为难。

（8）倒步走疗法

该疗法是目前国际上较为推行的一种治疗腰椎疾病的运动疗法，倒步走时两腿交替向后迈步，增强了大腿后肌群和腰背部肌群的力量，可使腰部韧带的弹性增强，腰椎的稳定性增强，使骨骼、肌肉、韧带的功能得到恢复，使腰椎疼痛减轻甚至消失。锻炼倒步走应每天早、晚各1次，每次20~30分钟，要循序渐进。慢性腰椎患者若能长期坚持倒步走，两个月便可见到良好效果。

倒步走时，步速不宜太快，力求平稳，两眼要平视后下方以便掌握方向，最好前脚掌擦地交替后退。还可采取结伴而行的办法，一人往前走，另一人倒步走，两人交替轮换，互相照应。

(9) 注意事项

①保持正确姿势、防治过度劳累、防风寒潮湿侵袭。加强锻炼，增加灵活性、反应性和腰及各部位肌肉、韧带的耐久性。同时，还要做到饮食有节、房事有度。

②以在木板床上加一个5~10厘米的软垫最为合适。

③牵引、理疗、推拿、针灸、椎间孔阻滞和椎旁交感神经阻滞术、手术等，要在医生指导下，根据病情需要选用。

（七）骨质疏松

1. 认识骨质疏松

在人的一生当中，骨量是随着年龄的增长而不断变化的。一般来讲，骨量在25岁左右达到骨峰值，并一直持续到40岁左右。40岁以后，随着年龄的增长，每个人骨骼中的骨质会逐渐流失，如果骨质流失过多，会使得骨骼内部逐渐单薄，导致骨骼变得非常脆弱，且极易折断，这种现象就被称为骨质疏松症。

骨质疏松是一种多发的疾病，多种因素可引起骨质疏松，包括：①饮食不均衡，长期钙摄入不足或维生素D摄入不足；②消化道、肝或胰等脏器疾病影响钙吸收；③老年人因肠胃机能下降导致钙质吸收能力下降；④妇女更年期绝经后雌激素分泌减少，加速机体负钙平衡；⑤激素等药物的使用导致骨钙流失；⑥酗酒/抽烟、食物中草酸含量过高、过度饮用咖啡/浓茶等不良生活习惯影响钙的吸收；⑦因缺少运动而增加钙流失；⑧老年人户外运动减少，引起体内维生素D合成降低，肠道钙磷吸收下降等等。以上原因均会使骨形成和骨矿化降低，造成骨量丢失增多。

骨质疏松症及由此引发的骨折给患者本人、家庭和社会均造成严重的危害。如脊柱压缩性骨折严重时造成截瘫，但多易造成背部疼痛、身高变矮和驼背。腕部骨折和踝部骨折也会疼痛影响患者的活动能力，影响工作和造成生活质量下降。髋部骨折更为严重，许多人需要住院治疗，半数人需要全天生活护理。

在老年人中，骨质疏松症是一种常见疾病，其中女性更为多见，40岁以上的女性，80%有骨质疏松症状。

随着人口老龄化趋势的发展，老年骨质疏松症有大幅增加之势。目前我国政府已将其与糖尿病、老年性痴呆一起列为三大重点攻关的老年性疾病。为了引起全社会的关注，世界卫生组织将每年的6月24日定为“世界骨质疏松日”。

在中医文献中无骨质疏松症这一病名，依据其发病部位及临床症状，中医将其归入“骨痹”、“骨痿”范畴，认为肾虚是本病的根本原因，瘀血痹阻经络是重要的促进因素。一般将其分为肾精不足和脾肾气虚两型。

2. 及早发现骨质疏松

骨质疏松症虽然是一种“静悄悄的疾病”，但也像其他疾病一样，可以有各种不同的临床表现，如身高降低、骨痛、抽筋、乏力、驼背、脊柱侧弯、胸廓畸形、易骨折、掉牙等。

国际骨质疏松基金会设计了一套“一分钟自我风险测试”题目：

①您的父母有没有轻微碰撞或跌倒时就会发生髋骨骨折的情况？

②您是否曾经因为轻微的碰撞或者跌倒就会伤到自己的骨骼？

③您经常连续3个月以上服用可的松、强的松等激素类药品吗？

④您的身高是否降低了3厘米？

⑤您经常过度饮酒吗？

⑥您每天吸烟超过20支吗？

⑦您经常患痢疾腹泻吗？

⑧（女士回答）您是否在45岁之前就绝经了？

⑨（女士回答）您曾经有过连续一年以上没有月经吗（除了怀孕期间）？

⑩（男士回答）您是否患有阳痿或者缺乏性欲的症状？

如果任何一道问题的答案为“是”，就表明存在患骨质疏松症的危险。如果相当一部分或者全部为“是”，就应当及时去医院作进一步的骨密度检测。

3. 骨质疏松患者的调护和保养

（1）按摩

①上肢：拿肩井筋，揉捏臂臑、手三里、合谷部肌筋，点肩髃、曲池等穴，搓揉臂肌来回数遍。

②下肢：拿阴廉、承山、昆仑筋，揉捏伏兔、承扶、殷门部肌筋，点腰阳关、环跳、足三里、委中、犊鼻、解溪、内庭等穴，搓揉股肌来回数遍。手劲刚柔并济，以深透为主。

（2）药膳

①芝麻核桃仁粉：将黑芝麻250克炒熟，与核桃仁250克同研为细末，加入白糖50克，拌匀后瓶装备用。每日2次，每次25克，温开水调服。

功效：滋补肾阴，抗骨质疏松。黑芝麻滋补肝肾，为延年益寿佳品。近代研究证实，芝麻含有大量的钙、磷、铁等矿物质及维生素A、D、E，有良好的抗骨质疏松作用。核桃仁补肾强腰，从营养学角度分析，核桃仁中所含的钙、磷、镁、铁等矿物质及多种维生素均可增加骨密度，延缓骨质衰老，对抗骨质疏松。

②黄芪虾皮汤：先将黄芪20克切片，煎煮40分钟取汁，加虾皮50克，煨炖20分钟，调味后当汤服食。

功效：补益脾肾，补充钙质，抗骨质疏松。黄芪擅长益气补脾，实验研究发现其有类似雌激素的作用，可有效防止和减少绝经后妇女因缺乏雌激素而引起的骨丢失。

③肉苁蓉焖羊肉：起油锅，生姜炒香，再下小块羊肉煸炒至香，下肉苁蓉50克和清水1小碗。文火焖至羊肉烂熟，加酱油、食盐调味即可食用。

④萝卜海带排骨汤：排骨加姜片、黄酒，小火炖熟。熟后加入萝卜丝，再煮5~10分钟，调味后放入海带丝、味精，煮沸即可。

⑤排骨豆腐虾皮汤：排骨加姜、葱、黄酒，小火煮熟。熟后加豆腐块、虾皮煮熟，再加入洋葱，熟后调味即可。经常食用，强筋壮骨，润滑肌肤，滋养五脏。

（3）锻炼

大量事实证明，积极参加体育运动者的骨密度，比静坐少动的同龄人高。绝经期妇女积极参加体育锻炼可减缓甚至逆转骨质的丢失。

上肢骨质疏松的人，可选择哑铃操、俯卧撑、网球、乒乓球等。脊椎骨质疏松的人，可选择仰卧起坐等腰背肌锻炼。下肢骨质疏松的人，可选择散步、慢跑、快慢交替跑、交谊舞等。全身都有骨质疏松的人，可选择广播操、太极拳、太极剑、游泳、健身器械操以及球类活动。必须强调的是，有的患者已有明显的症状，如腰背疼痛，此时应减少运动量，量力而行，不可勉强行之。

4. 健康提示

（1）为了对抗骨质疏松，必须补充大量丢失的骨矿物质，最主要的就是钙。实验证明，当人体血液内的钙呈负平衡时，骨骼内的钙每日以25毫克的速度向血液释出，久而久之骨骼明显脱钙。

（2）补充钙剂的目的不仅是要提高血钙的浓度，而且要使血液中的钙沉积在骨骼上，填补已形成的孔隙，加强骨骼的支撑功能。

（3）食物中重要的钙质来源有：牛奶及奶制品、黄豆、黑豆、小鱼干、虾皮、连骨吃的鱼、海带、紫菜、西兰花、芝麻等。

（4）增加奶类和奶制品的摄入量是很好的补钙方法。牛奶是一种营养丰富的食品，是钙的最佳食物来源，不仅含钙量高，而且人体吸收利用率高。对于牛奶不耐受者，可用酸奶代替鲜牛奶。

（5）多吃含钙及蛋白质的食物，多食深绿色蔬菜。牛奶及豆制品含钙较多，鱼、鸡、牛肉蛋白质含量丰富。

（6）炖排骨汤时，可加一些醋，以助排骨中的钙释出。

(7) 避免过量的茶、咖啡、烟等刺激性的东西，忌烟、忌酒。

(8) 多晒太阳，每日至少有15～60分钟的户外活动，晒太阳以增进体内维生素D，可帮助身体中钙的吸收，强化骨质。

(9) 适量运动，可以改善骨骼的血液供应，增加骨密度。

(10) 保持正确姿势，不要弯腰驼背，不要经常采取跪坐的姿势，以免增加骨骼的负担。

(11) 四十岁以上者，应避免从事太激烈、负重力太大的运动。

(12) 老年人应慎用药物，如利尿剂、四环素、异烟肼、抗癌药、强的松等均可影响骨质的代谢。

(13) 防止各种意外伤害，尤其是跌倒容易造成手腕、股骨等处的骨折。

(14) 定期做X光摄影及骨质密度检查。

(15) 药物补钙应遵循个体化原则，不同的年龄以及不同的生理状况下对钙的摄取有不同的需要量，例如怀孕和哺乳时人体对钙的需求会增加。

(16) 常用钙化合物中，含钙量最高的是碳酸钙为40%，其次为柠檬酸钙21%，乳酸钙13%，L－苏糖酸钙13%，葡萄糖酸钙9%；

(八) 痛风

1. 认识痛风

痛风是一种古老的疾病，也是近年来的一种多发病，与人们生活水平的提高密切相关。痛风是长期嘌呤代谢障碍，血尿酸增高引起组织损伤的一组疾病，其临床特点为高尿酸血症，常为反复发作的急性单关节炎，由尿酸纳盐形成痛风石的沉积，严重者可导致关节活动障碍和畸形，甚至肾尿酸结石以及或者痛风性肾实质病变。

尿酸是体内新陈代谢的产物，由细胞核内的嘌呤分解而成。体内三分之二的尿酸由肾脏排出体外，三分之一由大肠排出。若体内产生的尿酸过高，未及完全排出，便会积聚成结石。

痛风患者大多为30岁以上的男性，男、女性别的比例大约是20：1。痛风是营养过度丰富的“产品”，患者以肥胖者占多。他们一方面进食过量高嘌呤、高胆固醇的食物，同时，肾功能亦偏差，以致影响排尿机能。

此外，痛风病大约半数以上都有家族史，因此遗传在痛风病的病因上是很重要的。

痛风在中医学中归属于痹证的范畴，与湿热内蕴、瘀血凝滞、络脉阻塞有关。一般分为湿热蕴结、瘀热阻滞、痰浊阻滞、肝肾阴虚等证型。

2. 痛风的一般对策

治疗原则：合理的饮食控制；充足的水分摄入；规律生活习惯；适当的体育

活动；有效的药物治疗；定期的健康检查。

治疗目的：尽快终止急性关节炎发作；防止关节炎复发；纠正高尿酸血症，防止因尿酸盐沉积于肾脏、关节等所引起的并发症；防止肾脏的尿酸结晶石形成；预防和治疗糖尿病、肥胖、高血压、血脂异常等并发症。

一般治疗：包括采用低嘌呤低脂肪饮食、多饮水、戒除烟酒，坚持适当的体育锻炼、控制体重避免肥胖、定期检查等方法。

痛风性关节炎急性发作期的治疗：主要是控制症状，其最有效的药物是：秋水仙碱，其他药物还有消炎痛、炎痛喜康、布洛芬等。见效快的是秋水仙碱，但副作用也是最大的。中药有清痹通络药酒。

痛风间歇发作期的治疗：主要是使尿酸维持正常值（6.5 毫克/公升），保护肾脏功能，防止痛风性肾病的发生。因而，最好是使用促进尿酸排泄和抑制尿酸合成的药物。临床上抑制尿酸合成的药物只有别嘌呤醇，而促进尿酸形成的药物有丙磺舒、痛风利仙等。中药有复方伸筋胶囊。

慢性痛风性关节炎期的治疗：办法较少，主要是避免反复发作，损伤肾脏及关节功能，对痛风结石较大者可进行手术切除。

痛风病晚期的治疗：此时多数已形成痛风性肾病，应积极控制高尿酸症，保护肾脏，防止尿酸性肾病的发展。消除一切影响肾脏功能的因素。防止尿路感染、高血压、糖尿病及动脉硬化症的发生。

无症状高尿酸血症的治疗：一般认为，对无症状性高尿酸血症无须治疗。但持久的高血尿酸，有可能形成尿酸结晶，造成肾损害，引起肾结石，所以应该寻找高血尿酸的原因，如利尿药、降压药、化疗药等药物因素及肾病、血液病、糖尿病等，找出原因，同时应避免肥胖、高嘌呤及高热量饮食、酗酒、过度疲劳、精神紧张、创伤、湿冷等诱发因素。降低血尿酸，这是有益无害的事。

3. 中成药

（1）新癀片　功能：消炎止痛，清热解毒，散瘀消肿，适用于湿热痹阻型痛风。每次 4 片，每日 3 次，饭后温开水送服。

（2）人参归脾丸　功能：养血健脾，适用于正虚邪恋型痛风。每次 1 丸，每日 3 次，温水送服。

（3）四妙散　功能：化痰通络，理气止痛，适用于痰阻血瘀型痛风，每次 3 克，日 3 次，姜汁送服。

（4）金匮肾气丸　功能：温补肾阳，适用于肝肾不足偏阳虚者。每次 1 丸，日 3 次，淡盐水送服。

4. 单方、验方

（1）车前子（布包）30 克，加水 500 毫升，浸泡 30 分钟后煮沸，频服代茶饮，每日 1 剂，适用于各型痛风患者。

（2）土茯苓30～60克，大黄6～10克，水煎服，每日1剂，具有降低尿酸的作用。

（3）桑枝500克，络石藤200克，忍冬藤、鸡血藤、海桐皮各60克，海风藤100克。煎水沐浴，治关节红肿热痛的急性痛风性关节炎。

5. 痛风患者的调护和保养

（1）食宜

痛风患者适宜多吃高钾质食物，如香蕉、西兰花、西芹等。钾质可减少尿酸沉淀，有助将尿酸排出体外。

（2）食忌

痛风患者戒吃高嘌呤、高胆固醇的食物，如动物内脏（肝、肠、肾、脑）、海产（鲍鱼、蟹、龙虾、三文鱼、沙甸鱼、吞拿鱼、鲤鱼、鲈鱼、鳟鱼、鳕鱼）、贝壳食物、肉类（牛、羊、鸭、鹅、鸽）、黄豆食物、扁豆、菠菜、椰菜花、芦笋、蘑菇、浓汤、麦皮等。

痛风患者还需戒酒。一旦血中酒精浓度高达200mg/dl，血中乳酸会随着乙醇的氧化过程而增加，令肾脏的尿酸排泄受阻，结果使血中尿酸增加。

（3）食疗

①苹果醋加蜜糖：饭后可将一匙苹果醋及一匙蜜糖加入半杯温水内，调匀饮用。苹果醋含有果胶、维他命、矿物质（磷和钾）及酵素，其酸性成份具杀菌功效，有助排除关节、血管及器官的毒素，经常饮用，能调节血压、通血管、降胆固醇、亦有助治疗关节炎及痛风症。

②防风薏米粥：防风、薏米各10克。水煮，每日1次，连服1周，防治湿热痹阻型痛风。

③桃仁粥：桃仁15克，粳米60克。先将桃仁捣烂如泥，加水研汁，去渣，用粳米煮为稀粥，即可服食，防治痰阻血瘀型痛风。

6. 健康提示

（1）痛风的预防应从青少年时期开始，注意饮食卫生，保持运动和健康体形，中年以后应定期体检，以做到早期发现。

（2）痛风的早期诊断、坚持用药、健康的生活方式，注意运动和卫生的饮食习惯，是十分有效的综合治疗。

（3）痛风是终生性疾病。因此，终生监测和降低血尿酸水平是痛风预防和保养的中心问题。

（4）对健康或有痛风家族史的中年男性，进食高嘌呤食物同时大量饮酒，患者的风险显著增加。

（5）痛风患者无论是发作期还是无症状期，均应禁食高嘌呤食物、禁酒，尤其是啤酒，含有高嘌呤物质，大量饮啤酒极易诱发急性痛风性关节炎发作。冬季的火锅餐——肉、海鲜、动物内脏、蘑菇等，在反复煮沸的火锅汤中含有大量嘌呤物质，应少食。大部分新鲜蔬菜、瓜果、牛奶及乳制品、鸡蛋含嘌呤较少，应多加食用以调节饮食，并配合降尿酸的药物治疗。

（九）胃病

1. 认识胃病

从现代医学上讲，胃病是一个相对笼统的概念，包括了胃炎、胃溃疡、胃息肉、胃结石、胃的各种肿瘤、胃下垂、急性胃扩张、幽门阻塞等。在临床上，它们常可出现相似的症状，如胃部的疼痛、饱胀、嗳气、胃酸逆流、恶心、呕吐等。

（1）胃炎：包括了各种病因导致胃的黏膜发生炎症，可分为急性胃炎和慢性胃炎两大类。慢性胃炎最常见的是慢性浅表性胃炎和慢性萎缩性胃炎。

（2）消化性溃疡：本病95%以上发生在胃和十二指肠，故又称胃、十二指肠溃疡。临床上以病程长、发作呈现出周期性、疼痛也有节律性，常伴有嗳气、胃酸逆流、胸口灼热等感觉为特点，且与幽门螺杆菌感染有关，胃镜检查可有直接观察到溃疡病变状况。

胃病多见于中医的“胃脘痛”、“嘈杂”、“痞满”、“吞酸”等证，主要与气候变化、感受外邪、情志失调、饮食不节、体质因素等有关，并将其分为食滞胃脘型、暑湿犯胃型、寒邪犯胃型、胃热炽盛型、肝郁气滞型、脾胃虚弱型、胃阴不足型进行辨证施治。

2. 中成药治胃病

气滞胃痛冲剂：由柴胡、枳壳、甘草、香附等药物组成，功效：舒肝理气，和胃止痛。

舒肝止痛丸：由柴胡、香附、白芍、甘草、郁金、元胡、白术、川楝子等药组成，与气滞胃痛冲剂相比，偏重于止痛。

舒肝丸（沉香、陈皮、厚朴、砂仁、延胡索等）、沉香舒气丸（砂仁、沉香、青皮、厚朴、元胡、柴胡、槟榔）：两种成药与气滞胃痛冲剂，舒肝止痛丸相比，侧重于疏肝理气，而和胃之力偏弱，多用于两肋胀满疼痛为主，兼有胃脘疼痛，嘈杂吞酸，恶心呕吐等症。

加味左金丸：适用于肝气郁结，日久化火，肝火灼胃引起的胸脘痞满，灼热疼痛，急躁易怒，嗳气吞酸之症。

胃苏冲剂：由紫苏梗、香附、陈皮、佛手等药组成，具有理气消胀，和胃止痛的功效，适用于外邪侵袭，饮食不节等导致胃气壅滞，胃失和降的胃脘胀满，疼痛，嗳气，排便不畅等。

温胃舒：由人参、益智仁、厚朴、白豆蔻、干姜、泽泻、姜黄、黄芪、陈皮、甘草等药组成，适用于脾胃虚寒所致的胃痛。

胃气止痛丸：由高良姜、香附等药组成，具有理气散寒，安胃止痛的功效，适用于外感寒邪所致寒凝气滞的胃脘胀痛，嗳气呃逆，不思饮食。

元胡止痛颗粒剂：适用于肝郁气滞日久，从气入血，导致气滞血瘀而出现的胃痛。

木香顺气丸：行气化湿，健脾和胃。适用于夏秋季节，湿气弥漫，困阻脾胃，阻滞气机，胸膈痞闷，脘腹胀满，恶心呕吐者。

三九胃泰：适用于湿郁日久化热，湿热交阻，脾胃不和者。

加味保和丸：专长于消食导滞，适用于饥饱失调，素食停止所致脾胃不和者。

香连化滞丸：擅长清热化湿，分解化滞。适用于湿热阻滞，气机不畅，饮食内停，湿热挟滞者。

人参健脾丸、香砂六君子丸：适用于胃病日久或素体虚弱，脾失健运，饮食不化，气机阻滞引起的脘腹胀满，嗳气食少，大便稀溏，形疲乏力等症。

补中益气丸：适用于因形体消瘦，脾胃虚弱，导致胃下垂者。

养胃舒、养胃冲剂：适用于素体阴亏或热伤阴液或瘀血不去，新血不生，阴亏血少导致胃阴不足，出现胃脘隐痛，嘈杂似饥，口干不欲饮，大便干结难解者。

3. 胃病患者的调护和保养

（1）腹部按摩

患者坐、站或仰卧位均可，将自己的两手劳宫穴重叠（男子左手在里，女子右手在里），轻轻按放在脐中部位，先顺时针方向由小到大，缓慢按摩旋转36圈，然后再按逆时针方向由大到小旋转36圈，最后再由剑突至下腹部至上而下抚摩10次，可起到胃肠蠕动和消化吸收等作用。

（2）自我按摩

坐位，双手握脚板，将双脚收至腹部前方。维持这个姿势慢慢后躺。腹部用力，双手尽可能紧握脚板，背部往前后方向滚动。注意：适可而止，小心颈部扭伤。

（3）叩齿

摒除杂念，全身放松，口唇轻闭，然后上下牙齿有节律地互相轻轻叩击36次。

（4）倒立放松健胃法

平躺，从脚底→脚跟→小腿后面→两腿弯→大腿后面→腰部→背部→后颈，依次支撑起身体，保持5秒后，缓慢放下。每日可做2～3个循环。呼吸以自然为主，也可采用腹式呼吸。

（5）刮痧

常规选三脘刮、天元刮、华脊刮、培元刮、内关、足三里、三阴交、公孙、太冲。症状稳定后以项丛刮、骶丛刮、灸足三里、天枢善其后。

（6）药膳

①仙人掌炒牛肉：先煸炒牛肉丝至熟，再下仙人掌丝100克，调味炒熟，佐餐食用，每日1剂，连吃15天以上。可辅助治疗慢性胃炎、胃及十二指肠溃疡。仙人掌性味苦寒，有消热解毒、抑灭幽门螺杆菌的作用。配牛肉炒食，是防止仙人掌过于寒凉伤胃，且补充优质蛋白质，以促进胃粘膜修复。

②蒲公英粥：粳米煮粥，将熟时下蒲公英30克同煮。适用于慢性胃炎，患者舌红苔黄、胃痛心烦，属于中医称的“胃热证”者。常吃本方可清除幽门螺杆菌，又能利胆，所以对胆汁返流性胃炎也有良效。

③槟榔蜜饮：将槟榔果切成薄片，在清水中浸泡2小时后，入锅煮沸后打去浮沫，再小火煎煮30分钟，取汁调蜂蜜空腹饮用。每次饮100毫升，上下午各饮1次，连饮4周以上。适用于幽门螺杆菌引起的慢性胃炎和胃及十二指肠溃疡。有研究显示，槟榔水煎液对幽门螺杆菌有一定杀灭作用。

④乌贝田螺羹：乌贼骨、浙贝母、田螺肉150克，蜂蜜100克。将乌贼骨30克，浙贝母10克研成极细末；将煮熟的田螺肉放入砂锅，小火煨至烂熟，加乌贼骨粉、浙贝粉、蜂蜜调匀即成。每次空腹吃下30~60毫升，上下午各1次，连吃3剂以上。适用于胃及十二指肠溃疡、胃酸过多者。方中乌贼骨含碳酸钙，可中和胃酸；浙贝清热散结，可抑制幽门螺杆菌；田螺富含胶质，吃后形成膜，保护溃疡面；蜂蜜协助杀菌制酸。药食配合，对消化性溃疡有很好的疗效。

4. 健康提示

（1）少食多餐，少荤多素。

（2）每餐只食75~100克谷类主食，一日四餐，不管菜肴好坏，坚持饭吃七分饱，同时戒烟、忌酒。将主食由硬食改为粥、面条等软食，同时吃些绿色蔬菜与豆制品。既能帮助胃部消化蠕动，又有一定营养，使原来饭后胃部疼痛现象消失。饮食有规律，尽量避免过凉过热、辛辣刺激、大烟大酒，有条件的多餐少食。还有饮食当中的浓茶、甜食等能引起胃酸分泌改变的一类食品也应尽量少用。

（3）饭后休息，适度平躺。

（4）不管是否有胃病，条件许可均应饭后适当休息，这将有利于胃部集中力量消化、吸收营养。

（5）将阔松紧带围在腹部，以防胃下垂。

（6）保持良好心态，做到心情愉快、舒畅。

（7）避免刺激性药物如：阿司匹林、消炎疼等和激素类药物如：强的松、地塞米松，及多数抗菌素类药物。

（十）肝炎

1. 认识肝炎

肝炎是肝脏炎症的统称，除通常所说的多种病毒引起的病毒性肝炎外，还包括酒精、药物、各种有害毒物引起的肝脏炎症。

病毒性肝炎是由多种肝炎病毒引起的常见传染病，具有传染性强、传播途径复杂、流行面广泛，发病率较高等特点，其共同特征是感染肝脏并引起肝脏发炎。病毒性肝炎主要分为七型，即甲、乙、丙、丁、戊、己、庚型；其中由乙肝病毒（HBV）引起的乙型肝炎是流行最广泛、危害最严重的一种传染肝炎。

我国是个肝炎大国，病毒性肝炎发病数位居国家法定管理传染病的第一位，仅慢性乙型肝炎病毒感染者已经超过1.2亿，慢性肝炎病人达1200万例。慢性乙型肝炎患者中，肝硬化失代偿的年发生率约3%，5年累计发生率约为16%。每年死于肝病者约30万例，其中50%死于原发性肝细胞癌，而其多数与乙型和丙型肝炎病毒感染有关。近年来，研究发现在抗病毒药物作用和人体免疫压力下，乙肝病毒常常发生变异，从而使得病情更加复杂多变，这也是导致治疗失败的重要原因。

病毒性肝炎的主要临床表现为乏力、食欲减退、恶心、呕吐、肝肿大及肝功能损害，部分病人可有黄疸和发热。有些患者还可出现荨麻疹、关节痛或上呼吸道症状等。实验室肝脏功能、病原的化验检测，影像学检查，病理活检均有助于诊断和病情的判定。

肝硬化是一种多数由肝炎发展而来的、影响全身的慢性疾病。主要是肝实质细胞广泛破坏、变性、坏死与再生，纤维组织增生，以及正常的肝结构紊乱。由于瘢痕的收缩，导致肝脏质地变硬，形成了肝硬化。严重影响肝脏机能，并常常导致腹水症等。

我国自上世纪50年代即开展中医药治疗肝病的研究，50多年的历程与实践充分证明，中医药已经成为治疗病毒性肝炎、肝硬化等肝病不可替代的重要疗法。肝病的中医药治疗将辨证与辨病、宏观与微观有机结合，在改善肝功、抑制病毒、抗肝纤维化及调节免疫等方面具有独特的优势，给肝病治疗带来了全新的思路和方法。强力宁、甘利欣等从甘草提取出的甘草次酸复合制剂，肝炎灵、苦参碱注射液、益肝灵、联苯双脂、猪苓多糖、齐墩果酸等源于中药山豆根、苦参、水飞蓟、五味子、猪苓、女贞子等的现代制剂，已在临床治疗中广泛应用。

2. 有关肝炎的一些问题

***病毒性肝炎的传播途径**

(1) 甲肝、戊肝主要通过以下途径传染

食用、饮用过被肝炎病毒污染过的食物、水；与肝炎病毒携带者有过密切的接触。

(2) 乙肝、丙肝、丁肝主要是由以下途径传染的

血源性传播：输入被病毒污染的血液或血制品，接受器官移植。

医源性传播：使用过被污染的注射品、针头、内窥镜及其它医用器具。

母婴传播：乙肝病毒能通过胎盘传播（宫内传播），或在孕妇分娩时从产道传播（围产期传播）。

密切接触传播：同乙肝患者共用牙刷、剃须刀以及密切接触。

性接触传播：乙肝患者或携带者的血液、精液、阴道分泌物、乳汁都可能含有乙肝病毒，性乱交、同性恋性接触及夫妻之间性生活未采取防护措施都可能造成病毒的传播。

＊乙肝需知

(1) 乙肝是一种危害大的严重传染病，但可以通过接种乙肝疫苗和其它措施预防。

(2) 乙肝通过血液、母婴和性接触三种途径传播。日常生活和工作接触不会传播乙肝病毒。

(3) 新生儿接种乙肝疫苗是预防乙肝的关键。新生儿出生后要及时并全程接种三针乙肝疫苗。

(4) 新生儿乙肝疫苗接种已经纳入国家免疫规划管理，免费接种。

(5) 推广新生儿以外重点高危人群接种乙肝疫苗。

(6) 避免不必要的注射、输血和使用血液制品，使用安全自毁型注射器或经过严格消毒的器具，杜绝医源性传播。

(7) 乙肝病毒携带者在工作和生活能力上同健康人没有区别。由于乙肝传播途径的特殊性，乙肝病毒携带者在生活、工作、学习和社会活动中不对周围人群和环境构成威胁，可以正常学习、就业和生活。

(8) 目前，乙肝病毒感染尚无理想的特异性治疗药物，医学科技领域亦尚未攻克有些媒体广告宣传的“转阴”“根治”等难题。

(9) 乙肝病毒携带者应定期接受医学观察和随访。乙肝患者要规范治疗、定期检查。

(10) 乙肝威胁着每一个人和每一个家庭，影响着社会的发展和稳定。预防乙肝是全社会的责任。

3. 慢性乙型肝炎的诊断

有乙型肝炎或（乙肝表面抗原）HBsAg 阳性史超过 6 个月，现 HBsAg 和（或）HBV DNA 仍为阳性者，可诊断为慢性乙型肝炎病毒（HBV）感染。并可

根据乙肝病毒感染者的血清学、病毒学、生化学试验及其他临床和辅助检查结果，将慢性乙肝病毒感染分为：慢性乙型肝炎（又分为 HBeAg 阳性慢性乙型肝炎、HBeAg 阴性慢性乙型肝炎）、乙型肝炎肝硬化（分为代偿期、失代偿期）、携带者（慢性 HBV 携带者、非活动性 HBsAg）、隐匿性慢性乙型肝炎等不同类型。

＊慢性乙肝治疗的总体目标

最大限度地长期抑制或消除 HBV，减轻肝细胞炎症坏死及肝纤维化，延缓和阻止疾病进展，减少和防止肝脏失代偿、肝硬化、HCC 及其并发症的发生，从而改善生活质量和延长存活时间。

慢性乙型肝炎治疗主要包括抗病毒、免疫调节、抗炎保肝、抗纤维化和对症治疗，其中抗病毒治疗是关键，只要有适应证，且条件允许，就应进行规范的抗病毒治疗。

＊治疗肝病的常用中药

降酶护肝、利胆退黄、恢复肝功能：清热解毒类如蒲公英、栀子、黄连、败酱草、龙胆草、连翘等；清热利湿类如车前草、通草、猪苓、茯苓、泽泻等；活血化瘀类如丹参、赤芍、丹皮、桃仁、红花等；疏肝利胆类如柴胡、枳壳、郁金、青皮、茵陈、金钱草等；健脾养肝类如党参、白术、山药、大枣、黄芪、黄精、白芍等。

抑制肝炎病毒：黄柏、虎杖、半枝莲、白花蛇舌草、重楼、龙葵、贯众、桑寄生、菟丝子、蛇床子、何首乌、桃仁、赤芍、丹皮等。

抗肝纤维化，阻止慢性化发展：桃仁、红花、丹参、防已、鸡血藤、赤芍、黄芪、柴胡、甜瓜蒂、鳖甲、虫草等。

调节免疫功能：黄芪、人参、灵芝、香菇、枸杞、金银花、桑寄生、女贞子、白芍、猪苓、薏苡仁、茯苓、仙茅、淫羊藿、麦冬、肉桂、桃仁、当归、川芎、黄芩、贯众、柴胡、甘草、车前草等。

4. 肝炎患者的调护和保养

＊按摩

（1）选取太阳、头维、上星、百会等穴位，以点、按、揉等手法按摩 15～30 分钟。

（2）伴有腹胀的患者，取膻中、中脘、天枢穴，按顺时针方向点、按、揉 20 分钟，再取肾俞、大肠俞、足三里等穴位，用点、按、重揉手法按摩 10～15 分钟。

（3）肝区不适及疼痛者，取肝俞、胆俞、章门及中脘等穴位，用轻揉慢按手法按摩。全身症状较多的患者，可用综合手法进行 40～60 分钟的全身按摩。

（4）揉肝炎穴：下肢膝关节屈曲外展，拇指伸直，其余四指紧握踝部助力，拇指指腹于内踝上 2 寸之“肝炎穴”处进行圆形揉动。此法可疏经络，补虚泻实，行气止痛。

（5）捏大椎穴：坐位，头略前倾，拇指和食指相对用力，捏起大椎穴处皮肤，作间断捏揉动作。此法能疏通经络、祛风散寒，扶正祛邪。

（6）掐内、外关穴：以一手拇、食指相对分别按压内关、外关穴位，用力均匀，持续 5 分钟，使局部有酸困感，有时可向指端放射。此法能通经脉，调血气。

一般每日或隔日按摩一次，一疗程 15 次，一般 3～4 个疗程，患者症状会有明显改善。

＊刮痧

根据病情选择不同部位、不同手法进行刮痧。

头部：全息穴区——额旁 2 带（左侧）、额顶带中1/3。

背部：督脉——至阳至悬枢。膀胱经——双侧膈俞至三焦俞。

胸部：任脉——中脘。肝经——右侧期门、章门。胆经——右侧日月。

下肢：脾经——双侧阴陵泉。胆经——双侧阳陵泉。奇穴——双侧肝炎。肝经——双侧太冲。

＊药膳

（1）泥鳅粉：活泥鳅放清水中养 1 天，以便排净肠内废物，然后烘干或焙干，研末分服。每日 1 次，每次 10 克，温开水送服，15 日为一疗程。有温中益气，解毒功效。适用于慢性肝炎。

（2）茵陈车前饮：茵陈、车前草各 50 克（或车前子 20 克），水煎取汁 400 毫升，一日分 2～3 次服用。有利湿清热功效。适用于急慢性肝炎。

（3）茵陈白米粥：茵陈 40 克，水煎取汁，加入粳米煮粥食用。有清利湿热、退黄疸功效。适用于急性传染性黄疸型肝炎。

（4）酸枣茶：酸枣 50 克，水煎代茶饮用。适用于急、慢性肝炎，有降低转氨酶作用。

（5）杞子鸡：将枸杞 30 克装入鸡腹内，隔水蒸熟后食用。有保肝益精、养阴明目功效。适用于慢性肝炎、早期肝硬变、贫血等患者。

（6）芹菜饮：鲜芹菜捣烂取汁，加蜂蜜炖服，每日 1 次。有清热解毒、养肝功效。

5. 健康提示

（1）乐观情绪，最为重要：俗话说：“怒伤肝”、“思伤脾”，暴怒和忧思过度会导致肝胆和脾胃气机郁滞，功能失常，诱发或加重急慢性肝炎及肝硬化临床症状。因此必须调整好情绪，保持乐观心态，避免情绪过激。

（2）起居有常，规避有时：肝脏具有贮藏血液和调节血量的作用，休息对于肝炎病人预后起着非常重要的作用，但并不是说绝对卧床，当症状显著改善后，可适当增加活动量，但以不引起疲劳为原则。中医认为劳累伤气，久卧亦伤气，特别是慢性肝炎患者，在症状相对稳定期，应生活有规律，劳逸结合，起居有常。另外，慢性肝炎患者机体免疫力低下，在病中或病后极易被各种致病因子感染，引起感冒、支气管炎、泌尿系感染等，这样会使已恢复或静止的病情复发或加重。要根据气候温度增减衣服，注意起居及个人卫生，防止感染发生。

（3）饮食有节，注重宜忌："三高一低"即高蛋白、高糖、高维生素和低脂肪有保护受损肝脏的作用。因此要定时进餐，以使胃肠功能协调正常；饮食定量，每餐不宜过饱，以达到平时饭量的七八成为准；不要偏食、过食油腻滋补之品，可多食富含蛋白的食物，如鱼类、蛋类、奶类、动物的瘦肉以及各种豆制品等；绝对要禁酒。

（4）规范治疗，定期复查：要在医生指导下，规范治疗，合理用药，并根据检查结果权衡利弊，调整和选择适宜的治疗计划和方案。慢性肝炎患者每半年应全面检查一次，以便及时发现病情的变化，同时不要随意滥用药物，以免加重肝脏负担。特别要尽量避免使用对肝脏有害的药物，如解热镇痛抗炎药、巴比妥类安眠药等。

（十一）哮喘

1. 认识哮喘

支气管哮喘简称哮喘，是一种以反复发作性喘息、气急、胸闷或咳嗽等症状为主要表现的气道慢性炎症，且多在夜间和（或）清晨发作、加剧，多数患者可自行缓解或经治疗缓解。

这种慢性炎症的发病基础是气道对各种刺激因素反应性的增高，即气道高反应性。其发病与遗传因素（约2/3的支气管哮喘患者有家族遗传病史）、环境因素、各种过敏性因素（吸入性：虫螨、花粉、动物毛屑等；食物性：鱼、虾、蟹、蛋类、牛奶等；药物性：普奈洛尔、阿司匹林等；感染性：细菌、原虫、病毒、寄生虫等病原体），以及气候变化、运动、妊娠等都有一定关系。支气管激发试验、支气管舒张试验等都有助于该病的诊断。

哮喘多有较明显的急性发作期、慢性持续期和缓解期。当哮喘严重发作，呼吸频率>30次/分，脉搏>120次/分，一般支气管舒张剂不能缓解症状，且发作持续24小时以上者，称为重症哮喘。当经过治疗或未经治疗症状、体征消失，肺功能恢复到急性发作前水平，并持续4周以上则称为缓解期。

哮喘急性发作期主要症状与病情严重度分级

临床表现	轻度	中度	重度	危重
气短	步行、上楼时	稍事活动	休息时	
体位	可平卧	喜坐位	端坐呼吸	
讲话方式	连续成句	常有中断	单字	不能讲话
精神状态	可有焦虑/尚安静	时有焦虑或烦躁	常有焦虑、烦躁	嗜睡意识模糊
出汗	无	有	大汗淋漓	
呼吸频率	轻度增加	增加	常 >30 次/分钟	
哮鸣音	散在，呼吸末期	响亮、弥漫	响亮、弥漫	减弱、乃至无
脉率	<100 次/分钟	100~120 次/分钟	>120 次/分钟	>120 次/分钟或脉率变慢或不规则
使用 β_2 激动剂后 PEF 占正常预计值或本人平素最高值%	>80%	60%~80%	<60% 或 <100 升/分钟或作用时间 <2 小时	

慢性持续期的严重度分级

分级	临床特点
间歇发作（第一级）	症状<每周 1 次，短期发作（数小时~数天），夜间哮喘症状≤每月 2 次，FEV_1 ≥80% 个人最佳值，PEF 或 FEV_1 变异率<20%
轻度持续（第二级）	症状≥每周 1 次，但<每天 1 次，可能影响活动和睡眠，夜间哮喘症状>每月 2 次，但<每周 1 次，FEV_1 ≥80% 预计算，PEF 或 FEV_1 变异率 20%~30%
中度持续（第三级）	每日有症状，影响活动和睡眠，夜间哮喘症状≥每周 1 次，FEV_1 60%~79% 预计算，或 PEF60%~79% 个人最佳值个人最佳值，PEF 或 FEV_1 变异率>30%
严重持续（第四级）	每天有症状，频繁发作，夜间哮喘频繁发作，体力活动受限，FEV_1 <60% 预计值或 PEF<60% 个人最佳值，PEF 或 FEV_1 变异率>30%

西医常采用脱离变应原（过敏原）、缓解哮喘发作药物（支气管舒张药如：β_2 受体激动剂、抗胆碱药、茶碱）、控制哮喘发作药物（抗炎药如：糖皮质激素、白三烯调节剂、色苷酸钠、尼多酸钠、酮替酚等）为主要治疗手段。糖皮质激素吸入治疗、与支气管剂的联合用药是较为推荐的最常用方法。

中医认为宿痰内伏于肺是哮喘发病的重要内因，而外邪侵袭、饮食劳倦、情志刺激等均可成为发病的诱因，肺气宣降失常，气逆于上是哮喘发病的关键所在。因而中医多以宣降肺气为阶段目标，在治疗上强调发作期攻邪治标兼扶正，缓解期扶正固本。急则治其标，缓则治其本，扶正祛邪，可有效减少复发机会。同时还创造出了许多独特的治疗手段和方法，如：冬病夏治疗法等。

哮喘非急性发作期的西医长期治疗方案

病情分级	控制症状所需药物	可选择的长期治疗方案
间歇	按需间歇使用快速缓解药：如吸入短效 $β_2$ 激动剂治疗用药强度取决于症状的严重程度，可能需要吸入糖皮质激素	
轻度持续	用一种长期预防药物：在用抗炎药物时可以加用一种长效支气管扩张剂（尤其用于控制夜间症状）	需吸入 $β_2$ 激动剂。或口服 $β_2$ 激动剂；口服小剂量控释茶碱；可考虑每日定量吸入小剂量糖皮质激素（<500μg/天）或口服白三烯调节剂。
中度持续	每日应用长期预防药物：如吸入糖皮质激素，每日吸入短效 $β_2$ 激动剂和（或）长效支气管扩张剂（尤其用于控制夜间症状）	每天定量吸入糖皮质激素（500~1000μg/天）。按需吸入 $β_2$ 激动剂。效果不佳时可加口服小剂量控释茶碱或/和口服 $β_2$ 激动剂的控释片。夜间可吸入长效 $β_2$ 激动剂或加用抗胆碱药物。
严重持续	每日用多种长期预防药物，大剂量吸入皮质激素，长效支气管扩张药和（或）长期口服糖皮质激素	吸入大剂量糖皮质激素（>1000μg/天）。规律吸入 $β_2$ 激动剂，可加口服 $β_2$ 激动剂的控释片和缓释茶碱，必要时持续雾化吸入 $β_2$ 激动剂，联用抗胆碱药物；部分患者需口服糖皮质激素。可试用一些新的药物或疗法，如联合应用白三烯调节剂等。

2. 哮喘患者的调护和保养

＊冬病夏治

冬病夏治方：Ⅰ号（白芥子、川乌、白附子、天南星、细辛），Ⅱ号（沉香、肉桂、牛膝、苏子、制附子、降香、冰片）。分别研末，姜汁调糊。每年三伏日贴于患者背部俞穴处，两方交替使用。一般每次贴敷 5~12 小时，5 天贴一次。以局部轻微起泡为佳。

取穴：肺俞、心俞、膈俞、脾俞、肾俞，以及大椎、身柱、大杼、天突、膻中等，每次选穴 5~7 个穴位，穴位也宜交替选用。

＊按摩

（1）按揉膻中：用手指指腹按揉膻中穴（胸骨正中线上，两乳头之间的中点处）3~5 分钟。有调气降逆、清肺化痰、宽胸利膈作用。

（2）点按天突：用手指指腹慢慢地点按天突穴（胸骨切迹上方正中凹陷处）1~2 分钟。有宣肺化痰利咽开音功效。

（3）按揉丰隆：手指指腹按揉丰隆穴（小腿前外侧，外踝尖上八寸）。有和胃化痰作用。

（4）点按少商：用拇指指腹先后点按两侧少商穴（拇指末节桡侧，距指甲根角一分处）各 1~2 分钟。有通经降逆、清肺利咽功效。

（5）按揉鱼际：用拇指指腹先后按揉两侧手掌的鱼际各 1~2 分钟。有散风化痰、清肺利咽作用。

（6）按揉列缺：用食指按揉两侧列缺穴（桡骨茎突上方腕横纹上一寸五分处）各1~2分钟。有宣肺祛风、疏经通络作用。

上述方法每日早、中、晚各按摩一次，可使气行通畅，症状减轻。如能持之以恒地坚持按摩，则收效更好。

＊刮痧

（1）发作期：取大椎、定喘、肺俞、天突、膻中、中府及前胸、尺泽、曲池及上肢内侧、列缺等穴，先刮颈部大椎，背部定喘、肺俞，然后刮天突、中府、膻中及前胸，再刮上肢内侧，重刮尺泽、曲池，最后重刮列缺。宜泻法。

（2）缓解期：取定喘、风门、肺俞、脾俞、肾俞、志室及腰部、太渊及前臂内侧、足三里等穴，先刮背部定喘、风门、肺俞、脾俞、肾俞、志室及腰部，再刮前臂内侧重刮太渊，最后刮下肢足三里。宜补法。

＊药膳

（1）淮山药60克，甘蔗汁250克左右。将淮山药捣烂，加甘蔗汁，放锅中隔水炖熟即成。每日早晚当点心吃。

（2）用绿茶15克，鸡蛋2个加水一碗半同煮，蛋熟后去壳再煮，至水煮干时取蛋吃。每日2次。

（3）白胡椒10克，置青蛙口内，用针缝合后，放在碗内加水适量，隔水炖之。饮汤食部分蛙肉（肠、肚不宜食）。2日服1次，连服5~8次，适用于寒性哮喘。

（4）梨1个挖空芯，加入半夏10克，冰糖少许，隔水蒸熟，吃时去半夏，每日1次，连服数日。适用于痰多、气喘、咳嗽者。

（5）南瓜1个，切开顶盖，去瓤加入姜汁少许和冰糖、蜂蜜适量，盖好顶盖，隔水蒸两小时，分服，适宜于肺、肾两虚的哮喘患者。

（6）黑木耳6克，冰糖9克，加水煮熟，每日2次，常食有效。

（7）核桃仁30克，南杏仁10克，姜汁少许，捣碎后加蜂蜜适量蒸服。

（8）将银杏8枚，红枣10枚，糯米50克加水适量煮粥服。每日早晚2次分服，15日为一疗程，可连服3个疗程，适用于哮喘缓解期。

（9）将老鸭宰杀后洗净，放砂锅内，再放入沙参、玉竹各50克，加水适量。先用武火烧沸，再用文火焖煮1小时以上，使鸭肉炖烂，放入调料。每日服2次，吃肉喝汤。

3. 健康提示

（1）要细心观察、记录，尽可能地了解诱发哮喘加重或减轻的各种因素和方法，避开发作的环境，减少过敏原吸入，避免剧烈运动，忌用可以诱发哮喘的食物、药物等。

（2）居室环境简单、清洁，尽量不使用或少使用含化学性、挥发性物质的装饰、装修材料，尽量不使用皮毛制品和毛绒用具，不养宠物，及时清扫，物品定期在阳光下晾晒，以减少尘土、螨虫的影响。

（3）春、秋等植物花粉较多的季节，要注意关窗，并尽量避免户外，尤其是花粉较多区域的活动。

（4）尽量不使用各种化妆品。

（5）养成定时饮水的习惯，尽量多饮白开水。养成定时排便的习惯，预防便秘的发生。

（6）可根据自身状况，选择候鸟型生活方式，冬季可到温暖湿润的南方地区生活。

（7）根据自身状况对于各种“发物”，如鱼虾、贝壳类、奶制品等慎重食用，若有可疑过敏史应尽量避免食用；若无过敏史，可在病情缓解期先少量试用，然后逐渐增加。

（8）一些助湿生痰之物、辛辣温热之物、肥甘油腻之品，以及容易产气导致腹胀的食物、含大量化学添加剂的食品等也应尽量少吃。

（十二）肾病尿毒症

1. 认识肾病、尿毒症

肾病的范围相对较广，如各种肾小球疾病、肾小管间质疾病、肾血管性疾病、慢性尿路梗阻、结缔组织疾病、感染性、代谢性疾病、先天性和遗传性肾脏疾患等，它们后期均有可能发展为肾功能衰竭——尿毒症。

无论何种原因引起，凡出现大量尿蛋白（尿蛋白≥3.5g/d）、血浆低白蛋白（血浆白蛋白≤30g/L），并可见水肿、血脂升高者，都统称为肾病综合征。根据病因不同，又分为原发性和继发性两大类，如原发性肾病综合症（微小病变型肾病、系膜增生性肾小球肾炎、膜性肾病等），继发性肾病综合症（过敏性紫癜肾炎、系统性红斑狼疮肾炎、糖尿病肾病、肾淀粉样变性等）。

除急性肾衰竭和急进性肾衰竭综合征外，临床上无论任何原因（主要是各种慢性肾脏疾病，我国目前仍以原发性肾小球疾病为多，约占60%），引起肾脏慢性进行性损害，不能维持正常功能，导致体内代谢产物和毒素潴留、水、电解质和酸碱平衡紊乱及某些内分泌功能异常，即为慢性肾衰竭，其终末期即称为尿毒症，它是肾功能逐渐恶化的最后共同结局。

除针对原发病和各种慢性肾衰竭恶化促进因素的对因治疗外，西医还常通过控制高血压、高脂血症，以及高血钾、低钙、高磷、酸中毒、心包炎、心力衰竭、贫血等并发症，以达到控制病情发展的目的。此外，血液透析、腹膜透析、肾移植等替代治疗手段也是根据病情需要常推荐采用的重要方法和必要手段。

肾病多属中医急肾风、慢肾风、水肿、癃闭范畴，而慢性肾衰多属中医关格、水毒症范畴。中医认为其发病的基础是脾肾阳虚，分清泌浊功能障碍，而致水道不利，肾络瘀阻，湿浊内困，化而成毒；因而肾气不化、浊阴不降是其病机关键；化气行水则是治疗的重要目的和手段。

2. 肾病、尿毒症患者的调护和保养

＊中药灌肠

一般选用大黄、附子、生牡蛎、土茯苓、蒲公英等通腑泄浊药物的水煎液，保留灌肠。可有效促进体内有毒物质排出，有利于减轻健存肾单位的负荷，从而控制血肌酐、尿素氮等毒性物质的升高。

＊穴位敷贴

将生大黄、丹参、益母草、薏苡仁、川芎、甘遂加工成粗末混匀，用香油浸泡后熬成膏状。贴于肾俞、关元等穴位，每日1次，15日一疗程。有温肾、活络、利尿、清浊之效，且其不经消化道吸收，很少发生胃肠道反应。

＊脐疗

将大黄、附子、细辛、黄芪、益母草、车前子研粉，白蜜调和制成丸剂，敷于脐部，每日1次，15日一疗程。有滋补脾肾、降浊排毒、消肿利水的作用。

＊药浴

选用麻黄、桂枝、羌活、丹参、红花、川芎、防风、细辛等药物，煎汤泡澡，每日1次，每次20分钟，可促使血液和淋巴液的循环，起到皮肤透析的作用。

＊药带

用大黄、丹参、黄芪、生附子、川芎等中药研粉，装入布袋中，用腰带固定于腰部，有通畅经络，降邪去毒等功效。

＊按摩

（1）捶打法：以手握拳，用拳尖或拳腹沿足少阴肾经和足太阳膀胱经循行路线，以及身体不适部位，往返捶打，由轻到重，但捶打的力度要掌握好，以患者感到舒适而又能忍受为度。也可换捶打为拇指指腹按压，或按摩器的电子刺激。

（2）摩擦法：以手掌的掌心，在腰腿部沿该部位各经络循行方向来回摩擦，以感到发热时为度，一般可以往返摩擦10～20遍。

＊刮痧

头部：全息穴区——额顶带前1/3、后1/3、额旁2带（右侧）。

背部：督脉——命门。膀胱经——双侧三焦俞至膀胱俞。

腹部：任脉——水分至中极。肾经——双侧肓俞至大赫。

下肢：脾经——双侧阴陵泉、三阴交。肾经——双侧复溜、太溪、水泉。

＊药膳

（1）赤豆苏叶粥：赤小豆30克，薏苡仁30克，黄芪20克先煎15分钟后加入粳米，在米粥快熟时加入陈皮、紫苏叶、生姜各15克，盖紧盖焖5～10分钟即可食用。适用于尿毒症病人恶心反胃，食欲不振，颜面水肿者。

（2）西瓜翠衣茶：鲜西瓜皮（外皮）10克，绿茶适量，加新开水适量沏茶饮用。适用于肾病水肿伴咽喉红肿疼痛、发热者。

（3）黑豆海带排骨汤：清水浸泡黑豆80克约2小时后，与小排骨300克共炖，熟前5分钟加海带80克，调味后食用。适用于肾病早期，体质虚弱者。

（4）黑木耳花生银须汤：黑木耳30克，红衣花生30克，玉米须20克，共煎食用。适用于肾病伴蛋白尿者。

（5）生姜饮：取生姜50克压榨取汁，每次饮服一小匙。适用于尿毒症伴恶心呕吐，不思饮食，脾胃虚寒者。

（6）伏龙肝粥：伏龙肝（灶心黄土）200克煎汤，滤取其上清液；以此上清液加粳米100克，茯苓20克煮粥食用。适用于脾胃虚弱的尿毒症病人，长期胃纳欠佳、口泛清水者。

3. 健康提示

（1）饮食宜清淡，对刺激性食品（酒、辣椒），应该予以严格限制。少食油腻及含动物蛋白多的荤腥食物（如肥肉、虾、蟹等）。

（2）肾病、尿毒症病人要根据病情限制蛋白质摄入，一般情况应予低蛋白饮食，每天摄入2～3两优质蛋白质（如鸡蛋、牛奶、鱼等）即可，并且最好分3～5次食用，以减轻肾脏的负担。

（3）慎食豆类及其制品，少食坚果（如：核桃、栗子、杏仁等）及腌制食品（如咸菜、酱菜等），避免使用含磷高的动物内脏及脑，防止血磷升高。

（4）有水肿、高血压、心力衰竭，出现浮肿时，要限制水、盐的摄入，每日盐的摄入量以2～3克为宜；水的摄入量在前一天总尿量基础上增加500～800毫升为宜。冬瓜、西瓜、葫芦、赤豆汤、鲤鱼汤等利尿利水作用，可根据病情酌情使用。

（5）不熬夜，节制性生活，注意休息、避免受凉。

（6）避免接触有损肾脏的化学物质（如含镉、氯仿、乙烯乙二醇和四氯乙烯等的杀虫剂、汽车尾气、涂料、清洁剂等）。

（7）使用利尿药，尿量过多时，应注意补钾，并多进食含钾食品；而尿量在1000毫升以下时，则选用低钾食品。

（8）尿毒症患者保持大便通畅，每日应排便2～3次为宜，有利于肌酐、尿素氮的排出。蜂蜜、香蕉、生梨、萝卜、胡桃肉、黑芝麻，有润肠通便作用，可以经常食用。

（9）已服用激素者，应根据具体情况在医师指导下递减激素用量与次数。

（10）尿毒症的治疗常采用的透析和肾移植等替代疗法，与中西医保守治疗各有优势和适应症，应在医生指导下全面考虑，选择运用。

（十三）腹泻

1. 认识腹泻

腹泻是一种常见的临床症状，主要指原来排便习惯的改变，排便次数明显超过平日习惯的频率（通常界定为≥3 次/日），排便性状改变，水分增加，粪质稀薄，或含未消化食物或脓血、黏液。腹泻常伴有排便急迫感、肛门不适、失禁等症状。

腹泻多是肠道内保持的水分过多或肠内容物通过肠道过快，其水分来不及吸收的结果。

中医认为腹泻主要是由于各种原因导致脾胃的运化失司，肾阳温运障碍，小肠受肾和大肠的传导功能失常所致。与受冷感寒、远行涉水、坐卧湿地、过食生冷、饮食不节或不洁，以及情志所伤，或素体脾胃虚弱、运化失调，肾阳虚衰、失于温煦等因素关系密切。

2. 腹泻患者的调护和保养

＊自我按摩

◆卧功：睡前平卧于床上，意守丹田（脐下三寸处），自然呼吸，以一掌心按摩脐部，以脐为中心，逐渐增大范围，顺、逆时针各按摩 36 次，直到腹部发热为止。

◆揉腹：将两手搓热，先用左手掌沿大肠蠕动方向绕脐作圆圈运动，即由右下腹行至右上腹、左上腹、左下腹而回至右下腹，如此反复 100 次，然后，以右手搓丹田 100 次。

◆体穴按摩：按摩两足三里穴（膝盖骨下三寸，胫骨外侧约 1 横指处），各 36 次，也可在夜间睡觉时，采取平卧式，左腿弯曲把踝关节垫在右腿足三里穴下，感到酸麻时，再左右腿交换，如此反复。

◆和带脉：自然盘坐，上身旋转，自左向右转 16 次，再自右向左转 16 次，探胸时吸气，缩回时呼气。

◆拍击胃肠：用手轻拍胃、肠的体表部位，吸气时提起，呼气时拍下，动作轻缓，拍击时间不限。

＊灸疗

用艾卷灸关元、中脘、下脘、足三里。每穴约 3 分钟，注意切不可烫伤起泡。

＊刮痧

患者仰卧位，操作者在其中脘、建里、天枢、天突、气海穴位上，将手指用清水湿润，五指弯曲，用食指与中指的第二指节对准穴位，将皮肤扶起，然后松开。这样一起一落，反复进行，每点挟撮6~8次，直至被挟处成为橄榄状之紫红色充血斑为度。每天2次。

＊药膳

（1）鲫鱼羹：在洗净的鲫鱼腹内，装入陈皮、缩砂仁、荜茇各10克，以及大蒜、胡椒、食盐等调味料，将鲫鱼放入油锅内煎熟，再加入水适量，炖煮成羹即成。宜空腹食之。

功效：醒脾暖胃。适用于脾胃虚寒之慢性腹泻、慢性痢疾等症。

（2）蜜饯山楂：将去核山楂煎煮至七成熟烂，加入蜂蜜，再以小火煮熟透收汁即可。每日3次，每次15~30克。

功效：开胃，消食，活血化瘀。适用于冠心病以及肉食不消腹泻。

（3）益脾饼：将白术30克，干姜6克用纱布包成药包扎紧，与红枣熬煮1小时左右，取出红枣肉搅拌成枣泥，与焙干的鸡内金粉末、面粉混合均匀，加盐、水，和面，做成薄饼，在烤箱烤焙至熟。

功效：健脾益气，开胃消食。适用于食欲不振、食后胃痛、慢性腹泻、慢性胃肠病等。

3. 健康提示

（1）要精神放松、情绪乐观，生活起居有规律，睡眠充足，避免过度紧张与劳累，适量的运动锻炼，以增强体质。

（2）饮食上宜进食柔软、易消化、富于营养，并有足够热量的食物，忌食辛辣等刺激性食物。宜少量多餐，避免冷饮、水果、多纤维素的蔬菜，忌食牛奶及乳制品。

（3）有长期或间断反复应用抗生素史者，可考虑补充益生菌制剂。

（4）炎症性肠病与免疫异常有关，在应用药物基础上，同时应用免疫调节剂，提高自身免疫力功能，增强抗病能力。

（十四）便秘

1. 认识便秘

便秘指的是大便次数较平时明显减少，肠道内容物通过不畅或积存时间过长而导致的粪便干燥、排出困难，且多伴有腹胀、腹痛等。它既可以是胃肠道功能障碍所致，也可以是全身状况的特定表现之一。

便秘是老年人常见症状之一，大多为由于老年人的消化吸收功能障碍，或年老体弱，活动量减少，胃肠蠕动功能减弱所致的习惯性便秘。但需及时检查，以便除外痔疮、疝、肛裂、腹膜炎、恶性肿瘤等可能导致便秘的疾病。此外，便秘的及时治疗还可有效排除体内毒素等有害物质，对于保持健康，延年益寿，具有十分重要的意义。

中医将便秘分为气虚便秘、血虚便秘、阳虚便秘、阴虚便秘、肠胃积热、气机郁滞、阴寒积滞等不同状况，并非一味主张攻伐和泻下，以免伤气耗液，而是强调要从整体出发，针对病因，遵照“保胃气、存津液”的原则，因势利导，综合考量。调节饮食、情志，以及非药物治疗为先，药物治疗应在此基础上实施。辨证用药是中医治疗慢性便秘的最大特点，如增水行舟法、理气开秘法、益脾补肾法等都是经常采用的方法。

2. 便秘患者的调护和保养

＊按摩

（1）腹部按摩：取平卧位，腹肌放松，先以手掌绕脐周做圆周状的腹部揉按动作，可顺时针方向揉按100此后，再逆时针方向揉按100次；然后用拇指以外四指的指腹，沿结肠走向按摩，即从右下腹部向上到右上腹后，折转向左，至左上腹，再向下至左下腹，这种揉按可适当增加手指的压力，尤其在左下腹时更可增加力度，以不感明显疼痛为度。此法较适合于自我按摩，既有治疗便秘的效果，也有预防便秘的作用。

注意：按压时宜呼气，放松时宜吸气，可选择晚上入睡前或晨起时，揉腹前应排空小便，不宜在过饱或过于饥饿的情况下进行。

（2）指压相关穴位：大便未出时，两手重叠在神阙穴（即肚脐）周围，按顺逆时钟各按摩15次，然后轻拍肚子15次。大便将出不出时，用右手示指压迫会阴穴（二阴之间中点），可有助大便缓缓排出。此外，深呼吸，引意念于肠，做提肛运动15次，也有一定的帮助排便效果。

＊耳穴疗法

按照耳穴图谱的对应点，取直肠下段、大肠、便秘点、皮质下、交感等点，予以适度刺激。

＊刮痧

防治便秘可以采用三脘刮、天元刮、佗脊刮、骶丛刮等方法。

（1）三脘刮：以上、中、下三脘为主带，辅以足阳明胃经在腹部脐旁2寸之循行路线进行刮拭。运板技巧：上腹部以刮为主，辅以按揉手法，由上而下，刮拭面尽量拉长。手法应轻柔，不必强求出痧。

（2）天元刮：刮拭区域以腹部的天枢、关元穴两大要穴为主，起板于滑肉门（穴位名）经天枢至大巨穴斜向关元穴，左右两侧同，然后再从关元穴向下刮至曲骨穴。手法宜平补平泻，手法不宜过重。

（3）佗脊刮：可取俯卧位，以使肌肉放松。刮拭区域自第5胸椎起至第4腰椎棘突下旁开0.5寸处，刮痧时沿脊柱两侧以腕力自上而下拉长刮，如有阳性物可作来回摆状弹拨。

（4）骶丛刮：宜俯卧位，腹下垫一枕头，放松腰尻部。刮拭区域以足太阳膀胱经之八髎穴为主要组成部位，起板于督脉经之长强穴，向左、右斜上方刮拭，沿下、中、次、上进行刮拭，刮成倒“八”字形，其后将其余部分填满，使痧痕成倒三角形为佳。刮拭时手法宜轻，并可在孔中作短暂停留，行点按手法。

除以上方法外，还可以用匙重刮大椎、大杼、膏肓、神堂、大肠俞、天枢、上巨虚、支沟经穴部位。中医辨证属热结大肠者，加刮曲池、合谷经穴部位；属于气滞者加刮中脘、行间经穴部位；属气血亏虚者加脾俞经穴部位轻刮，而下元虚弱加气海至关元穴部位轻刮。每经穴部位刮 3~5 分钟。

注意：溃疡出血、肝硬化、腹水、腹部不明原因肿块者禁刮；空腹及进食 1 小时内、腹部术后半年内，禁刮。

＊药膳

（1）桃花馄饨：将毛桃花适量与面粉混合，制成面皮，包瘦猪肉馅做成馄饨，在鸡汤中煮熟食用。对便秘、胀痛不通有效。但孕妇不宜。

（2）瓜蒌饼：瓜蒌瓤（去籽）250 克入锅，加水、白糖，用小火熬，做成馅。面粉 750 克加水和成软面团，发酵、加碱，然后加馅做面饼，烙熟。有润肺、散结、滑肠之功，适宜于肺燥、咳嗽、便秘者。

（3）麻桃蜜糕：将黑芝麻 100 克，核桃仁 150 克炒香研碎、并与大米粉、糯米粉拌匀。蜂蜜加白糖、水配成糖水，倒入粉内拌匀，制出面粉团，放入糕模中，上边放切碎的橘饼，用大火蒸熟后即可食用。具有补中益气、润肠通便功效，适宜于脾胃虚弱、食欲不振、失眠多梦、健忘、便秘者。

（4）螺汁菜烩面：螺蛳 250 克水浸 5 小时，与姜片投入沸水中煮沸 5 分钟，取汁，放黄酒煮沸，放青菜，3 分钟后，加已煮熟、沥干的面条、精盐，再次煮沸，浇上猪油，调味料即可食用。有清热明目、利尿通便功效。

3. 健康提示

（1）情志调理：老年人身体虚弱，自理能力差，便秘易使其产生焦虑、恐惧的心理变化，应做好其思想疏导工作，给老人营造一个良好的生活氛围。

（2）饮食调理：由于老年人肠胃系统的消化功能会随着年龄的增加而日益减退，当咀嚼能力变差时，会使纤维性食物摄取减少，各种消化液分泌减少，胃肠蠕动减缓，所以应鼓励老年人适当增加流质及含纤维素较高的食物，如薯类、洋葱、黄豆、萝卜等以刺激肠蠕动，多食黑芝麻、蜂蜜等润滑肠道的食物，以及胡桃仁、大麻仁、柏子仁、松子仁、杏仁、葵子等富含油脂的果仁类食品，少吃或不吃刺激性食物，如辣椒、咖啡等。

（3）饮水：晨起空腹饮一杯蜂蜜水，一天之中也要多饮水。因为水分能间接增加肠蠕动，并能使大便软化，同时对排便有刺激作用，反射性地引起排便。

（4）生活规律化：坚持散步、练气功、做深呼吸、腹部按摩、提肛等适当的活动，以及一些轻体力劳动，以强壮身体，增加食欲。要养成每天定时排便的习惯，排便时注意力集中，不宜用力过猛，并可采取深呼气方式以预防生命体征发生变化。

（十五）更年期综合征

1. 认识更年期综合征

更年期原本特指女性卵巢功能从旺盛状态逐渐衰退到完全消失，从而引起生理和心理方面出现一系列显著变化的一个过渡时期。女性更年期多在45~55岁，个人之间会有较大差异。更年期是妇女一生中必经的阶段，它是指妇女从有生育能力过渡到无生育能力的过程，包括绝经前期、绝经期、绝经后期，统称也叫围绝经期。

在更年期这一特定时期内，由于生理功能的巨大变化（卵巢功能的衰退、激素分泌水平急剧下降）而出现一系列精神心理、神经内分泌和代谢的变化，并进而引起各器官系统的症状和体征表现，统称为更年期综合征。其常见的症状有月经周期紊乱、忽来忽隐、经量不一，并逐渐减少；情绪急躁、易于激动、心慌意乱、思想不集中、记忆力减退、失眠、焦虑、抑郁、喜怒无常；面部潮红、经常出汗、头痛、心悸；血压升高、性欲下降、关节酸痛、体形发胖等；严重者还可引发心血管疾病、萎缩性尿道炎、阴道炎、骨质疏松、骨折、肥胖症及老年性痴呆等病。

由于男性在一定年龄内也会出现类似于女性更年期的表现和疾病，因而提出男性也有更年期，多在50~60岁。男性更年期综合征的轻重程度、个体差异较女性为大，轻者可基本没有感觉，而重者则反应极为明显。常见的症状有注意力不集中，办事缺乏信心，工作能力、记忆力、应变力、决断力均明显减弱，易于陷入悲伤、焦虑、猜疑、偏执、烦恼状态中；同时还可出现性欲、性反应、性能力的持续减弱，性交不应期延长，精液量减少，精子质量下降，有时出现阳痿、早泄等。

性激素疗法（即雌/孕激素替代治疗）、药物疗法（α_2受体激动剂、β肾上腺素能阻断剂、镇静—抗焦虑剂和抗抑郁剂等）、心理治疗，都是常用的治疗方法和手段。

中医认为肾、肝、脾，以及冲脉、任脉等，都与人的精血化生、生殖分泌功能关系密切。更年期综合征多有肾阴亏损，真阴真阳不足，水不涵木，阴阳不能保持相对平衡，并继而导致虚阳上浮，扰动心神的见症；中医多将其归于“脏躁”范畴，从补脾肾、调冲任、解肝郁、养心神等方面着手治疗和调养。

2. 更年期综合征患者的调护和保养

＊按摩

（1）捏背法：食指和中指横抵在患者尾骨上，两手交替沿脊柱向上推进，同时两手的大拇指将皮肤轻轻捏起，随捏随推，推至第七颈椎为止，如此反复3~5遍。在推捏过程中，每推捏三次，就需上提一次，以背脊皮肤出现微红为宜。每天施术1~2次。

（2）擦法：一手扶患者腰部，另一手紧贴其腰骶部皮肤，稍用力下压，向上下或左右方向，直线往返轻快急速擦，使之产生温热感为宜。

＊自我按摩

（1）干洗脸：先将两手搓热，然后顺着鼻旁、眼圈、额部、耳旁作干洗脸动作，反复摩动转圈约2分钟。

（2）洗头揉法：两手指微屈，彼此张开，插到头皮上，轻轻来回交叉揉动，如洗头动作，约2分钟。每日早、晚各施术1次。烦躁、焦虑、头痛、头晕等症状明显时，可适当延长时间。

（3）挤提法：两手手指交叉抱着后颈部，头稍向后仰，然后用掌根挤提后颈部约1分钟。

（4）围摩法：仰卧，两手掌相叠，以肚脐为中心，在中、下腹部，沿顺时针方向摩动约5分钟，以腹内有热感为宜。用力先轻后重，然后扩大范围摩动全腹部约2分钟。

＊艾灸

取穴：（1）关元、石门、下脘、交信、期门；（2）神庭、气海、中脘、梁门；（3）腰阳关、命门、涌泉、足三里、关元。

灸法：每日各取一组，穴位上放置鲜的生姜片，姜片上放艾绒，点燃灸至局部发红为宜，一般连续治疗一个月。

＊药膳

（1）玄地乌鸡汤：将玄参9克，生地15克，置于乌骨鸡腹中，文火炖熟后食用。适用于更年期肾虚，头晕眼花，气阴不足者。

（2）菊花百合汤：白菊花6克，百合50克，水煎并加糖服用。适用于更年期头晕、心神失安者。

（3）甘麦莲枣汤：甘草6克，淮小麦15克，麦冬10克，先煎取汁，加入莲子15克，大枣30克，煮食。适用于治疗更年期妇女躁动之症。

3. 健康提示

（1）加强自我心理调适，消除精神负担和恐惧心理，以精神活动机能系统的平衡，来调控和促进维持生命活动机能系统和掌管运动机能系统的正常运转。

（2）当更年期出现不适时，应及时地到医院检查，以便及时排除器质性疾病，切不可掉以轻心。

（3）增加蛋白质类食品，特别是乳品、蛋、瘦肉、鱼类和大豆等；适量摄取碳水化合物，可以有效缓解更年期不适。

(4) 补充维生素类、钙质非常有必要。乳类含钙最丰富，又极易被吸收利用，对防止更年期骨折很有帮助。

(5) 尽量减少脂肪、胆固醇、盐和酒等四种物质的摄入，要少吃过咸的食物，不宜吸烟、喝酒和咖啡。

(6) 使用性激素疗法时，要严格掌握其使用指征（即已出现血管舒缩综合征、骨质疏松症、萎缩性阴道炎、早绝经、复发或顽固性尿道—膀胱炎、脂蛋白血症），禁忌症（有栓塞病史，慢性肝肾功能不全，子宫肌瘤、内膜癌、乳房癌、卵巢癌等性激素依赖性肿瘤，吡咯紫质沉着症，严重高血压，糖尿病，严重静脉曲张等）。

（十六）前列腺疾病

1. 认识前列腺疾病

前列腺是男性重要的性腺器官之一，其分泌物是精液的主要组成部分。前列腺呈前后稍扁的栗子形，是一个实质性腺体。其位于尿道根部周围，后面紧贴直肠，尿道从前列腺内穿过，前列腺有导管与尿道相通。前列腺器官虽小，但它带给男性的问题、麻烦却不少。若前列腺发生病变，则很容易影响到性生活、生育，以及排尿障碍。

前列腺疾病是临床常见难治病之一，它包括前列腺炎、前列腺增生、前列腺结石、前列腺肿瘤、肉芽肿性前列腺病及前列腺痛等。在中老年中，又以慢性前列腺炎、前列腺增生最为多见。

慢性前列腺炎除可见到尿频、尿急、尿痛、尿不尽、尿等待、血尿、伴有少许白色液体滴出外，还存在腹部、会阴部或直肠内出现疼痛，并向附近放射，以及对性生活和生育的影响。青年、中年、老年男性均可患病，但随着年龄的增长，发病率也会明显增加。

前列腺增生主要表现为排尿异常，又可分为梗阻和刺激两类症状。梗阻症状有排尿踌躇、间断、终末滴沥、尿线细而无力、排尿不尽等；刺激症状有尿频、夜尿多、尿急、尿痛。随着年龄增长，前列腺增生症的发病率明显升高。51 ~ 60 岁的人有 50% 出现病理上的前列腺增生症，至 80 岁时有 90% 可出现前列腺增生症。直肠指诊和超声波检查有助于前列腺增生的明确诊断。

引起前列腺疾病的常见病因有：饮食因素（烟、酒、辛辣刺激、肥腻之品）；性生活无节制（尤其经常忍精不射等）；个人因素（穿紧身厚裤、久坐、受凉、饮水少、憋尿、缺乏锻炼、不洁性接触、包皮过长、包茎等）。

西医对于急慢性细菌性前列腺炎，多采用抗菌药物治疗；对于其它前列腺疾病则多采用针对病因或症状的治疗，以及各种物理疗法（如超声波疗法、短波疗法、超短波疗法、微波疗法、直流电药物离子导入法、磁疗法等），借助局部热效用，使深部组织充血，改善血液循环，加强局部组织的滋养，加速炎性产物的吸收清除，以利炎症消散。微创手术也是治疗前列腺增生的重要方法。

前列腺疾病，中医多属“劳淋、精浊、白浊”等范畴。多将其分为湿热下注、脾虚湿盛、气滞血瘀、痰瘀互结、肝肾阴虚、肾阳不足等类型，予以辨证施治。

2. 前列腺疾病患者的调护和保养

＊按摩

（1）体穴按摩：仰卧位，以双手指尖来回推摩下腹部肾经走行区域，然后向下沿腹股沟绕阴器按摩，各50次。坐位，双手自腰部肾脏区域向下至尾骶部来回推揉，直到发热为止；两手分别捏揉对侧大腿内侧阴陵泉、三阴交等穴位，直到发热为止；用手或理疗器具摩擦两足心涌泉穴，直到发热为止。以上按摩动作每日早晚各做1次，每次不少于5分钟。

（2）局部按摩：定期对前列腺按摩、引流前列腺液，排出炎性物质，这有利于解除前列腺分泌液郁积，改善局部血液循环，促使炎症吸收和消退。该法对于贮留型和慢性细菌性前列腺炎，凡腺体饱满、柔软、脓性分泌物较多者尤其适用。一般一周按摩1~2次。该法需由医生操作，需戴指套并涂润滑剂，动作宜轻柔和缓，切忌粗暴强按，以免造成不必要的损伤。凡疑为前列腺结核、肿瘤的患者及慢性前列腺炎急性发作期间，均不宜按摩。

＊敷贴疗法

（1）独头蒜头1个，栀子3个，盐少许，捣烂成饼，敷贴于脐部，胶布固定，适用于慢性前列腺炎伴小便不利者。

（2）田螺2只，葱白2个，捣烂如泥，敷贴于关元穴，胶布固定。适用于前列腺增生排尿困难者。

＊坐浴疗法

（1）大黄、毛冬青、忍冬藤各30克，红花10克，吴茱萸、泽兰各15克。水煎后先乘热熏蒸，然后温水坐浴，每日1次，每次10~20分钟。

（2）普通食醋1份加入热水10份，水温41~43℃，以能耐受为度，坐浴30分钟，每日1~3次。注意水温，防止烫伤和受凉。

＊灌肠疗法

（1）黄柏、知母、车前子各15克，肉桂4克，水煎取汁300毫升，每次150毫升灌肠，每日2次。适用于慢性前列腺炎、前列腺增生伴尿闭、少腹胀痛者。

（2）紫花地丁30克，蒲公英、鱼腥草各15克，野菊花、天葵子各10克，银花、连翘、白头翁各12克，水煎取汁400毫升，每次200毫升灌肠，每日2次。适用于急慢性前列腺炎伴尿频、尿急、小便灼热，尿液及前列腺液有大量白细胞、脓细胞者。

（3）桂枝、山甲珠、地龙干、皂刺各10克，茯苓20克，赤芍、桃仁、鳖甲各15克，丹皮8克，水煎取汁300毫升，每次150毫升灌肠，每日2次。适用于前列腺增生。

（4）大黄30克，牡蛎60克，水煎取汁300毫升，每次100~150毫升灌肠，每日2~3次。适用于前列腺增生伴尿闭不通，大便干结者。

*药膳

（1）栗子炖乌鸡：乌鸡1只，与栗子仁200克，海马5只及盐、姜等一同蒸熟，分2~3次食用。适用于慢性前列腺炎。

（2）白兰花猪肉：汤猪瘦肉150~200克，与鲜白兰花30克（干品10克），煲汤食用，适用于慢性前列腺炎。

（3）白兰花粉：白兰花研为粉末，每次取10克，温开水送服。每日3次。适用于慢性前列腺炎。

（4）萝卜浸蜜：萝卜1500克，去皮切片，用蜂蜜500克浸泡10分钟，取出焙干，再浸再焙，不要焙焦，连焙3次。每次嚼服数片，盐水送服，每日4~5次，常食。适用于气滞血瘀型慢性前列腺炎。

（5）葵菜羹：将葵菜叶，煮沸加入淀粉、调味料少量作羹，空腹食用。适用于慢性前列腺炎。

（6）葡萄煎：葡萄汁、藕汁、生地黄汁各150毫升，白花蛇舌草汁、王不留行汁各100毫升，白蜜250毫升，一同熬为糖稀状，每于饭前服60毫升。适用于慢性前列腺炎伴小便淋涩不畅者。

（7）白绒草30克，车前草15克，猫须草15克，鲜赛葵根60克，水煎后炖豆腐服食。适用于慢性前列腺炎伴会阴胀痛者。

（8）石柑子15克，千斤拔50克，炖猪瘦肉服食。适用于前列腺增生，排尿不畅者。

（9）蛇床红枣汤：蛇床草100克，红枣30克，水煎，饮汁食枣，每日2次。适用于慢性前列腺炎。

（10）车前绿豆橘皮粥：车前子60克，橘皮15克，通草10克，布包，煮汁去渣，再入绿豆50克，高粱米100克，煮粥，空腹服食。适用于老人前列腺炎伴小便淋痛者。

（11）慈菇凌霄粉：慈菇花30克，凌霄花20克。共研为细末，每次取6克，白开水送服，每日3次。适用于前列腺增生。

（12）二紫通尿茶：紫花地丁，紫参，车前草各15克，海金砂30克，一同研为粗末，代茶饮用，每日1剂，连服5~7天。适用于前列腺炎、排尿困难及尿频尿痛症者。脾胃虚寒者忌用。

3. 健康提示

（1）不要憋尿、多喝水，以减少高浓度尿液对前列腺的刺激。

（2）有规律的性生活是促进前列腺液排空的最佳方法，每周三次或更多的规律性生活有助于缓解前列腺疾患。

（3）洗温水澡可以舒解肌肉与前列腺的紧张，有效减缓症状。

（4）避免长时间骑自行车、骑马、久坐等持续压迫前列腺部位的动作；切忌受寒、受凉、久坐湿地。

（5）远离咖啡因、辛辣与酒精。

（6）预防前列腺增生要从青壮年开始，关键是性生活要适度，不纵欲也不禁欲，避免前列腺长时间充血，给其充分恢复和修整的时间。性生活过频会使前列腺长期处于充血状态，从而引起或加重前列腺增生。

（十七）失眠症

1. 认识失眠症

睡眠是每人每天都必须的，大多数人一生中的睡眠时间超过生命的1/3。睡眠是一种有利于精神和体力恢复的主动过程，是维护健康和体力所必须的休息。

医学研究表明，睡眠由两个交替出现的不同过程（也叫时相）所组成，即慢波相（深睡眠期）和异相睡眠。当人入睡后，首先进入慢波相，一般历时70～120分钟不等，再转入异相睡眠，约5～15分钟，接着又一次开始下一个慢波相和异相睡眠，如此周而复始，一般有4～6次转换。慢波睡眠约占睡眠全时的80%，而异相睡眠只占20%。

人在深睡眠期，大脑皮层细胞处于充分休息状态，这对稳定情绪、平衡心态、恢复精力、产生更多抗体、增强抗病能力极为重要。因此，足够的深睡眠是十分重要的，尤其刚入睡的前3个小时，对睡眠质量至关重要。

失眠症是指持续发生的睡眠时间或（和）深度不足，从而导致睡眠障碍，影响精神、体力恢复的一类病症，可分为入睡困难（就寝后30分钟以上不能入睡）、间断失眠（容易惊醒，常有噩梦）、终点失眠（早醒，且不能再睡）三种状况。

中医认为失眠多由心胆脾肾的阴阳失调、气血失和，以致心神失养或心神不安而发病。临床上可分为虚证和实证两类，有邪者多实，无邪者皆虚。常见的病因有肝郁化火、痰热宿食内扰、阴虚火旺、心脾两虚、心胆气虚等。常用的中成药有天王补心丹（每次1丸，每日2次）、柏子养心丸（每次1丸，每日2次）、养血安神胶囊（每次2粒，每日2次）等。

2. 失眠患者调护和保养

＊按摩

（1）仰卧揉腹：每晚入睡前，仰卧床上，意守丹田，先用右手按顺时针方向绕脐稍加用力揉腹，一边揉一边默念计数，揉计120次；再换用左手逆时针方向同样绕脐揉120次。适用于入睡困难的失眠者。

（2）踏豆按摩：脚盆中放置炒（或烤）热的绿豆500克，用双脚蹂踏绿豆，边踩边揉。每天睡前1小时开始蹂踏，每次30分钟左右。适用于入睡困难，睡眠较浅，多梦者。

（3）拍打涌泉穴：每晚睡前，端坐床上，先用右手掌拍打左脚涌泉穴120次，再用左手掌拍打右脚涌泉穴120次，每次力度均以感到微微胀痛为宜。适用于入睡困难，睡眠较浅，多梦者。

（4）卧位吐纳法：右侧卧位，双目闭合，全身放松，意守丹田，舌抵上腭。用鼻缓慢吸气，使腹部膨胀，继而从鼻孔徐徐呼出，至全腹收缩，连续坚持2周。适用于入睡困难，深睡眠不足者。

＊耳穴贴压

以王不留行籽耳压固定，并予按压，一般每次取3~5个穴，每日1次，15次为一疗程。选穴：皮质下、交感、心、肝、脾、内分泌、神门。

＊足浴

用酸枣仁20克，远志20克，合欢皮10克，朱砂5克。煎水，睡前泡脚20分钟，水需没过足踝关节以上。

＊足反射区疗法

根据足部反射区进行按摩，先将足底搓热，再搓足背及足部内外侧，然后重点按压肾、心、肝、失眠点、大脑、垂体、三叉神经、甲状旁腺、性腺等反射点（或区），每个反射区按压5~8秒。

＊敷足疗法

取朱砂均匀撒在伤湿止痛膏中心部位，贴敷于足心涌泉穴上，每晚1次。

＊刮痧

刮痧手法宜轻，且宜补泻结合，最好配合耳压、推拿等方法同时治疗，并可按部位循经选穴治疗。

头颈部：全息穴区——额旁1带（右侧）；额顶带后1/3；顶颞后斜下1/3（双侧）。胆经：双侧风池。奇穴：四神聪、双侧安眠。

背部：双侧心俞、脾俞、肾俞。

上肢：双侧神门。

下肢：双侧三阴交。

＊药膳

（1）大柏子仁粥：将柏子仁15克捣烂，与粳米煮成粥，粥快熟时，可加入蜂蜜适量。每天2次服用，7天为1疗程。适用于失眠、心悸、健忘，并伴有便秘者，大便泄泻者忌食。

（2）酸枣仁粥：粳米煮粥，快熟时加酸枣仁末 15 克，空腹乘热食用。适用于心悸、失眠、多梦者。

（3）双仁粥：水煎枣仁、柏子仁各 10 克，红枣 5 枚，取汁与粳米煮粥，熟后加入红糖适量。每天 2 次，空腹乘热食用。适用于气血虚弱、失眠多梦、面色不华、头晕心悸、舌淡脉细者。内有实热、大便溏泻者不宜用。

（4）夜交藤粥：夜交藤 60 克水煎取汁，与粳米煮粥，可加白糖、大枣，睡前 1 小时热食，连服 10 天。适用于顽固性失眠、多梦易醒者。

3. 健康提示

（1）消除焦虑情绪，避免不良刺激，加强体育锻炼，养成良好习惯，这些对于失眠而言是药物所无法替代的。

（2）造成失眠的因素很多，且个体差异较大，最好细心分析，找出原因，采取针对性措施。

（3）选择适合您自己的睡眠用具（床、枕的大小、软硬适中，床单、被褥及睡衣的色泽柔和、舒服透气）。

（4）睡眠姿势宜右侧卧位，身体轻微弯曲，尽量避免将双手放在胸前，压迫心肺，阻碍呼吸。但对于某些患者而言，则以尽量避免压迫患者为宜。

（5）睡眠时间长短因人而异，它与睡眠质量并不成正比，而第二天起床后的精神状态，对于评价睡眠品质的高低更有意义。

（6）注意安排理想的睡眠环境，应尽量保持安静、遮光、舒适（温度、湿度及空气流通度），尽量减少电磁场的影响。

（十八）抑郁症

1. 认识抑郁症

抑郁症是以情绪异常低落为主要临床表现的一组精神疾病的总称，并可分为内源性抑郁症、更年期抑郁症、隐匿性抑郁症、抑郁性神经症、反应性抑郁症、继发性抑郁症等不同类型。临床主要表现为情绪异常低落，意志消沉，对生活失去兴趣，常唉声叹气，独自哭泣，整个心境沉浸于忧闷愁苦之中，紧张焦虑，甚至绝望，有强烈的自杀意向，思维活动抑制，精神痛苦，有厌世感和悲观情绪。并且常伴有早醒、便秘、厌食、消瘦、性机能减退，精神萎靡，症状昼夜波动等植物神经和躯体症状，有的还伴有精神病症状，或神经症状。

除此之外，还可见到多种不同的躯体症状表现：

（1）疼痛：可有头痛、四肢酸痛、胸痛、腹痛、神经痛、颈项痛、生殖器痛、耳痛等。

（2）消化道症状：消化不良、食欲减退、腹泻、体重减轻、口中无味等。

（3）神经系统症状：有麻木感，感觉头脑模糊不清，耳鸣，视力减低，记忆力衰退等。

(4) 心血管及呼吸系统症状：喉头堵塞感，咳嗽，自己感觉阵发性发热，心慌、气喘。

(5) 睡眠障碍：早醒、失眠，或睡眠过多。

(6) 过敏性症状：全身瘙痒，皮疹。

(7) 生殖系统症状：女性月经不规律，闭经，痛经；男性阳痿等。

(8) 其他症状：怕冷、齿龈出血、掉头发等。

中医认为抑郁症属于郁证范畴，认为其精神症状和躯体症状互为因果，既可因郁闷、情志不舒导致五脏气机不畅，而出现先郁后病；也可因五脏病变，导致气机不畅、气血失调，出现郁闷、情志不舒等。

中医常将其分为肝气郁结、气郁化火、血行瘀滞、痰气郁结、心神浮越、心脾两虚、心阴亏虚、肝阴亏虚等不同证型，予以辨证施治。

2. 抑郁症自测

抑郁自评量表（Self－rating Depression Scale，SDS）

第一部分：（计分方法：无或偶尔＝1分，有时＝2分，经常＝3分，持续＝4分）

(1) 我感到情绪沮丧、郁闷。

(2) 我要哭或想哭。

(3) 我夜间睡眠不好。

(4) 我感到体重减轻。

(5) 我为便秘烦恼。

(6) 我的心跳比平时快。

(7) 我无故感到疲劳。

(8) 我坐卧不安，难以保持平静。

(9) 我比平时更容易激怒。

(10) 假若我死了别人会过得更好。

第二部分：（计分方法：无或偶尔＝4分，有时＝3分，经常＝2分，持续＝1分）

(11) 我感到早晨心情很好。

(12) 我吃饭像平时一样多。

(13) 我的性功能正常。

(14) 我的头脑像往常一样清楚。

(15) 我做事情像平时一样不感到困难。

(16) 我对未来感到有希望。

(17) 我觉得决定什么事情都很容易。

（18）我感到自己是有用的和不可缺少的人。

（19）我的生活很有意义。

（20）我仍旧喜爱自己平时喜爱的东西。

计算方法：病情严重指数 =（20 项评分累加分）÷80

结果评价：经测试，病情严重指数在 50 分以下为无抑郁；50～59 分为轻度抑郁；60～70 分为中度抑郁；70 分以上为重度抑郁。

3. 抑郁症患者的调护和保养

＊按摩

以双手拇指点按太阳穴，食指弯曲从前额正中开始分别向两侧干刮，反复操作约 3 分钟。接着用拇指或食指指腹点按、轻揉头部神庭、百会、安眠穴，注意用力要均匀，动作有节律性，共 60 次。

手掌由胸部正中胸骨处向下摩擦至腹部，一上一下各做 60 次，同时配合深呼吸，其间可点按璇玑、中脘、气海等穴位。接着双手揉按侧腰部，从两胁肋开始，自上而下，手法宜由轻到重，逐渐均匀加力，每日早晚各做一次。

四肢可点按神门、合谷、内关、三阴交、太冲穴。

若他人按摩，也可把重点放在背部的五脏俞穴（即心俞、肺俞、脾俞、肝俞、肾俞）再加膈俞上。以达到使五脏气机调和，脏腑功能逐渐趋于正常的目的。

＊芳香按摩

用植物芳香油揉搓身体的芳香按摩疗法，能够缓解抑郁症病情，是一种行之有效的辅助治疗手段。有研究表明，芳香按摩后，汉密尔顿焦虑量表数值、大脑前额叶血流及功能均有较好提高和改善。

＊刮痧

刮拭督脉和足太阳经穴，在经脉线路上施以润滑剂，先用刮痧板刮膀胱经，重点放在肺俞、心俞、肝俞等穴位，之后刮拭督脉穴位，4～5 天 1 次，5 次为一疗程。

＊药膳

（1）黄花木耳汤：金针菜（萱草）30 克，黑木耳 6 克，猪瘦肉丝 50 克。做汤，调味后食用。适用于抑郁症伴血脂增高者。

（2）麻油豆腐皮：将豆腐皮在沸水中煮 5 分钟左右，捞起切片，加酱油、芝麻油调味后食用。适用于抑郁症。

（3）开心水果：香蕉、葡萄干、橙子、苹果适量，两餐间食用。适用于抑郁症的日常调理。

（4）玫瑰花烤猪心：鲜玫瑰花捣烂成茸状，鲜猪心切成小块。将猪心块用铁签穿着在火上烤，边蘸玫瑰花茸汁边烤，直至烤熟，边吃边烤，鸡汤送服。适用于抑郁症的调养。

4. 健康提示

(1) 千万不要给自己制订一些很难达到的目标，正确认识自己的现状，正视自己的病情，尽量摆脱繁杂事务。根据事情轻重缓急，将工作化整为零，不勉为其难，尽量避免挫折的负面效应。

(2) 尽量多参加一些活动，多与人们接触和交往，不要自己独来独往。

(3) 学会自我放松，合理安排时间，培养兴趣和爱好，但不要太多、太满，避免产生新的负担和压力。

(4) 心态平和，避免急躁，遇事要多与自己信赖的人商量，要给自己的治疗留下较为充裕的时间。

(5) 养成记日记的习惯，把自己患病及治疗的经过和感受写出来，然后分析、总结，找出规律和症结所在，想办法予以针对性的解决。

(6) 多食富含色氨酸的食品，因其能提高大脑5-羟色胺的水平，使人心情愉快。富含色氨酸的食物如花豆、黑大豆、南瓜子、鱼片干等，均可适当多吃一些。

(十九) 帕金森病

1. 认识帕金森病

帕金森病（PD）又称震颤麻痹，以静止性震颤、运动迟缓、肌强直、平衡障碍（姿势步态异常）这四大症状为主要特点。该病是中老年人常见的中枢神经系统变性疾病，且起病隐袭，缓慢进展，逐渐加剧。主要表现为肌张力增高、活动减少。该病在60岁以上人群中患病率约为1%，且有不断增高的趋势，并且随年龄增长而增高，但男性和女性的差异不大。

该病的静止性震颤多表现为在安静时出现拇指与食指有节律的“搓丸样”动作，紧张时加剧，入睡后消失；多数病人从一侧手指开始，逐渐扩展到同侧下肢及对侧肢体，下颌、唇、舌及头部最后受累，它是多数病人的首发症状。

运动迟缓主要表现为因肌张力增高、姿势反射障碍，使起床、翻身、步行、变换方向等运动迟缓，而且表情肌活动少，双眼凝视，瞬目减少，呈面具脸。手指精细动作（扣纽、系鞋带等）困难，不能同时做多个动作，始动困难。有的患者书写时，字越写越小，称为“小写症”。

肌强直主要表现为屈肌与伸肌同时受累，呈现铅管样强直；若伴震颤，则可见有断续停顿的齿轮样强直。

平衡障碍常表现为屈曲状的站姿，异常步态的行姿，多数患者早期下肢拖曳，之后小步态、启动困难、行走时上肢摆动消失，转弯时躯干僵硬，用连续小步使躯干与头部一起转动；晚期则表现出站起困难，小步前冲样慌张步态等。

目前研究表明其发病以黑质多巴胺（DA）能神经元变性缺失和路易体形成为特征，同时认为一部分病人的发病主要与年龄老化、环境因素、遗传因素等因素有关，但仍有相当一部分患者的病因不明，即称为原发性帕金森病。其中年龄因素仅仅是发病的促发因素而已。

该病的西医治疗有药物和手术两种，但均以缓解症状为目的。其中药物治疗早期最有效的药物是左旋多巴制剂（如美多巴或息宁）。

中医认为帕金森病属“颤证”、“颤痉”范畴，“颤”指肌肉震颤，“痉”指肌肉强劲、不柔韧。本病属风象，主要与肾、脾、肝三脏功能失调有关，肾亏脾虚基础上的肝风内动是发病的关键，痰饮、水湿、瘀血停蓄是使病情加重的重要因素。从而多以“滋肾补脑、健脾益气、燥湿化痰、缓肝熄风”论治。

2. 帕金森病患者的调护和保养

＊运动锻炼

（1）放松和呼吸锻炼：闭目仰卧，深而缓慢地呼吸，全身放松，并想象气向上到达头顶，然后从头顶顺流而下，经过背部到达脚底。如此反复练习5~15分钟。

（2）面部动作锻炼：尽量皱眉，然后用力展眉，反复数次。还可通过鼓腮等，尽量做出微笑、大笑、露齿而笑、撅嘴、吹口哨、鼓腮等夸张动作。

（3）头颈部锻炼：头向后仰，双眼注视天花板约5秒钟，然后头向下，下颌尽量触及胸部，继而向右转并向右后看大约5秒钟，再以同样的动作向左转。面部反复缓慢地向左右肩部侧转，并试着用下颌触及肩部；还可以让头部缓慢地向左右肩部侧靠，尽量用耳朵去触到肩膀；或者使下颌前伸保持5秒钟，然后内收5秒钟。此锻炼一定要循序渐进，逐步加大动作幅度，动作要缓慢轻柔。

（4）躯干锻炼：双脚分开与肩同宽，双膝微曲，右上肢向上伸直，掌心向内，躯干向左侧弯，来回数次；然后左侧重复。也可以配合一些转体运动的锻炼。

（5）腹肌锻炼：平卧，双手抱住双膝，慢慢地将头部伸向两膝关节。

（6）腰背肌锻炼：俯卧，腿与骨盆紧贴地板或床，用手臂上撑维持10秒钟；或以手臂和双腿同时高举离地维持10秒钟，然后放松。反复多次。

（7）上肢及肩部锻炼：两肩尽量向耳朵方向耸起，然后尽量使两肩下垂。伸直手臂，高举过头并向后保持10秒钟。双手向下在背后扣住，往后拉5秒钟。反复多次。手臂置于头顶上，肘关节弯曲，用双手分别抓住对侧的肘部，身体轮换向两侧弯曲。

（8）手部锻炼：用一只手抓住另一只手的手指向手背方向搬压，以防止掌指关节畸形。

（9）下肢锻炼：双腿稍分开站立，双膝微屈，向下弯腰，双手尽量触地。左手扶墙，右手抓住右脚向后拉维持数秒钟，然后换对侧下肢重复。也可锻炼“印度式盘坐”，并尽量将膝部靠向地面。

（10）步态锻炼：身体直立，目视前方，起步时足尖要尽量抬高，先足跟着地再足尖着地，跨步要尽量慢而大，两上肢尽量在行走时作前后摆动。进一步还可在前方设置一块高10～15厘米的障碍物，做跨越障碍物的行走锻炼。在起步和行进中，若遇到脚步迈不开，像粘在地上了一样的“僵冻现象”，可先足跟着地，全身直立站稳，在获得平衡之后缓步慢行，每一步都要走稳，且都是先以足跟着地，足趾背屈，最后足尖着地。

（11）平衡锻炼：双足分开25～30厘米，向左右、前后移动重心，并保持平衡。躯干和骨盆左右旋转，并使上肢随之进行大的摆动，对平衡姿势、缓解肌张力有良好作用。

（12）语言训练：舌头重复地伸出和缩回，舌头在两嘴间尽快地左右移动，围绕口唇环行尽快地运动舌尖，尽快准确地说出“拉~拉~拉”、“卡~卡~卡”、“卡~拉~卡”，并重复数次。缓慢地反复做张嘴闭嘴动作，上下唇用力紧闭数秒钟再松弛，反复做上下唇撅起动作，再松弛。尽快地反复做张嘴闭嘴动作，并说“吗、吗、吗……”多次重复。

进一步可以进行朗读训练和歌唱训练。选择节律感强、朗朗上口的诗词歌赋，缓慢而大声地朗读，力求表现出诗词抑扬顿挫的韵律。还可以通过唱歌提高语言的连贯性，并锻炼肺活量，改善说话底气不足的状况。

＊按摩

（1）点按百会、四神聪、印堂、风池、膻中、气海、关元、足三里、三阴交、肾俞、肝俞、脾俞、太冲、阳陵泉各1分钟。

（2）用拇指峰或指腹推乔空穴（耳后根部），自上至下推至该处肌组织松软为度，最好一侧一侧地推，不宜两侧同时，且用力应均匀和缓。

（3）从头顶向后枕部，缓慢地用五指捏拿，至枕后并沿颈椎两侧向下捏拿，直至颈椎末端，可重复操作3～5遍。

（4）沿督脉（从大椎直擦到腰骶部）两侧，用滚法自上而下连续滚动5次。继而滚、擦上肢内外侧（自颈、肩、肘，至腕、指）2～3次，并可与点按、捻等手法相结合使用，然后大幅度摇肩关节，屈伸肘关节；最后以掌叩击大椎和腰阳关。其中上肢震颤重者，可加按肩前及曲池；下肢震颤重者，可加按血海和丰隆穴。

＊耳穴治疗

以王不留行籽耳压固定，并予按压，一般每次取5～8个穴，隔天1次，30次为一疗程。可选皮质下、耳前交感、脑干、缘中、神门、心、肝、肾、肾上腺、枕、颈、肘、腕、指、膝等穴。

＊药膳

(1) 天麻炖羊脑：羊脑1个，加天麻10克炖熟，调味后食用，每日或隔日1次。适用于帕金森病见头晕、肢麻者。

(2) 女贞枸杞鱼头汤：女贞子、枸杞子、蒺藜各15克，当归、白芍各10克，与鲤鱼头1个熬炖后食用。适用于帕金森病见眩晕头胀、腰膝酸软者。

(3) 麻仁豆浆：黑豆10克，蚕豆20克，黑芝麻15克，麻籽仁10克。浸泡后以豆浆机制作豆浆，煮熟后每日1杯。适用于帕金森病记忆减退、大便偏干者。

(4) 蜜汁双耳：银耳20克，木耳20克水发后与金丝小枣20克，共煮至熟，捞出，浇入隔水炖好的阿胶10克，蜂蜜适量，每日1次。适用于帕金森病伴体质虚弱、食欲不好、容易感冒者。

(5) 龟鹿龙凤羹：龟版胶、鹿角胶、海龙各5克，分填于2只鸽子的体腔内，加水炖熟后连汤食用，隔日1次。适用于帕金森病见头晕耳鸣、失眠健忘、痦寐颠倒者。

3. 健康提示

(1) 食物多样，营养均衡，愉快进餐。

(2) 适量多吃奶类和豆类，限量吃肉（食物蛋白质中一些氨基酸成分会影响左旋多巴药物进入脑部发挥作用），每天摄入大约50克的肉类为宜，并尽量不吃肥肉、荤油和动物内脏。每天饮6~8杯水，以利新陈代谢。

(3) 服药半小时后进餐。通常服用左旋多巴药物半小时后才进餐，以便药物能更好地吸收。

(4) 应根据自身状况和病情阶段的不同，选择适宜的项目和方式，尽量参与各种形式的活动，保持四肢各关节最大范围的屈伸、旋转，以促进肢体的血液循环，预防肢体挛缩、关节僵直的发生。

(5) 对治疗无效，健康情况良好，症状以单侧为主者，可考虑手术治疗。

（二十）早老性痴呆

1. 认识早老性痴呆

老年性痴呆指老年期（男65岁以上，女55岁以上）发生的慢性进行性智能缺损，并有脑组织特征性病理改变的一种精神疾病。老年性痴呆症一般分为"脑血管性痴呆"和"早老性痴呆症（阿尔茨海默氏痴呆）"两种。

早老性痴呆多隐匿起病，智能衰退，且直线下降，其间没有缓解，病程多在5~12年。该病的产生是随着年龄的增长，在脑中合成淀粉状蛋白前身物质，再由蛋白质酶将其分解成水溶性的淀粉状蛋白，该蛋白又经反应联结成淀粉状蛋白纤维，它会沉积在神经与神经细胞的神经键的狭小间隙中，引起神经与神经细胞的异常，使人患上早老性痴呆症。

早老性痴呆早期，首先出现的症状是近期记忆力减退，叫不出熟人的名字，“丢三落四”，什么事“扭头就忘”，如把水壶烧干，把饭烧糊了等等；而远期记忆力好，儿时的、多年以前的事情记得很清楚。由于视空间功能障碍，因而常常迷路；放东西不能准确判断物品的位置，易抓空或碰倒，对新要求常感到力不从心，情感淡漠而多疑，判断力差，概括能力丧失，注意力分散，购物不会算账等等。

中期则出现失语、失认、失用等多种大脑皮质的功能障碍。如逐渐听不懂别人说话的意思，答非所问，自己经常说错话，内容空洞，交谈能力下降。有部分人不认识亲人和熟人的面孔，甚至自我认识不能；还有人不能完成平日熟悉的连续动作，如抽烟时不能按顺序抽出烟卷，叼上烟卷，划火柴，点烟；或不能做已熟练掌握的技能，如原来会骑车，病后不会了；不会使用任何工具甚至不会拿筷子或用勺吃饭，穿衣困难，分不清衣服的正反、上下和左右，顺序穿错或忘穿某一件；还可表现过度活动的不安，频繁走动，如无目的地在室内来回走动，或半夜起床，到处乱摸，开门、关门、搬东西等，视力下降，四肢肌张力增高，有异常的屈曲姿势和震颤。

晚期则智力、语言、工作能力、生活自理能力均下降。谈话只能模仿别人的话，但不知其意，或反复重复自己所说的话，最后只能发出咕噜声直至哑口无言；卧床不起，大小便失禁，生活不能自理，四肢强直，运动不能，以致屈曲性瘫痪。对外界刺激无任何有意识的反应，表现为不动性缄默。

早老性痴呆症，属于中医学的“呆病”、“健忘”、“虚劳”、“善忘”等范畴，且多以中医的“虚证”表现出来。

中医学认为其病位在脑，与心肝脾肾功能失调关系密切。基本病机是髓减脑消，神机失用，脑髓空虚，气血不足致心神失养。多表现为本虚标实，以心肝脾肾虚为本，痰瘀内生，气血逆乱为标。中医药对防治老年痴呆有较强的优势，且副作用少，常从脾肾两伤、肾阳虚、肝郁气滞、痰热互结，清窍闭塞、脾肾阳虚，脑髓空虚等证候入手辨证施治，多采用补肾，调理心脾，活血化瘀，安神健脑开窍的中药治疗。

2. 早老性痴呆患者的调护和保养

＊灸法

灸法可扶阳化瘀，延年益寿，灸任脉的神阙、气海、关元，督脉的命门、大椎、膏肓、肾俞、志室，胃经的足三里穴（双）、每次灸5壮，均有补肾填精助阳、治疗和防止衰老和老年性痴呆的效果。

＊药膳

（1）山药枸杞猪脑羹：将猪脑1副与山药30克，枸杞子10克一同炖熟，并搅成烂糊，加糖调味，早、晚两次分服。适用于早老性痴呆肝脾肾虚之心悸气短、健忘失眠、头晕眼花、腰膝酸软等症。

（2）首乌杜仲粥：何首乌 12 克，杜仲 9 克。水煎取汁，与粳米煮粥食用。适用于早老性痴呆肝肾阴虚之头晕眼花、健忘失眠、腰膝酸痛等症。

（3）远志枣仁粥

远志、炒酸枣仁各 9 克，与粳米一同煮粥食用。适用于早老性痴呆痰阻清窍、痴呆健忘、表情呆板、纳差食少、头昏失眠等症。

（4）山楂菖蒲饮：山楂 20 克，石菖蒲 9 克，用开水闷 10 分钟即成，代茶饮服。适用于早老性痴呆痰瘀阻窍、头脑昏蒙、神志痴呆、健忘等症。

（5）甘麦大枣汤：甘草 10 克，小麦 30 克，大枣 5 枚。水煎，分次吃枣、饮汤。适用于早老性痴呆阴虚内热之神情痴呆，健忘失眠，心烦不安等症。

（6）山楂枸杞饮：山楂 15 克，枸杞子 15 克，沸水冲泡，当茶频饮。适用于早老性痴呆肝肾不足、头晕脑鸣、精神恍惚等症。

3. 健康提示

（1）注重康复训练：除加强思维、记忆、计算能力、言语表达训练外，还要加强肢体、关节、肌肉的康复运动锻炼，以便提高独立生活能力。

（2）加强护理：长期卧床者要定期翻身、拍背，积极预防褥疮发生，进食要防止食物引起的窒息，还要防止跌倒或跌伤，以及外出迷路或走失。

（3）有研究表明，音乐疗法可以使早老性痴呆患者褪黑激素分泌水平的提高，从而使行为问题和睡眠障碍得到改善。

（4）使用抗精神病药，应在医生指导下进行。有严重心力衰竭、重症高血压病者应禁用或慎用此类药物，以防严重副作用的发生。使用镇静、助眠类药物者，尤其长期使用者，一定要避免突然停药。

（5）常吃臭豆腐、咀嚼口香糖、适当补充叶酸和维生素 B_{12}，以及富含卵磷脂的食品（大豆及其制品、鱼脑、蛋黄、猪肝、芝麻、山药、蘑菇、花生等），都对早老性痴呆患者有益。

（6）食不过饱，有研究发现 40% 的老年性痴呆与饱食有关。

（二十一）性功能减退

1. 认识性功能减退

性功能障碍是指与性生活的直接关联的各种功能活动发生障碍，从而影响正常性生活的统称。临床上以性功能减退较为常见，如男性阳痿、早泄、遗精、不射精、逆行射精、射精疼痛；女性性欲低下、性交恐惧症、性厌恶、阴道干涩等。此外，病理性性欲亢进、阴茎异常勃起等以功能亢奋为主要表现的病症也是有所见。上述状况既可以单独出现，亦可多个合并出现。通常临床上所讲的性功能减退多指男性性欲减低、阳痿、早泄、遗精等状况。

导致男性性功能减退的原因，一般认为，除了心因性因素外，医源性、药源性及器质性病变是其主要原因。此外，中医学更强调在以整体观指导下的总体把握，审证求因。

（1）勃起功能障碍（ED）

凡是房事中男性不能充分勃起或不能勃起，难以完成房事，或是勉强完成难以满意，若发生频次超过性行为的30%以上者，即可诊断为勃起功能障碍，中医称之为“阳痿”、“筋痿”。中医认为其主要与肾及“精气血”的亏虚和“血瘀”阻滞、气血不畅有关。多因情志抑郁、思虑过度、房事过劳、饮食无节、后天失养或年老寿高所致。其有时会伴有不同程度的性欲低下或减退，即持续或反复地对性幻想和性生活不感兴趣，或在有效的性刺激下，也没有性交欲望的状况。

（2）早泄

性生活中，男性性交时间远低于本人意愿或刚有交合即泄，且难以享受性快感的现象，称为早泄。性生活时间的长短因人而异，个体差异较大，不宜过分苛求、比较。除偶然性的过度兴奋外，往往与气血生化乏力、肾气亏虚、气血失和、运行不畅，或水火不济、虚火妄动等有关。

2. 性功能减退患者的调护和保养

性功能减退的中医调治应从整体出发考虑，对局部主症再加以强化调整，以“补虚化瘀”入手，从而达到改善性功能，提高性能力，恢复健康生活的目的。

＊按摩

（1）下腹部摩擦：一只手按住腰，另一只手放在小腹部位由右向左慢慢摩擦，以自觉腹部温热感为度。

（2）腹股沟按摩：双手放于两侧腹股沟处（大腿根部）。以掌缘沿斜方向轻轻按摩每日100次，有增强性欲，提高精力作用。

（3）摩揉睾丸：将双手揉热，先用右手握住两睾丸，使右侧睾丸位于手掌心，左侧睾丸位于拇指、食指及中指罗纹面上，然后轻轻揉动，向右转30～50次，再向左揉按。亦可用摩法操作，即先用一手拉紧阴囊，固定外肾，用另一手掌心处置于睾丸上，而后轻轻摩擦，以睾丸微热为度。此法又名“兜囊外肾”法，为历代中医养生家所推崇。

（4）摩擦双耳：晨起时，用指尖或罗纹面在双侧对耳轮体等耳部轻轻环形摩擦，或点压揉按，以局部微胀痛有热感为度。有调和阴阳，疏通气血，健肾固精之效。

（5）摩击肾府：又名“擦精门”，即以双手掌放于同侧腰部，从上向下往返摩擦，约2分钟，以深部微热为度，或双手握拳，用双手背平面交替击打腰部，力度适中，每次击打100次左右为宜。腰为肾之府，摩击肾府，有健肾壮腰益精、疏通经络的作用。

（6）指压法：指压肩外俞穴（位于背部第一胸椎和第二胸椎突起中间向左右各4指幅处）和手三里穴（肩外俞穴下方约两横指部位）。

＊耳穴治疗

取穴：外生殖器、睾丸、内分泌。以王不留行籽局部贴敷，并间断按压，以增强刺激。

＊药膳

（1）益阳麻雀：将15只麻雀去毛和内脏后在油锅中炸酥，加小茴香、大茴香、大蒜各10克，生姜9克，加适量的水，煮沸后，文火煨1小时左右。取出麻雀食之，每日吃3~5只，连服半月。适用于肾阳虚之阳痿，早泄，性欲减退等症。阴虚火旺者不宜服用。

（2）养元鸡子：先将小茴香5克，山药、附片各10克，青盐2克放入砂锅中，加适量的水，煎煮2小时以上。并用滚开药液冲2个鸡蛋，调少许蜂蜜后服用。每早服1次，连用一月。适用于肾阳虚肾精亏的早衰、性欲减退、阳痿等症。

（3）起阳鸽蛋：鸽蛋，大茴香、小茴香、川椒、生姜。将小茴香、大茴香各9克，川椒、姜各3克煎煮，取药汁约300毫升，打入鸽蛋2个，食蛋喝汤，每日晨1次，连服月余。适用于肾阳虚肾精亏的早衰、性欲减退、阳痿等症。

（4）药制羊肾：将杜仲5克，小茴香1克，巴戟肉2克，韭菜子2克与食盐少许放入羊肾内，隔水蒸30~50分钟后去除药粉，食用羊肾。适用于肾阳不足、性欲减退、早泄、阳痿、腰膝冷痛、小便清长等症。

（5）黄酒炖雀虾：麻雀10只，九节虾200克，以黄酒炖熟后食用。适用于肾阳虚衰、命火不足、性欲低下、阳痿及腰膝冷痛、小便不利等症。

（6）活力宝：将冬虫夏草5克，人参2克及淫羊藿15克与乌鸡共炖。食肉喝汤，早晚各服1次。适用于阴阳气血皆虚、性功能减退、性欲低下。兼有神疲乏力、健忘失眠、面色㿠白、头晕目眩等症。

（7）淫羊藿面条：将淫羊藿40克煎取药汁，加入山药、龙眼肉，以及调料做成面卤。浇面食用。适用于神经衰弱、性机能减退等症。

（8）海参粥：海参适量，粳米100克，煮稀粥。适用于精血亏损、体质虚弱、性机能减退、遗精、小便频数等症。

（9）麻雀粥：先将洁净麻雀加少量白酒微煮，再与粳米一同煮粥，待粥熟时，加葱白少许，温热服。适用于阳虚羸弱、性功能低下、阳痿、肾虚多尿、腰酸怕冷等症。

（10）双凤壮阳粥：以补骨脂、巴戟天、淫羊藿各15克，煎汤取汁，与麻雀5只，子公鸡1只，粳米250克，盐、姜适量，同煮成粥。温热服用。适用于肾阳虚亏、筋骨失健、性功能低下、阳痿早泄、腰膝冷痛、宫寒不孕等症。

(11) 巴戟淫羊酒：巴戟天、淫羊藿各250克切碎，入白酒1500毫升中，密封浸泡7天后便可服用。早、晚各1次，每次饮服20毫升。适用于肾阳虚亏、神经衰弱、性欲减退等症。

(12) 鹿茸山药酒：将鹿茸15克，山药60克与白酒1000毫升共置入容器中，密封浸泡7天以上便可服用。每日3次，每次饮服15~20毫升。适用于性欲减退、阳痿、遗精、早泄等症。

(13) 对虾酒：将洗净的新鲜大对虾1对，放入白酒250毫升中密封，置阴凉处，浸泡7天即成。每日2次，每次饮服15毫升。适用于性欲减退、男子阳痿，冬季常服还可预防阳痿等病的发生。对食虾过敏及皮肤病患者忌服。

(14) 参茶：将人参15克水煎30分钟后泡茶，代茶频饮。补气助阳。适用于肾气不足、性欲低下、阳痿、兼有神疲乏力、气短懒言、畏寒肢冷、腰酸腿软等症。

(15) 杞子绿茶：将枸杞子15克，绿茶3克沸水冲饮。每日1剂，代茶频饮。适用于肝肾不足、性欲减退、腰膝酸软、潮热盗汗、头晕耳鸣等症。

(16) 胡萝卜茶饮：将胡萝卜150克，苹果200克榨汁，与牛乳100毫升，鸡蛋黄1个，人参酒30毫升，蜂蜜适量调匀，酌加适量冷开水后代茶饮用。适用于性功能低下、阳痿等症。

3. 健康提示

(1) 养成良好的生活习惯，戒除不良的生活习惯，防止过度劳累和饮食失节，少抽烟、不酗酒、戒赌，尽量不要熬夜，保持充足睡眠。

(2) 保持乐观情绪和一定的幽默感，学习并掌握一定的自我调控和减压方法，建立自信，杜绝抑郁。

(3) 多食富含磷脂食物，如蛤、虾、鱼、蟹等，多喝骨头汤；多食有防止性欲减退作用的番茄、胡桃、鸡蛋、胡萝卜等富含维生素E的食物；多食谷类、大豆、蜂蜜、海藻、燕窝、鱼贝等强化肌力、增强性欲的食物；多食花生、菇类、豌豆、胡椒、花椰菜、萝卜等增加性兴奋和高潮的食物，以及香蕉、菠菜、栗子、葡萄干、甘薯等促进荷尔蒙正常分泌的食物。

(4) 关心健康，如果有疾病，要积极治疗。许多疾病如高血压、糖尿病、前列腺疾病等常见病，都会给男性的性功能带来不良影响。所以，最好定期做体检，了解自己的身体健康状况。发现有疾病，一定要积极治疗。预防、控制好这些疾病，就是在维护自己的性功能。并应关注药物的不良反应，尽量避免使用有损性功能的药物。避免使用雄性激素类药物。

(5) 吃好早餐，以避免过量晚餐导致的夜里升高，防止其对性欲和勃起能力的影响。

（6）每天坚持作提肛运动，即有节律地往上提收肛门，然后放松，一提一松交替进行；睡前、起床前、性生活后都可进行。

（二十二）神经性耳聋、耳鸣

1. 认识神经性耳聋、耳鸣

神经性耳聋是指内耳听觉神经、大脑的听觉中枢发生病变，而引起听力减退，甚至听力消失的一种病证，常常伴有耳鸣。

耳鸣是在外界并无声音刺激的情况下，患者自觉耳内或头内有声音，音调或高或低，因听觉机能紊乱而引起。由耳部病变引起的常与耳聋或眩晕同时存在。由其他因素引起的，则可不伴有耳聋或眩晕。由耳部疾病引起的耳鸣，称为耳源性耳鸣。它一般为低音调，如刮风、火车或机器运转的轰鸣声。也可能是高音调的，如蝉鸣、吹哨或汽笛声。

神经性耳聋、耳鸣常与年老听力功能减退、噪声、疾病、身体状况、药物损伤、头部外伤等有关。其治疗除针对不同原因的针对性治疗外，尚可选择使用血管扩张剂等药物以改善内耳血循环和组织能量代谢，以及抑制听觉系统的异常兴奋活动的药物，如低分子右旋糖酐、丹参片、ATP、辅酶A、卡马西平、西比灵、利多卡因等。用耳鸣掩蔽器来抑制内耳或听神经的自发性兴奋的掩蔽疗法，生物反馈疗法等也是常用的治疗手段和方法。

中医学认为，耳为肾之窍，为十二经脉所灌注，内通于脑。神经性耳聋、耳鸣的发病与风热侵袭、肝火上扰、痰火郁结、肾精亏损、脾胃虚弱等多种因素密切相关，辨证采用相应的调理、治疗方法。

2. 神经性耳聋、耳鸣的调护和保养

＊按摩

（1）搓掌法：搓热掌心，紧按双侧耳门。如此6次，连做2～3日，治疗时宜心情淡然清净。

（2）塞耳法：麝香0.5克，全蝎14条。共研细末备用。以鲜荷叶包少量药粉塞患耳一夜，翌晨取出，有一定疗效。

（3）屏气法：定息静坐，咬紧牙关，以两指捏鼻孔，怒睁双目，使气窜入耳窍，至感觉轰轰有声为止。每日数次，连做2～3天。

＊药膳

（1）人参粥：先以磁石60克煎水取汁，加入人参20克，防风7.5克，猪肾1对，粳米250克。一同煮粥，空腹食之。适用于老年肾气不足之耳鸣，耳聋，伴有头晕，眼花，腰酸膝软者。

（2）羊肾羹：羊肾1对，生山药120克，葱白、生姜适量，同煮成羹，空腹食之。适用于老年肾虚之耳鸣耳聋。

（3）枸杞叶煲猪腰：枸杞叶 100～150 克，猪腰 1 对。加水适量煲汤，调味食之。适用于老年肾精亏虚之耳鸣耳聋，头昏眼花，腰膝酸痛，盗汗乏力。

（4）菖蒲羹：煮菖蒲 60 克取汁 1500 毫升，再与猪肾 1 对，葱白少许，梗米一道煮羹，空腹食之。适用于老年肾气不足，耳窍闭阻之耳聋，耳鸣如风水声。

（5）猪肾羹：猪肾 1 对，橘皮 5 克，蜀椒 30 粒。加葱、姜、盐等调味料煮作羹，空腹食之。适用于老年肾虚之耳聋，耳鸣如风水声。

（5）鹿肾粥：先煮粳米，后入研烂的鹿肾 1 对，同煮成粥，加葱、姜、盐等五味调和，空腹食之。适用于老年肾气不足之耳聋。

（6）磁石羊肾粥：先以磁石 250 克煎汁 1.2 升，再加羊肾 1 对，与米一同煮粥，临熟入酒 60 毫升调和，空腹食之。适用于老年肾虚肝旺之烦热头晕，耳鸣耳聋。

3. 健康提示

（1）戒除烟酒和咖啡，饮食中少用盐，减少饮食中的饱和脂肪和胆固醇，避免服用太大量阿司匹林，以消除可能加重耳鸣的不良因素。

（2）每天保证摄入适当的烟酸、维生素 A、维生素 B_{12}。

（3）如果因耳鸣无法入睡时，试着打开收音机，听一段优美的音乐，可以掩盖有害声音。到大自然中去，听听和谐天籁，如习习微风、潺潺流水，亦可减轻耳鸣。

4. 正确选择、使用助听器

老年性耳聋属于感音神经性耳聋，无法通过药物治疗，佩戴助听器是较好的解决方法。选配时需注意：

（1）选配助听器一定要到正规的医疗机构、康复机构和验配机构。

（2）进行专业的听力学检查，了解听力损失情况。

（3）听取专业验配师的建议，试戴助听器。

（4）初戴助听器，要有合理的期望值，就像我们要适应眼镜和义齿一样，对助听器也存在一个适应过程。

（5）要和验配师保持联系，及时调整助听器的设置。

（二十三）白内障

1. 认识白内障

白内障是眼睛内晶状体发生混浊由透明变成不透明，阻碍光线进入眼内，从而影响了视力的病症。初期混浊对视力影响不大，而后渐加重，明显影响视力甚至失明。

在全中国乃至世界范围内白内障是致盲的首要病因，现在世界上大约有 2 千万人是由于白内障而致盲。

除先天性原因、眼外伤会导致白内障外，一些疾病如糖尿病、肾炎等也可致并发性白内障，但是大多数的病例和患者与年老有关。50~60 岁老年性白内障的发病率为 60%~70%，70 岁以上的达 80%，80 岁以上的老年人几乎达 100%。

中医认为，白内障多由肝肾两亏，精气不能上荣，目失濡养；或脾土劳伤，脾不能输精于目；或肝经风热，阴虚湿热上攻；或外伤以及其他眼疾继发所致。中医常采用药物内治、外治、针灸、穴位注射及手术疗法等治疗，有较好效果。

2. 白内障患者的调护和保养

＊按摩

（1）用双手中指分抹眉弓 5~8 遍。

（2）两手快速搓热，迅速抚于眼部，重复 4~5 遍，使眼部感温热舒适。

（3）两拇指弯曲，用拇指背关节处轻擦两上眼睑 10~20 次。

（4）用拇食指捏揪两眉之间印堂穴。

（5）手指按摩太阳穴、四白穴、晴明穴、风池穴。

（6）用手指捏拿颈项。

（8）两眼向左右方向各旋转十余次。

＊刮痧

刮痧手法宜轻，且宜多用补法，最好配合耳压、针灸、推拿等方法同时治疗，并可按部位循经选穴治疗。

头部：全息穴区——额中带、额顶带后 1/3、顶枕带下 1/3。督脉——百会；膀胱经——双侧睛明、攒竹；奇穴——双侧太阳；胆经——双侧瞳子髎、风池；三焦经——双侧翳风。

背部：膀胱经——双侧肝俞至肾俞。

上肢：大肠经——双侧合谷至三间。

下肢：胃经——双侧足三里至丰隆。

＊药膳

（1）枸杞银耳猪肝汤：枸杞 20 克，银耳 30 克，猪肝 60 克，水煎煮熟服用。每日 2 次。

（2）羊肝杞子粥：将羊肝 60 克去筋膜切丝，同杞子 20 克，粳米 60 克煮粥食，每日 1~2 次。

（3）夜明砂蒸猪肝：将鲜猪肝 200 克切片，与夜明砂末 15 克拌匀，蒸熟趁热服食。每日 1 次。

（4）党参杞子猪肝粥：党参 20 克，杞子 30 克，猪肝 50 克，粳米 60 克，同煮粥食，每日 1~2 次。

（5）冬瓜柿霜汤：冬瓜 200 克，淮山药 30 克，薏仁 10 克，柿霜 10 克，白糖 20 克，水煮冬瓜、淮山、薏仁，取汤冲柿霜白糖服，每日 2 次。

（6）银耳淮山鸡肝粥：银耳20克，淮山30克，鸡肝3具，粳米60克，同煮粥服食。每日1~2次。

3. 健康提示

（1）生活规律，劳逸结合。用眼不宜过长，每隔一小时应到户外活动或闭眼休息。

（2）饮食上应多吃蔬菜、水果，多吃富含维生素C、维生素E的食物，忌烟忌酒。避免暴饮暴食。

（3）对早期白内障还未影响视力时，应积极给予药物治疗。可点利明眼药水、谷胱苷肽、白内停眼药水等，口服石斛夜光丸、杞菊地黄丸、磁硃丸、维生素C等。

（4）治疗要持之以恒，对有屈光改变者，应到医院检查，配戴合适的眼镜。

（5）要定期检查，以便了解白内障状况，进而制定适合的治疗措施。

（二十四）青光眼

1. 认识青光眼

青光眼是由于眼球内压力（眼压）上升而引起的，视乳头神经损害和进行性视野缺损及丧失的一种严重性致盲眼病。它是老年人常见的疾病之一，也是全球成年人的主要致盲眼疾病之一，情况严重者可导致失明。

青光眼主要分为两类：开角型及闭角型。慢性开角型青光眼在病发初期，视力仍维持正常，眼睛不红不痛。如青光眼得不到治疗，患者的视力、视界就会受损。闭角型青光眼的患者，会突然病发及出现严重的病症，例如：眼睛剧痛、视力模糊、头痛，甚或出现恶心和呕吐的情况。

典型表现有：

（1）虹视症：青光眼发病时的一个特有症状，每于晚上出现。当看灯光时，特别是看圆形灯泡时，可看到灯的四周有五颜六色的光环，就像雨后的彩虹一样。

（2）雾视症：出现一时性的视物模糊，就好像在雾中看外界景物一样。如果症状轻微，休息后症状即可消失。

（3）眼胀痛：往往和雾视症同时发生，也可单独出现。

（4）偏头痛：部分病人可有偏头痛或全头痛。

青光眼的治疗方法包括药物治疗、激光治疗和手术治疗。一般均先用药物控制，若不能完全控制时，再用激光或手术治疗。部分青光眼患者手术后仍需继续辅以药物治疗。

青光眼在中医属五风内障范畴，根据其发病过程中不同阶段瞳孔所反映的色泽，而进行分类和命名。中医认为青光眼的病因多为暴怒忿郁，郁遏化火生风，风火升扰于目；或因忧思悲泣使肝气郁结，气滞不泄，玄府闭塞，神水瘀积而成；或疲劳过度，耗伤气血，水不制火，火炎于目；或劳倦伤脾，脾虚湿困生痰，痰火夹肝风上扰清窍所致。治疗有内治法、外治法、针灸法和中西医结合疗法等。

2. 青光眼患者的调护和保养

＊足部按摩

青光眼的按摩，除局部穴位（太阳、睛明、攒竹、承泣、瞳子髎、风池等）的轻压点按外，还可对远端穴位进行刺激，尤其是足部按摩收效更好。

（1）足底部反射区：额窦、头部（大脑）、脑垂体、小脑及脑干、眼、肝、脾、肾上腺、肾、输尿管、膀胱、胃、胰、十二指肠、生殖腺。

（2）足内侧反射区：颈椎、胸椎、尿道及阴道、前列腺或子宫。

（3）足外侧反射区：生殖腺。

（4）足背部反射区：上身淋巴结、下身淋巴结、胸部淋巴腺（胸腺）。

＊刮痧

刮痧手法宜轻，且宜多用补法，最好配合耳压、针灸、推拿等方法同时治疗，并可按部位循经选穴治疗。

头部：全息穴区——额中带、额顶带后1/3、顶枕带下1/3。奇穴——双侧太阳；膀胱经——双侧睛明、攒竹；胃经——双侧承泣；胆经——双侧瞳子髎、风池；三焦经——双侧翳风。

背部：督脉——大椎至陶道；膀胱经——双侧肝俞、胆俞。

上肢：大肠经——双侧三间至商阳。

下肢：肝经——双侧太冲至行间。

＊药膳

（1）车前子粥：将车前子30克煎煮取汁，入粳米煮粥。分2～3次食用。适用于头目胀痛，目赤，瞳神散大，小便短赤者。

（2）决明子茶：将决明子100克炒香，每次10克装袋，沸水冲泡代茶用。适用于眼胀头痛，目赤肿痛，大便秘结者。

（3）槟榔煎：槟榔15～30克，加适量水煎服（以轻泻为度，如不泻可稍增加用量）。每日2次。适用于各种青光眼。

（4）钩藤白术饮：白术30克水煎半小时后，加入钩藤50克，再煎10分钟，取汁，加入冰糖烊化后服用。每日1次。适用于头痛眼胀、眼压升高等症。

（5）清震饮：升麻、苍术各15克水煎，将荷叶1张覆盖于药上面，再煎煮10分钟，取汁，加入冰糖20克烊化。每日1次。用于各种青光眼、头痛眼胀。

＊中药验方

大黄12克（后下），黄芩12克，玄参12克，知母15克，车前子12克，石决明30克，天麻12克，竹茹12克，薄荷9克，生地15克，陈皮9克，川芎9

克，炙甘草5克，牡蛎30克，白芍15克，白术18克。水煎服，日1剂。

3. 健康提示

（1）生活规律，情绪稳定，睡眠充足，减少长时间用眼，不在暗处呆得时间过长。

（2）上衣领不要过高过紧，睡眠时枕头稍垫高，避免长时间低头，防止头部充血。

（3）饮食清淡，多吃蔬菜水果，保持大便通畅，不吃刺激性过强食物，不喝浓茶。另外，要控制饮水量，一次饮水不宜超过500毫升，以免血液被稀释，渗透压降低，使眼内房水生成增多，导致眼压升高。

（4）绝对戒烟酒，以防病情反复或恶化。

（5）禁止使用散瞳剂（如阿托品、颠茄类药物），不得使用有散瞳效应的药物，以防病情恶化。

（二十五）皮炎和瘙痒

1. 认识皮炎和瘙痒

皮肤瘙痒是临床较为常见的症状之一，是多种皮肤病和内脏疾病的主要见症，但在各种类型的皮炎及皮肤瘙痒症中最易出现。

皮炎指皮肤对于化学制剂、蛋白、细菌与真菌等种种物质的变应性反应，是一种皮肤的炎症，有急性、亚急性和慢性之分。

皮炎包括有遗传过敏性皮炎（与遗传、免疫和对生理药理介质反应异常有关，环境因素在本病发生中也起着相当重要的作用）、特应性皮炎（即湿疹、异位性皮炎，表现为过敏体质，剧烈瘙痒，皮损形状多样，有渗出倾向，病程较长，易反复发作。易发生于面部、耳后、四肢屈侧、乳房、手部、阴囊等处，对称分布。可分为急性、亚急性和慢性三种）、神经性皮炎（又名慢性单纯性苔藓，以瘙痒和苔藓样变为特征的慢性皮肤病，与精神因素关系较为密切。局限性神经性皮炎好发于颈、项、膝、肘、骶等部位，播散性神经性皮炎可泛发于全身）、化妆品皮炎、接触性皮炎、脂溢性皮炎（多发生于头皮、面部等皮脂腺较发达的部位，偶尔也在其他部位发生的炎性鳞屑性疾病，多见于青壮年，且男性多于女性，其炎症通常是身体对糠秕孢子菌发生反应，产生油脂分解的结果）、全身性剥脱性皮炎（一种严重而广泛的皮肤红斑和脱屑性疾病）等。

皮肤瘙痒症是一种自觉瘙痒而临床上无原发损害的皮肤病，尤以中老年人多见，秋冬季、天气干燥时易发，部分患者与糖尿病、肝病、肾病等全身疾病，或寒冷、温热、化纤织物等外界因素刺激有关。其主要表现为皮肤干燥、脱屑、皮肤变薄，皮肤瘙痒常为阵发性，尤以夜间为重，由于不断搔抓，可见抓痕、血痂、色素沉着及苔藓样变化等继发损害，好发于四肢伸侧和躯干两侧。

中医认为皮炎、皮肤瘙痒症主要与个人体质因素有关，多由肺、脾、肾三脏功能失调，也可兼有外邪侵袭而引起的，并据此进行分型（如湿热内蕴型、脾虚湿甚、阴虚血燥等）治疗，特色非常突出，常有出奇制胜效果。

2. 皮炎、瘙痒患者的调护和保养

＊刮痧

根据病情，选择适当部位和经络刮痧，手法宜轻重交替使用，头面、胸背部、四肢多用清法，腰腹部多用补法，且需视皮损情况而定，局部皮损严重且渗出较多者，不宜局部治疗，而宜循经选穴治疗。

头部：全息穴区——额旁2带（左侧）、额顶带后1/3、顶颞后斜带（对侧）。胆经——双侧风池。

背部：督脉——大椎至陶道。

上肢：肺经——双侧列缺至太渊。

下肢：脾经——双侧血海、三阴交。阿是穴——直接刮拭皮肤病损处。

＊药物敷贴

把黄连粉与维生素E油混合，并调入一些蜂蜜调成糊状，薄薄地敷于患部，有止痒和促进皮损修复的作用。

＊药膳

（1）取鲜丝瓜叶适量洗净，捣烂如泥，擦患处，直至皮肤发红，隐隐见出血为止，隔日1次，7次为一疗程。适用于神经性皮炎、皮肤瘙痒症。

（2）取新鲜芹菜60克，洗净切碎，粳米50克洗净，同入砂锅内，加水800毫升，煮至米烂成粥，早晚餐温热服食。适用于湿疹、日光性皮炎、皮肤瘙痒症。

（3）鲜姜250克切碎，浸泡于50～60度烧酒500毫升中7日，每日振荡1次，去渣取汁，外涂患处，每日1～2次。适用于接触性皮炎。

（4）独头蒜10克，豆豉20克，精食盐0.5克，米醋2毫升，一同混合后捣烂如泥，外敷患处，每日敷20～30分钟，隔3日1次。适用于湿疹、皮肤瘙痒症。

（5）豆腐菊花羹：野菊花10克，蒲公英15克。煎煮取汁约200毫升，加入豆腐100克，调味做羹。适用于湿疹、皮肤瘙痒及湿疹的恢复期。

（6）米仁赤豆汤：将米仁、赤豆各30克加适量水煮烂，加适量糖，每日服2次，连服一个月。适用于湿疹、皮肤过敏性瘙痒。

（7）马齿苋拌香干：鲜马齿苋250克，沸水泡5分钟后挤干，用刀切成细末，与切成小粒的豆腐干调拌成凉菜。适用于急性湿疹。

（8）芦根鱼腥草饮：鲜芦根100克，鱼腥草15克。同煮取汁250毫升，加糖适量，分2次服完。也可将煮汁直接蘸洗患处。适用于湿疹、接触性皮炎。

(9）鸡血藤膏：将鸡血藤500克水煎取汁，并微火浓缩后加入等量冰糖制成稠膏，可常服。适用于血虚风燥，病久不愈的湿疹、皮炎。

3. 健康提示

（1）尽量避免局部各种因素的刺激，切忌用手搔抓和用力搓擦，避免皮肤因不断遭受机械性刺激而变厚，甚或引起感染，以及因搔抓还引起的强化作用，形成恶性循环，致使病程延长。

（2）宜用温水清洗，避免水温过冷或过热。皮炎、湿疹在急性期时，用热水烫洗或浸泡，可使皮内毛细血管扩张，加重皮肤红肿、丘疹、水疱。同时还要避免各种化学性、生物性、药物性刺激，如不宜使用碱性大的肥皂等，若需去污时，最好选择刺激性小的硼酸皂。

（3）切忌盲目用药，不能随便用那些刺激性较强的药物、激素类药物，甚或高浓度的止痒药在局部涂抹，以免掩盖病情、使疾病恶化或迁延。

（4）避免食用一些刺激性食物，如辣椒、浓茶、咖啡、酒类、油炸食物、加工食品，及其他容易引起过敏的食物，如鱼、虾等海味。

（5）注意周围生活环境的改变，避免接触到的各种可致敏的吸入物，如花粉、尘土、螨，积极预防并治疗体表的细菌、真菌感染，以及体内的病灶，如扁桃体炎、胆囊炎等。

（6）注意观察神经精神因素、内分泌及新陈代谢状况的改变（如月经、妊娠等）对病情影响。

（7）养成记录病情的习惯，细心观察并总结自身的基本发病规律，以便及时有效规避各种致病因素。

（8）适当补充各种维生素，如复合维生素B、维生素E、维生素A、维生素D，以及微量元素如锌等。

（二十六）癌症

1. 认识癌症

肿瘤一般可分良性肿瘤和恶性肿瘤两大类。良性肿瘤大多对人体生活和健康影响不大，治疗效果也较好；但恶性肿瘤即癌症，破坏人体的组织和器官，对人体的危害极大，晚期常会导致病人死亡，而且目前治疗方法、手段、效果，也与我们的期望值存在较大差距。

从本质上讲，癌症来源于我们机体自身的细胞，是由某些“害群之马”细胞异常增生所形成的赘生物。这种增生完全不受机体的调控，所产生的新生组织也不具有正常组织的功能，反而是不停的消耗机体的资源，挤占空间，并越来越快速地分裂增殖，吞噬机体。癌症的本质，实际上是各种原因引起的基因结构和功能的异常。各种环境和外源性因素的影响最终会体现为基因的改变。

从理论上讲，人体的各组织、器官都有可能发生癌症。据统计，人体共有100多种癌，可以发生在身体的各部位。

癌症并不是没有征兆、没有迹象的，积极控制和消除各种诱发因素，早发现、早诊断、早治疗是战胜癌症最为有效的手段和途径。手术、放疗、化疗、支持及对症治疗，都是西医常用的治疗手段。

中医认为癌症的发生是人体气血津液的化生、运化功能发生障碍，外来邪气与自身代谢的各种病理因素（气滞、痰浊、瘀血等）相互裹结、异常滋生的结果。中医辨证论治的理论，尤为强调因人而异，因病而异的治疗观，突出强调正邪之间内在的、辨证的联系。

中医药治疗肿瘤方法多样，多采用复方组合，在多环节上产生作用，并不局限于直接杀伤癌细胞或抑制肿瘤生长。改善自身机体状态，改变正邪力量对比，调节阴阳平衡，是中医药治疗癌症更为关注的问题。

2. 有关癌症的一些问题

＊数说癌症

世界男性中常见的癌症为：肺癌，胃癌，肝癌，结/直肠癌和食管癌。

女性中常见的癌症为：乳腺癌，肺癌，胃癌，结/直肠癌和子宫颈癌。

70%癌症发生在低收入的发展中国家。

吸烟是世界上导致癌症的最重要病因之一。

1/3癌症可以通过早期体检发现和适当的治疗相结合最终得到痊愈。

40%的癌症能通过戒烟、健康膳食、体育锻炼、预防感染等日常行为预防。

世界上1/5癌症是由慢性感染引起的，如乳头状瘤病毒引起子宫颈癌；乙型肝炎病毒引起肝癌。

水果和蔬菜的消耗量偏低，同肠癌发病率增高有密切关系。而多吃米饭、谷物和其他富含高纤维的食品，则可将罹患此类肿瘤的风险降低40%。

＊癌症的十大警告信号

（1）皮肤、乳腺、舌部或者身体任何部位发现可以触及的、不消退的、且有逐渐长大趋势的肿块。如：颈部、锁骨上部、腋窝等处摸到肿大的淋巴结，常提示可能有近处癌瘤的生长或转移；其他有些癌的转移也可能在皮下摸到肿块；妇女乳房上摸到肿块更须提高警惕。

（2）疣或痣发生明显变化。痣随着年龄的增长，色泽加深、逐渐长大是正常现象。但生长突然加快，短时间内明显增长，颜色显著加深，原来有毛的痣突然脱毛，发生刺痒、疼痛，表面发生溃烂、出血，痣的边缘出现不规则的扩展与皮肤界限分不清或发红，痣的周围出现卫星样色素斑点或小结节等，均应及时诊治。

(3) 持续性消化不良。如果长期胃部不适同时伴有持续消化不良、饱胀、疼痛，尤其是短期内有明显消瘦、或黑便现象，应高度重视，排除胃癌可能。

(4) 吞咽不适，胸骨后食管内感觉异常、微痛或梗噎。如果同时伴有胃脘部不适和咽部疼痛等表现，应及时检查以防食管癌肿。

(5) 耳鸣、听力减退，鼻塞不通，流鼻血，有时有头昏、头痛或颈部肿块。要注意是否有鼻咽癌发生的可能。

(6) 月经期以外或绝经期以后的阴道流血，应高度警惕子宫颈癌的发生，因为80%的宫颈癌都有不规则的阴道流血，特别是性交后、大便干燥时，或劳动、活动以后出现阴道出血。

(7) 持续性干咳，痰中带血丝和声音嘶哑，应及时检查除外肺癌可能。

(8) 大、小便习惯的改变。如大便次数增多，便秘与腹泻相交替，排便时疼痛，大便变细，带血或黏液，同时有腹痛、腹胀等均应警惕肠癌。小便发现不明原因的血尿，要注意泌尿系统的肿瘤。

(9) 久治不愈的伤口、或溃疡。如长期不愈的口腔溃疡、胃溃疡、皮肤溃疡等。

(10) 不明原因的消瘦。短时期内消瘦明显，伴有疲倦、食欲不振常常也是癌症的警告信号。

＊早期肿瘤的自我检查和发现

(1) 最少每月一次自行触摸颈部、腋窝、腹股沟等处，检查是否有肿大的淋巴结（一般认为，小于花生米大小的淋巴结属于正常）？肿大的淋巴结质地如何？是否固定？有无压痛？

(2) 长期咳嗽时，应注意咳出的痰中是否有血丝掺杂，注意咳嗽的时间，胸痛的部位，血量的多少、血丝的颜色等。

(3) 食欲不振并出现消瘦、上腹痛时，若伴有恶心呕吐，要注意呕吐物中是否有黑褐色内容物，注意观察大便是否呈柏油状或带血？大便的形状是否有改变？

(4) 女性月经过后，对照镜子观察自己的乳房是否有肿块？以及肿块的硬度、活动度如何？是否与皮肤粘连？乳房表面皮肤是否有“桔皮样”改变？有肿块的乳房同侧腋窝是否有肿大的淋巴结？

(5) 女性注意观察白带中是否混有血性分泌物？白带是否带有腥臭味？

(6) 大、小便的习惯有无改变？特别注意大便时有无疼痛感、下坠感及粪便的外形有无改变？小便时观察有无白色分泌物排出？有无血尿？会阴部是否有不适感等。

(7) 长期声音嘶哑时，应对照镜子，张大口深呼吸，观察咽喉部有无肿大的扁桃腺体及其它肿物。

(8) 男性应注意阴茎包皮是否过长？尿道口处是否有溃疡结节？阴茎冠状沟是否溃疡结节？是否有易出血的菜花样肿物？

(9) 长期原因不明发热时，应注意测量体温；必要时对血常规、血沉等做进一步检查。

(10) 剧烈活动后出现四肢疼痛且活动受限制，应注意四肢关节有无肿胀？皮下是否可触摸到肿物？

(11) 随时留意身体表面各部分的黑痣变化。

＊良性肿瘤和恶性肿瘤的区别

(1) 生长速度：一般良性肿瘤的生长速度较慢，恶性肿瘤的生长速度很快。

(2) 生长方式：良性肿瘤的生长就像吹气的气球一样，属于膨胀性生长，而恶性肿瘤的生长多是向周围正常组织浸润、蔓延。

(3) 与周围组织的关系：由于良性肿瘤外表都包裹着一层包膜，所以触摸时会感到它的界限很清楚，当轻推时会感到它的活动度很大；恶性肿瘤外表没有包膜，所以摸起来界限不清楚，活动性也很差。

(4) 转移：一般良性肿瘤不转移，而恶性肿瘤常常通过多种途径和方式扩散到全身。

(5) 对全身的影响：良性肿瘤一般对全身状况影响较小，但肿瘤体积太大或长在重要器官上也会因压迫、血液供应、坏死等，而产生较大影响，并危及生命；恶性肿瘤晚期的恶液质状况较为严重，使病人病情急剧恶化最后导致死亡。

(6) 复发：治疗后，良性肿瘤不易复发，恶性肿瘤容易复发。

2. 癌症患者的调护和保养

＊有益的抗癌食品

昆布（海带）：性味咸寒，有消痰、软坚、利水等功效，为治疗甲状腺肿瘤的常用药。此外，还取其清热消痰之功而常用于治疗肺癌。但本品性寒而滑，脾胃虚弱便秘者不宜。

薏苡仁：有抗肿瘤和增强免疫功能的双重作用。有研究证明薏苡仁提取物对实验动物肿瘤有抑制作用，苡仁酯可阻止癌细胞的成长及发展，对细胞免疫、体液免疫有促进作用。本品对各种肿瘤均可辨证应用，尤以脾虚湿盛的消化道肿瘤及痰热挟湿的肺癌更为适宜。

石首龙（黄花鱼）：其水解蛋白含 17 种人体必需的氨基酸，其精巢中提取的鱼精蛋白和脱氧核糖核酸均为临床肿瘤病人，尤其是消化道肿瘤患者的常用康复食品。

灵芝：灵芝提取液有明显的免疫增强作用，有研究表明，灵芝对癌细胞抑制率较高，且其升高白细胞的作用极强，因而对各种化疗、放疗所致的白细胞减少症大有裨益。

白薯（甘薯）：营养丰富，含大量糖、蛋白质、脂肪、维生素和矿物质。因含纤维素较多，在肠内吸收大量水份，有通便和预防结肠癌发生的作用。

蜂王浆（蜂皇浆、蜂乳、王浆）：味甘、酸，性平，有滋补强壮、益肝健脾等功能，有研究证明，其有效成分可作肝癌、胃癌、肠癌的辅助治疗剂。

动物血：目前，已发现很多动物血都有不同程度的抗癌作用。有研究表明，用猪血治疗各种血癌均获得一定的疗效。动物血的疗效以鹅血最佳，能使癌细胞核溶解、退变。

＊药膳

（1）良椒猪肚汤：将高良姜12克切细片、胡椒12克研碎，纳入猪肚中，扎口，炖熟食用。适用于胃癌上腹隐痛，恶心呕吐者。

（2）附子砂仁瘦肉汤：熟附子12克，砂仁12克，菱角75克，生姜4片，干姜12克，瘦肉250克（或用猪肚半个），置瓦煲中，煲汤食用。适用于胃癌，脾胃虚寒者。

（3）乌龟双药汤：芡实40克，田七20克，与乌龟1只，瘦猪肉3两，一同炖熟，调味后食用。适用于晚期肝癌伴疼痛不适者。

（4）平肝芍药汤：白芍15克，甘草7.5克，柏子仁15克，蜜枣4枚，与瘦肉250克，一同煲汤食用。适用于肝癌，体质虚弱、肋间疼痛者。

（5）燕耳赤肉粥：燕窝10克，银耳20克，瘦猪肉75克，与大米一同煲粥食用。适用于早、晚期肺癌的调养。

（6）薏米菱角瘦肉汤：薏米15克，菱角15克，田七7.5克，诃子12克。与瘦肉一同煲汤食用，隔天1次。适用于食管癌治疗期间的调养。

（7）降气镇病汤水：白芍12克，广木香7.5克，沉香20克，元胡12克，生蒲黄12克，五灵脂12克，乳香7.5克（后下），与猪瘦肉250克，一同煲汤食用，早晚饭后饮服。适用于肠癌治疗期间的调养。

（8）解毒双黄汤：黄柏12克，黄芩12克，牡蛎40克，山豆根19克，蜜枣8粒。与瘦肉250克一同煲汤，分早晚2次食用。适用于宫颈癌，湿热蕴毒者。

（9）五味护乳汤：龙葵、黄毛耳草、白英、大蓟根、凤尾草各40克，与猪瘦肉250克一同煲汤，每星期服1~2次。适用于乳腺癌的调养。

＊按摩

按摩主要用于缓解癌症，尤其是晚期病人出现的周身不适症状，以减轻痛苦。手法按摩和电动按摩的目的有所不同，手法按摩能疏通经络、调和气血；而电动按摩则促进局部循环，刺激神经末梢，改善局部新陈代谢；足底按摩，则有助于全身的调节和放松。根据病情，每日可按摩2~3次，每次10~15分钟。

一般来讲，肿瘤局部不宜按摩，因为按摩造成的挤压存在促使癌灶扩散的可能性。但远端无癌灶的按摩及功能锻炼不仅可缓解不适症状，还有助于防止肌肉萎缩、关节强直等废用性改变。

3. 健康提示

（1）癌症可防可治，但寄希望于短期内大幅度提高癌症的治愈率尚不现实，不过经过综合治疗的癌症患者是可以通过康复手段来改善和提高自我生存质量，以达到健康长寿目的。

（2）坚强的求生意志，精神愉悦，不悲观失望，积极配合医师进行各种检查和治疗，是最终战胜癌症的根本。

（3）生活规律，充分合理地安排生活、起居、饮食、体能锻炼、娱乐活动、社会交往等并使之规律化，可增强身体对癌症的抵抗力。

（4）科学饮食，可根据不同的病情、年龄、体质、嗜好等综合调配，忌口不宜过多。应掌握新鲜、营养、清淡、对味、少食、多餐为好。

（5）合理锻炼不仅可恢复体力，改善残疾，更重要的是使精神上有寄托，消除抑制悲观情绪。自我锻炼的方法很多，可根据自己的爱好、体质、环境选择太极拳、五禽戏、八段锦等。

（6）房事有度，一般视年龄、体质、习惯，因人而异，在康复期只要不影响身体健康，性生活是允许和提倡的，但不能放纵，每月 1～2 次为宜。女性患者最好不要生育哺乳。

（7）癌症患者应定期到医院复查，绝不可盲目乐观掉以轻心。虽然各种癌症康复期有不同，但一般说来明确治疗后头 3 年每 3 月复查一次，第 4～5 年每半年一次，5 年以后每年一次。

（8）康复期的癌症患者，在医师指导下服用补气血、调阴阳、祛邪消积的中药调理，是非常有必要的。

（9）对癌症疼痛的处理，应以药物镇痛为主，辅以其他方法。给药的最佳时间是在疼痛发生前，并掌握疼痛规律定时定量为好。一般先用口服镇痛剂，可适量配合镇静药，逐步升级至肌注。

（10）医护、家庭、社会的关心、支持，对肿瘤患者康复具有积极意义。

第四部分　来自东方的思考

中国人的养生研究

中国人对养生的研究有着悠久的历史，早在上古时期，就出现了养生的原始萌芽，经历了漫长的岁月，形成了今日完整而系统的中医养生学。中医养生学是历代养生家、医家和广大劳动人民通过长期治病保健的实践产生，并且不断丰富和发展了养生保健的内容，逐步形成了一套较为完整的理论体系和系统的养生方法。中国人的养生研究，内容丰富，种类繁多，既有系统的理论，也有十分可靠的实践经验，是祖国医学伟大宝库中的一块奇葩。

总的来说，中国的养生研究历史随着人类社会制度的变更大致可分为五个时期。

（一）原始社会时期

这一时期可以追溯到原始的猿人，直至公元前二十一世纪，中华五千年历史上第一个奴隶制王朝——夏朝的建立。这一时期内，我们的祖先过着部族群居的生活，为了保存生命和寻求发展，他们不断地与大自然斗争，抗拒天灾和野兽的侵袭，在这个过程中他们逐渐认识了自然界，并通过自己的不断努力，去适应自然、改造自然，以维持生命的存在与种族发展。他们懂得了制造简单工具去捕猎野兽作为食物；存留火种用以照明、御寒、熟食等；以及用简单的语言、形体动作等的方式传递信息，表达感情等等。

这一时期，我们可以看到最原始的养生探究——火种的发现和应用。人类脱离了茹毛饮血的饮食条件，他们开始懂得利用火种去“烹制”食物。这一伟大的转变在很大程度上限制了疾病的发生，尤其是一些传染疾病。同时还缩短了对食物的消化过程，可以让人体获得更多的营养。对于人类的生存和发展具有非常重大的意义。火的应用，不仅仅体现在这一个方面，它还可使人类战胜寒冷的自然环境，温暖人体的四肢、胸腹、腰背。除抵御严寒之外，我们的祖先还懂得了一些利用火来治病的简单医疗方法，如灸（火芮）、熨等，他们用这些最原始简单的方法来治疗疾病，保健养生。

人类之所以可以延续到今天，并和野兽相区别，就是因为他们懂得依靠自己的双手去辛勤劳动。在原始社会时期，人类通过劳动寻找维持生命的食物、利用自然索取火种、筑建安全并适合居住的环境以维持自身和种族的生存和发展。我们的祖先通过劳动利用并改造自然，使之更适合于自己的需要。同时，劳动也促进了人类对大自然的认识。劳动是与人类生存和发展息息相关的。在漫长的劳动实践中，人们逐步认识到人与自然的关系及生命规律，并开始学会运用这些规律去利用和改造自然界，人类的寿命，由于人的身体状况、居住环境等因素的提高，而得到延长。可以说，养生思想，在这一时期已经产生了最原始的萌芽。

（二）奴隶社会时期

公元前二十一世纪，中华历史上出现了第一个奴隶制王朝——夏。经过殷、商到周，直至秦朝建立，中国进入奴隶社会。这一时期一直延续到秦国统一六国，并建立秦朝。在这一时期，随着生产力的发展，科学文化事业也相应发展，其突出的标志是知识分子数量空前增加，出现了“诸子百家争鸣”的局面。《周易》之说、孔孟之道、老庄之学等等，为后世的养生研究打下了坚实的基础。人们对世界的本源、生命学说及人生的各种现象等方面，也有了较为科学而客观的认识。在养生研究方面，人们提出了主动改善个人、环境卫生；合理调配饮食等措施，并有一系列的制度与之相对应，以加强治病防病、养生保健。在这一时期里，生产的发展、社会的进步，使人类更好地认识自然，认识生命。而大量长期的医疗实践，则为医学的发展积累了丰富而宝贵的经验。先秦诸子的“百家争鸣”为中医理论体系的建立打下了初步的基础，而《内经》则是集这一时期内医学研究的思想于大成，系统总结和概括了各个思想流派的研究结晶，为中医养生学理论体系的建立奠定了基础。

①《周易》之说

《周易》是人类生活、生产，以及斗争实践的产物，是对自然界发生、发展、变化规律的总结。它蕴涵着深遂的哲学思想，以阴、阳来阐述宇宙间事物的变化规律，即所谓：“一阴一阳之谓道”。天地万物都处于一定的变化规律之中，包括人在内。

《周易》的立论目的在于通过对自然变化规律的掌握，来探索宇宙、人生必变、所变、不变的奥秘，进而说明人生知变、应变、适变的法则。它以宇宙天地为基础，服务于人类自身的生存和发展。它主要强调审时度势，顺应自然，致力于谋求主观与客观的协调统一，以防患于未然。在认识宇宙运动变化规律过程中，逐步揭示了生命的奥秘，懂得由生到死的规律。《周易》强调居安思危，未变先防的思想直接影响着祖国的医学理论，也正是中医养生思想的理论渊源。例如养生学中，顺应自然、调和阴阳，未病先防等养生原则，都是从《易经》中发展而来。

②老庄之学

老子、庄子是春秋战国时期的道家学说的代表。他们的学术思想在中医养生学中所产生的影响主要集中体现在“道”思想。

“人法地，地法天，天法道，道法自然”。道家所主张的“道”，即是指天地万物的本质及其自然循环的规律，自然界的万物处于不停的、有一定规律的运动变化之中，而“道”，即是其基本法则。人的生命活动应该与自然规律相符合。道家思想所强调的“清静无为”、“返朴归真”、“顺应自然”、“贵柔”等观点，对中医养生保健都有很大影响和促进。

③孔孟之道

孔孟之道即是儒家学说的代表思想。在养生学研究中，儒家思想主张注重精神调摄、注意身体护养、倡导饮食卫生。他们所提出的君子三戒，即“少之时，血气未定，戒之在色；及其壮也，血气方刚，戒之在斗，及其老也，血气既衰，戒之在得”（《论语·季氏》）等养生思想，则是极宝贵的养生经验，也是为历代养生家所推崇和遵循。时至今日，在养生保健中仍有很强的实用价值。

④杂家杂谈

先秦时期，除人们熟知的孔孟、老庄之外，还有其他一些学术思想，可统一称为杂家。而杂家思想中又以《吕氏春秋》为代表。在养生思想方面，它的内容丰富而庞杂，不仅继承道、儒两家的养生核心内容，也旁采了当时墨、法等各家之长。涉及了大量的养生内容，他们认为人的生命虽然有一定的自然界限，但是由于很多的危害和干扰，人们却达不到这个界限，只有采取一定的措施排除这些危害和干扰，才有可能使人长寿，达到自然界限。“长也者，非短而续之也，毕其数也。毕数之务，在乎去害”（《吕氏春秋·尽数》），而“去害”的具体措施中，主要的就是养生。

他们还主张应该发挥人的主观能动作用，去认识和掌握自然规律，趋利避害。知本求因、趋利避害、颐养神形，这些都是杂家养生思想的重要观点。

最后他们认为人之所以会生百病，多数是因为精气血脉的郁阻，人应该经常活动形体以促使体内精气流通以保障生命活动正常进行。经常运动形体，则精气流行，恶无由生。“形不动则精不流，精不流则气郁”（《吕氏春秋·尽数》）。吕氏提出的这种“动形以达郁”的主张对后世养生学的发展作出了巨大的贡献。

⑤《内经》奠定了养生学理论基础

《内经》以儒、道、杂家的思想为理论基础，集先秦诸子理论及医药学实践之大成，为中医养生学的形成奠定了理论基础。它认为人的生命起源于自然界的阴阳精气；人与自然界是一个整体，自然界的种种变化，都会影响人体的生命活动，即天有所变，人有所应。因而，强调要适应自然变化，避免外邪侵袭。开辟了中医防病养生的先河。它对人的生命规律有着科学的概括，它不仅注意到年龄阶段的变化，也注意到了性别上的生理差异，男子八岁为一生理阶段，女于七岁为一生理阶段。人按照这样的生理阶段递变规律而生长着。还指出情志、起居、饮食，纵欲、过劳等方面调节失当，是导致早衰的重要原因，初步建立了抗老防衰及老年病防治的理论基础；明确提出了许多重要的养生原则和行之有效的养生方法，如调和阴阳，濡养脏腑、疏通气血、形神兼养、顺应自然等原则，以及调情志、慎起居、适寒温、和五味、节房事、导引按跷、针灸等多种养生方法。而且特别强调“治未病”这一预防为主的原则，将养生和预防疾病密切结合在一起。

（三）封建社会时期

公元前221年，秦国统一中国，建立了中国历史上第一个封建制王朝——秦朝。封建制代替了奴隶制，中国进入封建社会，直至满清政府的灭亡。中国历经了近两千年的封建制度的统治，而中国养生的研究也随着众多朝代的兴衰更替，经历了上升、平稳到鼎盛，随后有些许停滞的一条漫长曲折的道路。

汉唐时期，整个社会的思想逐渐形成了一种由道、儒、佛三派思想鼎立的局面。三家学说互相渗透、融合。对当时的社会，尤其是养生的研究，产生了很大影响。当时的道家思想已经融进了儒、墨、法、阴阳等诸家之说。而当时佛学的传播，也并非全部照搬，而多利用老、庄的道家学说来译解佛经。实际上，被翻译过来的佛学理论，在一定程度上已经融合了中国的哲理。这种融合、渗透，自然也影响到中国医学。这一时期的著名医家之所以在学术上有所创新、发展，也往往是受其影响。不少医家于道、儒、佛之说有精深的研究，他们据自已的理解和认识，从不同角度，不同方面吸收、融合、汇通了道、儒、佛的理论观点，使之成为医学理论的组成部分之一，充实、丰富和发展了养生学内容。其中涌现了众多的医家，如张仲景、华佗、孙思邈等。

①张仲景的养生思想

东汉医家张仲景的《伤寒杂病论》，在先秦时期医学理论的基础上，博采众家所长，提出了中医辨证论治的理论基础，这一观点无论是在中医学上还是在养生学上，都有着承前启后的重大意义。另外，他还从病因学角度提出了自己的养生观点。体现了中医防治结合、预防为主的原则：

养慎：即调护机体以顺应四时之变，注意四时变化，外避虚邪贼风。是防病保健的一个重要方面。

调和五味：仲景特别强调饮食与养生的关系。明确指出，饮食之冷热、五味之调和，以适宜为度，方可起到养生作用。反之，于身体有害。

提倡导引：仲景对导引吐纳也十分重视，他主张用动形方法防病治病。

②华佗的养生思想

华佗是与张仲景同时的医家，他继承了先秦的动则不衰之说，从理论上进一步阐述了动形养生的道理；华佗对导引健身术也十分重视，在继承前人的基础上，总结归纳为模仿虎、鹰、熊、狼、鸟五种动物动作的导引法，称之为“五禽戏”。方法简便，行之有效，大大促进了导引健身的发展。

③王充的养生思想

东汉时期的王充以其“先天禀赋说”，在养生领域占有一席之地，他认为寿命长短是由与生俱来的素质，即“禀气”的厚薄所决定的；王充还认为，生育过多，往往影响下一代健康，提倡少生少育，他将优生与长寿联系起来探讨，大大丰富了养生学的内容。

④孙思邈的养生思想及后世的发展

孙思邈精通道、佛之学，广集医、道、儒、佛诸家养生之说，结合自己多年丰富的实践经验，著成养生专论。《千金要方》中有大量养生论述，不仅丰富了养生内容，也使得诸家传统养生法得以流传于世，在我国养生发展史上，具有承前启后的作用。其在养生学方面的贡献，有以下几个方面：

继承和发展了《黄帝内经》“治未病”的思想，以此为养生原则，提出了“养性”之说，在《千金要方·养性序》中反复强调“善养性者，则治未病之病”；此外，他还提出了老人饮食的具体要求。孙思邈的食养、食疗学术思想，奠定了我国食养学的基础，对后世产生了重大影响。

强调房中补益：强调不可纵欲以防止性生活不当而诱发某些疾病，这类观点，都是很科学的性保健内容。

重视妇幼保健：他除疾病治疗外，对妇幼保健也非常重视，算得上是世界上从社会角度强调妇幼保健的第一人。

收集并推广养生功法：他所著的《千金要方》中“天竺国按摩法”等功法不仅丰富了养生内容，也使得诸家传统养生法得以流传于世。对后世的养生保健作出了巨大的贡献。

汉唐时期的养生学思想发展，大致有如下几个特点：综合了医、儒、道、佛诸家养生思想，取其精华，去其糟粕。产生了较为系统的养生理论；汉唐时期的养生家，往往同时也是著名的医学家。他们的养生理论多是以丰富的理论知识为基础，综合了多年的医学临床实践经验。因而，他们的养生方法，多是丰富具体、行之有效的；这一时期的养生专论、专著，理论上有了较为系统的论述，既承袭了先秦的学术思想，又有所创新和发展，实践上有众多著名医家的临床经验总结。因此，那一时期的养生学已经成为中医学的一个重要组成部分，并予以专门阐述，对后世产生了重大影响。

进入南、北两宋和金元时期，中国走进了封建社会的中期。在主流思想上仍是以儒、道、佛三家思想为基础，在此基础上以儒家经典为依据，以伦常纲理为核心，糅合了佛道两家的思想，构成了精微而广大的“理学”体系；同时，又出现一些“新学”哲学流派，他们之间既有争论，又互有渗透，互有吸收和发扬，这对医疗保健有一定影响。同时医疗事业也越来越受到官家的重视，封建政府在医药卫生保健方面，改进医事管理，发展医药教育等方面给予了极大地支持和鼓励。在这种情况下，养生研究得到一个平稳上升的发展。例如北宋末年，官方出版的《圣济总录》大量论述了当时流行的“运气”学说，而且对养生保健的一些方法做了相当详尽的介绍；宋代宫廷编著的方剂专书《太平圣惠方》，不仅是一部具有理、法、方、药完整体系的医书，而且载有许多养生保健的内容，尤其注重药物保健和食物保健，这些研究对后世都有很深的影响。

宋元时期，养生学家及养生专著大量的出现，尤其是金元时期的学术争鸣，更促进了养生学的发展。宋元时期的养生研究，在前人的养生理论、原则和方法的基础上，不断地充实和发展，形成了一套比较完整的养生体系。尤其是在老年病学的防治和养生保健上有了突出的发展，中医养生学发展至此，其理论渐趋完备，其方法更加丰富。

此外，科学技术的蓬勃发展，为养生的研究提供了有利条件。活字印刷术的使用和发展，对医学的著述和传播也起了一定的促进作用，更多的医学理论得以广泛流传。因此，古代的养生学说，得到了较好的承接，并且有了进一步发展。

在这一时期，众多医家和养生家继承了汉唐时期孙思邈的养生思想，逐步重视老年人的养生保健，使老年医学得到充实和发展，其主要思想有：

强调精神调养：保持老年人情绪稳定，维持心理健康是非常必要的。只有进行自身心理保健，才可杜绝许多情致疾病。

注重饮食调养：对于老年人，合理调节饮食是非常重要的，“老人之食，大抵宜温热、熟软、忌其粗硬生冷”，这非常符合老年人的生理病理特点的。在强调节制饮食的同时，又要避免摄入燥热厚腻的食物，才能更好的保养精气。

提倡顺时奉养：宋元时期以《内经》的四时养生法则为基础，丰富了顺时养老的内容。对于老年人，主张应顺应四时的阴阳消长来保养身体。因此养老的关键，必须要顺四时变化而摄养，才能老当益壮。

重视起居护养：人步入老年，身体机能衰退，体力减弱，行动多有不便，因此对其起居作息，行动坐卧，都须合理安排，要做到处处为老人提供便利条件，细心护养。

注意药物扶持：老年人脏腑机能均有不同程度的衰退，所以不能像对待年轻人那样，治疗疾病时用以峻猛方药。“欲速则不达”，药力过于峻猛反而收不到很好的效果，甚至会危害生命。应该根据老年人的生理特点，用扶脾培肾、补虚调中、促进食欲的方法来调治。

到金元时期，许多著名的养生家和医家，总结新经验，提出新见解，无论在理论上，还是在养生方法上，都有了新的进展，充实和完善了中医养生学的内容。其中以“金元四大家”为代表。

刘完素 他在王充提出的“先天禀赋”学说的基础上，进一步提出了“人主性命”学说，说明只要积极主动地去养生保健，就能达到益寿延年的境界。他重视气、神、精、形的调养，但尤其强调气的保养。对于养气方法，他认为当从调气、守气、交气三方面着手。

这种调养之法可起到交通阴阳，营养五脏，调畅气血的作用。

张子和 张子和主张用攻邪的方法防病治病，他认为扶正和祛邪是密不可分的，祛邪就是为了扶正，邪去则正气自安，人体恢复如常。他反对单一以人参、黄芪“为补”的狭隘观点。他的养生保健的思想核心是主张人应主动处于一个经常运动的状态，并提倡调饮食、施药物、戒房劳、练气功等方法。在防病保健中，还特别重视人与社会环境的整体观和机体与情志的整体观。

李东垣 李氏认为促成人的寿命短暂，过早死亡的根本原因在于元气耗损，他强调应该通过调节饮食、调摄情志、防病治病的方法来顾护脾胃，调养脾胃之气，以维护后天之本，从而达到防病抗衰，延年益寿的目的。

朱丹溪 丹溪在治疗与养生上，都主张以滋阴为主。围绕着滋阴养生，他强调应该顺应四时以调养神气、清淡冲和饮食以免升火助湿、节欲保精以息相火妄动；同时，在老年病方面，认为老年人的发病多因为阴气暗耗，相火亢盛，因此，在老年人养生方面，应始终注重克制相火。

明清时期是中国封建社会的后期。养生学有了长足的发展。当时统治阶级提倡将佛、道两教的思想融合进孔孟正统的朱程理学。而当时大量出现的著名医家和养生学家都非常重视实践，勇于创新，进一步丰富和完善了中医养生学的内容，并使养生学得到更大范围的发展。

在这一时期，中医养生保健专著的撰写和出版是养生学史的鼎盛时期。从明代到新中国建立前夕的580多年中所出版和刊行的养生类著作比明清以前2200多年间所发行的总量还要多，其发展之迅速和传播之广泛，在历史上是空前的。另外，由于中外交通的发展，世界各国间的交流日益频繁，有许多养生专著被译成外文出版发行，西方医药学传到中国的也空前增多，这对世界医学和我国医学、养生学的发展，都有一定促进作用。当时一些重要的养生研究主要有：

养生重“命门”和治形保精学说 以张景岳为代表。他反对滥用寒凉药物，主张用温补药物峻补命门。主张养生及治病，都要以保养真火为要点。同时，又明确提出养生的关键在于“治形保精”的主张。张氏所论的“形”，实指精血而言。他认为“形”依靠精血的濡养，养精血即为养形。另外，张氏非常注重中年时期的养生保健，他认为中年时期是人体由盛而衰的转折时期，应该及时注重振奋保养身体的各部分机能。这种强调中年调养的思想，对于防止早衰，预防老年病，具有积极的意义。

综合调养的养生方法 明清时期的养生家对于养生理论的认识，都有了进一步的深化。尽管在精气神的保养上各有侧重，但都强调全面综合调理，不依靠单一的养生方法。明清时期的养生保健专书很多，多是强调综合调理，且要简要易行。例如冷谦撰著的《修龄要旨》是一部内容丰富的气功与养生保健专书，详细论述了四时起居调摄、四季祛病、延年长生、八段锦导引法、导引祛病法等，书中多以歌诀形式介绍养生要点及具体方法，易于领会施行。

防病保健强调动静结合 动静结合的养生方法早在先秦时期就已初步提出了，但动静结合的养生理论和方法，则在明清时期才进一步明确提出来。“静以养阴，动以养阳”。人体要保持“阴平阳秘”的健康状态，就必须动静适宜，切忌过动过静，否则就会造成阴阳偏颇，导致疾病。

动形养生及提倡导引武术健身 历代养生家都十分重视运动养生，在明清时期，尤为明显，众多养生家、医家等，不断总结更新，反复实践，逐步形成了更加系统、科学的导引养生，其形式也随之更加丰富。例如，太极拳的出现和发展，归功于静功和动功与武术的结合，使其以独特的风格流传于国内外，深受人们喜爱，在养生保健中发挥了积极的作用。

重视颐养老年人 自从唐代孙思邈提出注重老年人的养生保健之后，研究养生保健的对象都非常重视老年人，尤其是在明清时期更为普及。

明、清初期，中医养生专著大量发行出版，促进了养生学的深入和普及，在养生理论上丰富了明以前的养生学内容，提出了温补肾阳、治形保精、调养五胜、动静结合等养生法则。同时，全面发展了养生方法，使其具体实用；提倡导引保健、武术健身，使老年养生保健又得到深入发展。

总之，这一时期是养生学发展的鼎盛期，养生学发展成为既有理论，又有实践的较为正统的、科学的、完整的专门学说。

但在鸦片战争前后，随着封建王朝统治的逐步走向终结，中国受到国外诸列强的入侵，养生学的发展受到了很大程度上的限制。

（四）鸦片战争时期

这一时期传统养生学的发展遇到了严重的阻力，养生学的研究处于自发地、缓慢地发展阶段。1840 年鸦片战争以后，中国逐步地变成了一个半殖民地、半封建的社会。大量的外国思想涌入中华，与此同时，国内逐渐兴起了一股全盘否定中华传统文化的思潮。中医学遭到排斥、限制、甚至是消灭，祖国医学横遭摧残。中国养生学也因之而濒于夭折。因此养生方面的著作出现的很少，理论和方法研究也没有太大的进展。当时主要著作仅有胡宣明编的《摄生论》、沈宗元的《中国养生说集览》等。

（五）社会主义社会时期

1949 年，中华人民共和国成立。经过了数代人半个多世纪的努力，社会各个方面都有了长足的进步，悠久的祖国传统医学也得到了较大的发展，中医养生学更是走进了一个前所未有的领域。学术交流的空间空前广阔，中医传统的养生保健已经融入了许多西医学的内容，在运动养生和预防医学等方面的作用尤为明显。国家加大了对养生保健的扶持力度，理论研究取得显著的成就；注重培养传统养生专业人才，各地中医高等院校已把中医养生康复概论学科列为中医学院的课程之一，用以普及教育；广泛的保健性教育在社会上全面开展；各种类型的康复机构相继在全国各地纷纷建立，许多疗养地越来越受到人们的青睐。

随着人们对传统医学越来越重视，同时对待外来的西医学也不再是避之如虎。特别是近年来，随着医学模式的转变，中医、西医结合得越来越紧密，医学科学研究的重点已开始从临床医学逐渐转向预防医学和康复医学，传统的养生保健得到了更广阔的发展空间，越来越多的探索者将会为全人类的健康长寿做出更大的贡献。

权威研究机构介绍——中国中医科学院

中国医药学有着悠久的历史，是我国人民几千年来同疾病斗争的智慧结晶，她包含着中国人民同疾病作斗争的丰富经验和理论知识，为中华民族的繁衍昌盛和人类的健康作出了巨大的贡献。

近百年来，由于帝国主义的侵略，我国沦为半封建半殖民地社会。旧政府对中医药采取了民族虚无主义态度，中医药事业长期处于被限制的境地。

新中国成立后，中医药事业受到了中国共产党和中央人民政府的高度重视。1949 年，毛主席就指出，必须很好地团结中医，搞好中医工作，才能担负起几亿人口艰巨的卫生工作任务。1950 年毛主席为第一届全国卫生会议题词：“团结新老中西各部分医药卫生工作人员，组成巩固的统一战线，为开展伟大的人民卫生工作而奋斗。”1954 年毛主席对当时中医工作曾作了重要指示：“中西医比较起来，中医有几千年历史，而西医传入中国不过几十年……若就中国有史以来的卫生保健事业来说，中医的贡献与功劳是很大的。”

毛主席还对卫生领导部门在对待发扬祖国医学遗产方面存在的问题，提出了严肃的批评。指出问题的根源是极端恶劣的资产阶级思想与宗派主义作祟。毛主席指示：这个问题一定要解决，错误一定要纠正，首先就要各级卫生行政部门思想上要改变。毛主席指示：“今后最重要的是首先要西医学中医，而不是中医学西医。西医学习中医是光荣的，因为经过学习与提高，就可以把中西医界限取消，成为中国统一的医学，以贡献于世界。中药应当很好地保护和发展，我国中药有几千年的历史，是祖国极宝贵的财富，如果任其衰落下去，那是我们的罪过。中医书籍应当进行整理，过去由于难懂再加上不重视，无人整理，中医医书如不整理，就将绝版。应组织有学问的中医，有计划有重点地先将某些有用的，从古文译成现代文，时机成熟并应组织他们自己的经验编出一套系统的中医医书来。”

1954年6月，毛主席指示：“即时成立中医研究机构，罗致好的中医进行研究，派好的西医学习中医，共同参加研究工作。”同年7月，刘少奇同志也指出要成立较高级的研究机构，除应号召有名的中医参加外，有技术的西医也要吸收参加进去。

1954年11月中共中央正式决定成立中医研究院。在毛主席等领导人的亲切关注下，百废待兴的中央政府给予了极大的政策支持和经费资助。全国各地有丰富临床经验和理论水平的知名中医专家、业界精粹，悉数汇聚北京。

在党中央和老一辈革命家的亲切关怀下，全国各地有真才实学、有丰富经验和理论水平的名中医和中医精粹，云集北京。他们当中不仅有北京的岳美中、赵锡武、高凤桐、于道济、陈慎吾等，还有来自四川的蒲辅周、王文鼎、冉雪峰、杜自明，江苏的钱伯煊、金昭文、沈仲圭、耿鉴庭，上海的时逸人、余无言、朱仁康，湖南的郑守谦，浙江的韦文贵，湖北的杨树千、黄坚白，陕西的黄竹斋等，一时群贤云集，盛极一时。这些中医大家为中医研究院的高水平发展，提供了不可多得的基础保障，也成为了中医研究院发展史上最为宝贵的资源之一。

对于成立中医研究院，周恩来总理题词勉励：“发扬祖国遗产，为社会主义建设服务。”

刘少奇副主席也指出：“研究是为了掌握中医的本事，学会用中医的办法诊断治病。”

邓小平则更为细致地指出，一切好的东西我们都要承认，西医是好的，中医也是中国几千年来证明是好的，现在中西医和我们卫生工作者要明了我们的方向，这就是要花几十年的功夫整理出完整的祖国医学，乃是我们奋斗的方向，奋斗的目标。我们反对轻视祖国医学遗产的人，也批判那种认为一切都是外国好的人。

时任中宣部副部长的徐特立老人指出：“中医研究院的成立是有伟大历史意义的，不仅对本国来说，就是对整个人类和国际来说，都有很大意义。我们今天成立中医研究院，是一件破天荒的措施。要实现这一措施，必须加强中西医的亲密团结。以辨证唯物的观点来继承和发扬祖国医学遗产。”

《人民日报》的社论则称“今后我国医学界学习、整理和提高祖国医学遗产的工作，将会在专门机构的统一指导下有组织地进行。”

《光明日报》的社论则提出了中医研究院的办院任务就是：成为全国中医中药研究的学术领导中心，担负起组织全国中医中药研究的任务。

中医研究院的成立，在新中国的中医药史上是划时代的，它为开展我国中医药学的系统整理和深入研究提供了根本保障，对促进我国中医药事业和学术的发展具有深远的历史意义。

中医研究院成立之后，在中医药文献典籍的整理、阐释、研究方面，在中医人才培养、中西医结合等方面都作了大量建设性工作。得到了党和国家的高度评价，毛主席亲自题词勉励“中国医药学是一个伟大的宝库，应当努力发掘，加以提高。”

在中医药临床实践上，更是取得了辉煌的成绩，如1956年，北京地区流行乙型脑炎，初期死亡率很高，蒲辅周老中医提出的“通阳利湿法”大获神效，使许多垂危病人起死回生，挽救了大量患者的生命。中医药的疗效得到了极为广泛的认可，许多名老中医成为了党和国家领导人的保健医生，并被多次派往友好国家，不仅为许多国家元首、国际友人治疗疾病，还为我们国家创造性地打通了新的医药“丝路”，成为与“中国乒乓”齐名的新中国“外交大使”。因而，这些中医大家们都得到了国内外的广泛赞誉。如前面提到的蒲辅周老先生去世后，邓颖超大姐曾为其亲笔题词：“中国名老中医蒲辅周同志，医学深博，经验丰富，临床效果极好，值得学习，多年来，我和周恩来同志，受益颇多，特写数行，表示对他的深切缅怀，崇高敬礼。”

文化大革命中，中医研究院也深受影响，但仍有一大批成果令世界瞩目，如有问鼎诺贝尔奖水平的青蒿素，至今仍广泛应用的清开灵注射液，针刺麻醉术，针拨白内障术，以及在治疗宫外孕等急腹症、冠心病、肛瘘和多种慢性病领域的创造性研究，至今仍对临床产生着重要影响。

改革开放后，中医研究院迎来了又一个春天。1978年9月，邓小平同志曾指出：“要为中医创造良好的发展与提高的物质条件”。1985年，在成立三十周年之际，为体现国家级科研机构的地位，便于对内对外开展工作，经批准正式更名为中国中医研究院，时任中共中央总书记的胡耀邦同志亲自为其题写了院名。

新的世纪之初，江泽民总书记就在讲话中指出：“中医药学是我国医学科学的特色，也是我国优秀文化的重要组成部分，不仅为中华文明的发展做出了重要贡献，而且对世界文明的进步产生了积极影响。要正确处理好继承与发展的关系，推进中医药的现代化。中西医并重，共同发展，互相补充，可以为人民群众提供更加完善有效的医疗保健服务。”2003年，在SARS期间，中国中医研究院率先承担国家有关SARS的科研课题，提出中医药防治SARS对策，科学地证实了中医药在SARS治疗中的作用，在国内外引起广泛重视，得到了世界卫生组织的认可。

在迎来中国中医研究院五十华诞的2005年，为更好地适应新时期快速的国际化发展步伐，中国中医研究院第三次更名，正式更名为“中国中医科学院”。

如今，半个世纪过去了，这座中国最高的中医药研究殿堂，在党和政府的亲切关怀下，几代中医药人呕心沥血，勤耕不辍，才有了今天的累累硕果。中国中医科学院目前拥有13个研究所、6所医院，以及研究生院、中医古籍出版社、中医杂志社等众多学术单位，专业技术人员超过3200人，高级职称者近千人，两院院士4名（陈可冀、程莘农、王永炎、李连达），固定资产总值近10亿元人民币，是我国学科齐全、设备先进、科研力量雄厚，集科研、医疗、教学为一体的中医药最高研究机构。多年来与世界上100多个国家和地区的医药科研院所、高等院校、企业与民间团体有着广泛的联系与交流；与世界卫生组织（WHO）、联合国发展规划署等国际组织建立了长期的合作关系。世界针灸学会联合会、中国中西医结合学会和中国针灸学会等国内外著名学术团体均设在院内。同时中国中医科学院还拥有全国珍善本古医籍藏书最多的中医药专业图书馆和收藏我国珍贵医学文物的专业博物馆，拥有国家新药（中药）临床实验研究中心（GCP）、国家规范化中药药理实验室、中国中医药文献检索中心和BSL－3实验室，是国家中药安全性评价中心（GLP）与中药复方药物开发国家工程研究中心建设单位。由其主办或合办的近20种具有影响力的中医药学术刊物在国内外发行。世界卫生组织还在院内建立了临床研究与信息、中药、针灸三个传统医学合作中心。附属的西苑医院、广安门医院、望京医院都是名扬海内外的全国三级甲等中医医院和全国中药新药临床研究基地。附属医院以传统的中医药治疗方法为主，结合现代医学诊疗技术，对多种常见病、多发病和疑难重症进行治疗，特别是在一些优势领域，如心血管病、高血压病、中风、肿瘤、消化系统疾病、肛肠疾病、皮肤疾病、泌尿系统疾病、胃病、老年病、血液病、眼科疾病、骨伤科疾病等方面都有丰富的经验和独特的疗效，在国内外享有很高的声誉。心血管病、内分泌、老年病、肿瘤、风湿病、骨伤、中药药理、中药生药等优势学科均为国家级重点学科或重点专科（专病）建设项目。

中国中医科学院研究生院是国务院学位委员会最早批准的中医药专业学位教育单位之一，是培养高层次中医药人才的重要基地。具有中医学、中药学、中西医结合三个一级学科所涵盖的所有学科专业的博士、硕士授予权，并设有中西医结合、中医学、中药学三个一级学科的博士后工作站。同时还为世界100多个国家和地区培训了近万名外国针灸师和专业人才。

50多年来，中国中医科学院在中医药基础理论研究和重大疾病防治及中药新药开发研究等方面均取得了令世界瞩目的显著成就。作为中医药研究国家队，中国中医科学院始终站在中医药科学研究的最前沿，面向国家战略需求，面向人民健康水平的提高，按照国家中医药科技发展计划的总体要求，全面开展中医药科研工作。全院共取得科研成果1000余项，其中获得各级奖的就有800多项，仅“十五”期间（2001~2005年），获得国家级科技奖励项目就有8项。除了面向重大疾病（如SARS、艾滋病等）研究外，更多的是面向大众、针对慢性疾病防控治疗的基础和应用性研究项目，在这些项目中，同样以科技水平高、技术含量高为突出特色。中国中医科学院的专家们已经并逐步通过产业化的方式，把这些项目转化为了使寻常百姓受益的产品和实用技术，为科学研究的可持续发展发挥着重要的推动作用。

中国中医科学院作为我国中医药事业的国家队，作为龙头和先导，从建院之初就承担着国家中医药科研、医疗、教学和对外交流与合作的重要任务，在推进新世纪中医药现代化建设中依旧责任重大，对中医药事业的发展起着举足轻重的作用。向着代表国家和行业先进水平、国内一流、世界领先的目标迈进，始终是中国中医科学院人奋斗的目标。在新时期和新形势下，我们依旧有理由相信中国中医科学院仍然会为我国中医药事业做出新的更大的贡献，再创新的辉煌，造福炎黄子孙，惠及世界！